がんと環境

患者として、科学者として、女性として

サンドラ・スタイングラーバー
松崎早苗訳

藤原書店

がんと環境

患者として、科学者として、女性として

この本を故ジェニー・マーシャルと私の母に献げます。
この二人は北側の寝室を改造して実験室にする計画を立てていたのです。

文庫版へのまえがき

本書は面白い軌跡を描いてきた。出版から九ヶ月の間に、この本は私を数十の住民地区に誘ったのである。私は北アメリカ中の都市から田舎まで行くことになった。モンタナでは小麦農家の人の隣に座り、モントリオールでは乳がん活動家たちと、ニュージャージーではがんの子供をもつ親たちと話し合った。また、マサチューセッツで自宅近くの廃棄物埋め立てと闘っている退職者たちと、井戸に農薬が混入しているテキサスで闘っている人々、ニューイングランドで隣人たちのがん増加に警告を発している医者たち、野生動物にがんが頻発している記録を集めている水生生物学者とも語り合った。アルバカーキー、ボストン、フィラデルフィア、ミネアポリス、モントペリエール、オンタリオ州キングストンの公聴会で証言した。上院議員と下院議員にも会った。カリフォルニア州ユニオンシティーの聾唖者協会で講演したときは、自分の言葉が手話に翻訳されるのに見とれてしまった。

物書きにとって、自分が書きたいと思った疑問や問題が他の多くの人々の胸にもあったのだということを発見するのは幸運なことだ。私の場合、その問題は人のがんと環境汚染とのつながりについてであった。この関係についてどれぐらい証拠があるのか？　その証拠に基づいてどんな行動をとるべきなのか？　私はこの本で、生物学者としての私の最善の回答を示したつもりだ。今後を占う新しい研究がこの一年間にいくつか現れた。本書の初版が出た後に現れた研究成果については、文庫版へのあとがきで議論した。

この本を著わした私の目的のひとつは、がんのエコロジー的ルーツの周りを長い間覆ってきた沈黙を破ることであった。しかしながら、道々私が発見したことは沈黙以外のもので、様々な集会から家路に就くときの気持ちは単なる幸運以上の希望に満たされた。とくにはっきりとした印象は、私が各章に掲げた問題に対する人々の心配と自覚が「嫌なことは見ない、聞かない」という従来の姿勢を投げ捨てさせていたということである。いくつかの町で読者が私に、自分たちの地域のがん発生地図や近隣の廃棄物埋め立て地のリストなどを見せてくれた。他の地域でも、飲用の井戸水の化学分析表、地区の化学工場から排出されている毒物を追跡した新聞記事、職場で発がん物質に曝されたという家族の医療記録などを渡してくれた。

こうした記録の他にも贈り物をもらった。詩。写真。告別式の式次第。乳がんで亡くなった妹のコート。私は本書の中で故郷のイリノイで起きている井戸の汚染、私の家族のがん記録、ボストンの親友のがんとの闘いのことなども親しみを込めて書いているので、こうした贈り物に深く心を動かされた。本書は、科学者の客観的な態度で証拠を吟味するためだけでなく、科学者であるなしにかかわらず私たちすべてが、一点一点のデータの背後には一人の人の人生があるのだということに思い至るようにと考えて書いた。

第十二章で述べたように、私たちが蓄積している科学的証拠と共に、人々の物語が人権運動の出発点になると信じている。この点についても私は幸運を感じている。今年、一九九八年は国連で人権宣言が採択され合衆国政府が署名した一九四八年一二月から五〇年目の記念の年である。これは私たちすべてに「個人の生命と自由と安全」を保証している。いまや大勢の人々が、有毒な環境汚染が進行する中でどうすれば生命と安全を守れるのかと問い始めている。また、私たちの体と子供たちの体が、他人が断りも無しに環境に放出した毒物の蓄積場になっているとき、私たちは自由と言えるのだろうかと問い始めている。こうした質問は大変良い質問である。合衆国だけで、毎年一万人以上の人が環境を原因とするがんで殺されているのだ。いま、がんに対して人権の面から取り組むことが最重要である。そうして初めて、発がん性と分かっていたり疑われている物質を環境に出すなどということは全く考えられないという時代を期待することができる。

サンドラ・スタイングラーバー

一九九八年三月

謝辞

様々な調査をし本書を書いている間、私は多方面から励ましや直接的な援助を受けました。その中でもっとも大きなものは、ラドクリフ大学バンティィン研究所、イリノイ大学の女性・ジェンダー研究センター、および、ボストンにあるノースイースタン大学の女性学プログラムです。ここから私は、住居、研究生資格、研究費、すばらしい同僚を得ました。こうした機会を与えてくれた責任者の方々、フロレンス・ラッド博士、アリス・ダン博士、およびクリスティーン・ゲイリー博士に感謝します。また、図書検索という大変な仕事をハーバード大学の学生たちに頼める仕組み、ラドクリフ研究パートナーシップ制度に感謝しています。熱心に調査してくれた学生の皆さん、有り難うございました。［1］

他にも大勢の図書館員にお世話になりました。その図書館名を謝意を込めて別記します。［2］

つぎに、私のエコロジー的ルーツを突き止めるにあたって何人かの「知る権利」専門家が働いてくれました。彼らの名前を記します。さらに、コンピューター作業についてはブライアン・バートに大変お世話になりました。［3］

科学、医学および政策決定分野の多くの同僚が私の原稿を読んでくれました。彼らの専門知識のおかげ

で、非常に貴重な注釈や批判が得られて大変助かりました。その方々の名前も別記します。［4］

芸術と文学方面の友人から、読者と批評家としての洞察をいただきました。彼らの名前を別記します。［5］

その他にいちいち名前を挙げられないほど多くの学者や研究者から、助言、データ、質問への回答などを得て、私の調査の重要な部分が書き直されました。また、政府系機関の多数の官吏たちのお世話になりました。それらの機関名を別記します。［6］

しかし、本文テキストに対する責任は私ひとりにあり、書かれている結論と勧告は彼ら個人や機関から支援されたものではないことを再度確認しておきたいと思います。

がんの予防と環境保護に関して、国レベルでも地域レベルでも、様々な機関やグループのお世話になっています。私としては、とくに別記した方々に感謝を表明したいと思います。［7］

故郷の近くでは、水道の地区指導者ケビン・カベニー、ペオリア・ジャーナル・スターのイレーン・ホプキンス、州議会議員のリッカ・スローン、および、ピーキン郡のアール・メルヒヤー博士とマージ・メルヒヤー博士から援助を受けました。両親のウィルバーおよびキャサリン・スタイングラーバー、および妹のジュリー・スコカイは原稿を読んでくれて、事実をチェックし、彼らの記憶と経験で権威づけをしてくれました。

出版代理人のシャルロッテ・シーディと編集者のマーロイド・ローレンスのコンビのようなしっかりした係員を得た著者は、私以外にいないことでしょう。二人は、私の側の困難や遅れにもかかわらず、一貫して熱心に仕事を続けてくれました。ビーコン・ヒルにあるマーロイドの郵便受けに最後の章を投入したとき、私は満足そのものでした。彼女の忍耐力、注意力、そして鋭い編集上の判断に、私は永久に感謝します。
　最後に、バーナイス・バンマン、本書に多くの知的な情報を提供し私の健康を祈りつづけてくださったジェフ・デ・カストロ、および、卓越した文章家のヴァレリ・コーネルとカレン・リー・オズボーンに心から感謝を捧げます。

記

[1] Rebecca Braun, Christine Chung, Theresa Esquerra, Palmira Gómez, Julie Nelson, Kathryn Patton, and Amy Stevens.

[2] the Harvard University, Medical School and Widener Libraries, the National Library of Medicine in Bethesda, the Beinecke Library at Yale University, the Snell Library at Northeastern University, and the public libraries of Boston, Somerville, Peoria, and Pekin.

[3] John Chelen at the Unison Institute, Lisa Damon at the Illinois Hazardous Waste Research and Information Center, Joe Goodner at the Illinois Environmental Protection Agency, Kathy Grandfield of Seatle, Ed Hopkins of Citizen Action, and Paul Orum at the Working Group on Community Right-to-Know.

[4] Ruth Allen, Ph. D, M. P. H., of the National Cancer Institute and U. S. Environmental Protection Agency ; Dorothy Anderson, M. D, of Mason City, Illinois ; Ann Aschengrau, Sc. D, of Boston University ; Pierre Béland, Ph. D, of the St. Lawrence National Institute of Eco-toxicology in Québec ; Judith Brady of San Francisco ; Julia Brody, Ph. D, of Silent Spring Institute ; Leslie Byster of the Silicon Valley Toxics Coalition ; Kenneth Cantor, Ph.

D., of the National Cancer Institute ; Jackie Christensen of the Institute for Agriculture and Trade Policy ; Richard Clapp, Sc. D., M. P. H., of Boston University; Brian Cohen of the Environmental Working Group; Penelope Fenner-Crisp, Ph. D., of the U. S. Environmental Protection Agency ; Joan D'Argo of the National Coalition for Health and Environmental Justice ; Devra Lee Davis, Ph. D., M. P. H., of the World Resources Institute ; Samuel Epstein, M. D., of the University of Illinois, Chicago ; James Davis, Ph. D., of St. Louis University ; Thomas Downham, M. D., of the Henry Ford Medical Center ; Jay Feldman of the National Coalition Against the Misuse of Pesticides ; Vincent Garry, M. D., of the University of Minnesota ; John W. Gephart, Ph. D., of Cornell University; Benjamin Goldman, Ph. D., of Boston ; Joe Goodner of the Illinois Environmental Protection Agency ; Ross Hall, Ph. D., professor emeritus of McMaster University ; John Harshbarger, Ph. D., at the Registry of Tumors in Lower Animals ; Monica Hargraves, Ph. D., of Ithaca, New York ; Robert Hargraves, Ph. D., professor emeritus of Princeton University ; Peter Infante, Ph. D., of the Occupational Safety and Health Administration ; Frieda Knobloch, Ph. D., of St. Olaf 's College ; Nancy Krieger, Ph. D., of Harvard University; Philip Landrigan, M. D., of Mt. Sinai School of Medicine ; Linda Lear, Ph. D., of George Washington University and the Smithsonian Institution ; Ronnie Levin of the U. S. Environmental Protection Agency ; June Fessenden MacDonald, Ph. D., of Cornell University's Program on Breast Cancer and Environmental Risk Factors in New York State ; Donald Malins, Ph. D., of the Pacific Northwest Research Foundation ; Robert Millikan, Ph. D., of the University of North Carolina ; Monica Moore of the Pesticide Action Network North America Regional Center ; Mary O'Brien, Ph. D., of Eugene, Oregon ; Maria Pellerano and Peter Montague, Ph. D., of the Environmental Research Foundation; Frederica Perera, Dr. P. H., of Columbia University;

David Pimentel, Ph. D., of Cornell University ; Mike Rahe of the Illinois Department of Agriculture ; Edmund Russell III Ph. D., of the University of Virginia ; Arnold Schecter, M. D., M. P. H., of the State University of New York, Binghampton ; Paul Schulte, Ph. D., of the National Institute of Occupational Safety and Health ; Carl Shy, M. D., Dr. P. H., of the University of North Carolina ; Carlos Sonnenschein, M. D., and Ana Soto, M. D., of Tufts University ; William H. Smith, Ph. D., of Yale University ; A. G. Taylor, C. P. S. S., of the Illinois Environmental Protection Agency ; Paul Tessene and Susan Post of the Illinois Natural History Survey ; Susan Teitelbaum, M. P. H, of Columbia University ; Rebecca Van Beneden, Ph. D., of the University of Maine ; Louis Verner, Ph. D., of the Antioch New England Graduate School ; Tom Webster, Ph. D., of Boston University ; Gail Williamson, M. D., of Brookfield, Illinois ; Mary Wolff, Ph. D., of Mt. Sinai School of Medicine ; and Sheila Hoar Zahm, Sc. D., of the National Cancer Institute. Of course, all responsibility for the accuracy and validity, of the text rests with me alone.

[5] Karol Bennett, Anthony Brandt, Robert Currie, Joellen Masters, Kim McCarthy, Marnie McInnes, John McDonald, and Ann Patchett.

[6] the U. S. and Illinois Environmental Protection Agencies ; the National Cancer Institute ; the National Institute of Occupational Safety and Health ; the National Institute of Environmental Health Sciences ; the Agency for Toxic Substances and Disease Registry ; the National Program of Cancer Registries ; the National Center for Health Statistics ; the Illinois Geological, Water, and Natural History Surveys ; the Illinois Department of Conservation ; the Illinois and Massachusetts Departments of Public Health ; and the Mason County Health Department.

[7] the Women's Community Cancer Project in Cambridge, Massachusetts ; Nancy Evans of Breast Cancer Action ;

Cathie Ragovin, M. D., of the Massachusetts Breast Cancer Coalition; Barbara Balaban, Geri Barish, and Joan Swirsky of Long Island ; Sandra Marquardt of Mothers and Others for a Liveable Planet ; the staffs of Pesticide Action Network and the Northwest Coalition for Alternatives to Pesticides ; and the citizens and scientists who serve with me in Washington on the National Action Plan on Breast Cancer.

プロローグ

私が生まれ育ったイリノイ州[*訳注]では高校、老人ホーム、材木置き場などの名前に時々「プレーリー〔大草原〕」という言葉が入っている。その言葉はロマンチックな感情を呼ぶが、ここで育った私たちのほとんどがプレーリーを見たこともない。いや父母や祖父母もないだろう。そして私たちは二メートル半もの背の高い草、イグサ類、リンドウ、ブレージング・スター、その他何百種もの花の咲く植物に覆われたこの場所の姿をイメージすることすらできない。イリノイがかつて二三種類の異なったプレーリー植物で覆われていたのは確かなことだ。その様々な色で織りなすかすかな写真のごとき凹凸の光景は、今では奥ゆかしさのない鋭いレリーフになってしまった。今のイリノイ住民にとっての「プレーリー」という呼び名はこうした微細な識別を表わす言葉ではなく、街と街の間の、川もなく、樹々もない空間を指す言葉になっている。つまり、竜巻を生むような地形を指している。

*訳注　イリノイ州——北米大陸の中東部でミシガン湖の南に位置している。ミシガン湖から流れ出るイリノイ川は州境でミシシッピー川に合流する。

一九九六年十月のこと、私は、ボストンの彫刻家で新婚の夫を家に連れて行った。レンタカーでプレーリーを何マイルも運転しながら、私は植物の話をしたくてうずうずしていた。大豆の収穫の真最中であったし、彼がコンバインや小さな農家や、郊外の発展の様子を眺めていることがわかっていた。彼は石炭列車が延々と通過し、黒い小さな点になって行くのも見ていた。そして、カジノボートのデッキから、何もない静かなイリノイ川の向こうを凝視していた。それを私はじっと見ていた。

とうとう私たちは口を開いた。彼は、「イリノイというのは空間を様々な側面から、違った目で見ようと言っているようだ」と言った。空は垂直方向の参照物、すなわち、ほとんど天候を示しているにすぎないが、地上は近づいたり遠ざかったりする大きな物体のおかげで、常に変化していると彼は言った。家はひ弱そうに見え、樹々は取るに足りないと言う。そう言われて私は屈辱を味わった。彼が表現してみせた描写以上に、彼の敬意と同情が私の気に触った。彼はこの景色を芸術家としての目で見ていた。私はいつもそれを感じた。私が生まれ育ったこの場所、すっかり根本から変えられてしまったこの場所はとびきり美しいのに。

しかし、今ここで強調したいことは、中部イリノイの自然は特別でも何でもないということだ。

連邦の「知る権利」法が今や環境汚染の現状について情報を教えてくれる。この知識から、ほんの二～三年前には不可能だった方法で、発がん性物質を含む有毒化学物質がどれほど多く大気や植物や水や土壌に侵入しているかを鳥瞰（ちょうかん）することができる。この新しい権利によって、こうした侵入と私たちの家族や地域住民の健康問題との間にどんな結びつきがあるのかを質す機会が与えられる。同時に、がん登録制度（これも最近の一つの現象）が、時間的空間的広がりを示す地図を通してがんの悲劇の様相を私たちに示してくれる。この本で、私は情報のこの二つのカテゴリーを一緒にして、すなわち環境汚染とがん発生のデータを合わせて、どんなパターンが存在するのかを見、さらなる調査を求める疑問点を明らかにし、そして、完全な答えがない場合でも用心するという予防的行動を求めたいと思う。

生物学の本の隅っこに放り出されていたものからかき集めてきた様々な発表論文が、がんと環境の結びつきにもう一つのかすかな光を与えている。本書で私が展開した議論の中に織り込まれている文献は、農薬や、川底やゴミ焼却炉についての報告書から農民、スポーツ釣り人、授乳中の母親の調査まで幅広い。また、動物（野生、ペット、家畜、実験動物）の研究と、人の組織や細胞機能（乳房、血液、ホルモン・レセプター、肝臓酵素、がん因子代謝遺伝子）の試験も含んでいる。ヒトのがんと環境との結びつきに関する長期的な総合研究は非常に少ない。そして、このように無視されてきた理由を判断することは読者に任せよう。しかしながら、確かに存在する、多くの小規模な、資金も少ない、時には準備段階な調査研究を集めて眺めてみると、ぎくりとさせられる像が映し出される。

「時間」と「空間」の章で、私は、がん発生率が上昇している証拠と、その傾向が地勢学的なある地域に集中していることから話を始めている。そして、私たちのエコロジー的な環境を一つ一つ詳しく取り上げている。「土」の章では、食物と農業と私たちとの関係に注目した。「空気」では私たちが吸い込む空気の汚染だけでなく、工業地域や農業地域から、たとえば数千マイルも離れた河口まで発がん性物質を運ぶ風の役割について考えた。「水」では、同様に川の道を辿った。それと共に、川に水を供給し、私たちの飲み水の源泉となっている地下水の隠れた旅についても述べた。「火」では、今地球上のすべての人のからだに住みついていると考えられている、非常に強力だがわかりにくい発がん性物質「ダイオキシン」の発生、すなわち、私たち人間の犯している過ちに言及した。

以上の検証から個人的にわかったことは、故郷イリノイがなんて当たり前の所なんだろうという感慨である。他の多くの地域と同じように、第二次世界大戦の後に起こった工業と農業の劇的な転換が、意図せぬ環境問題を招き寄せた。この点では、中部イリノイの物語は全然例外ではない。私がこのことに注目するのは、イリノイの歴史が非常に珍しいからではなく、余りにも典型的だからである。イリノイは私のエコロジー的ルーツであるから熱心に注目したのであり、そのルーツを求める私の探求がこの本の一部をなしている。

私が今これを書いているとき、新聞や科学雑誌がタバコの煙と肺がんとの間に直接的なつながりが見出されたとの発表で騒いでいる。これ以前の数十年間に出されていたタバコとがんについての警告はすべて、動物実験と統計的な相関に基づいていた。それらは常に同じパターンを示していたが、絶対的証明とはなっていなかった。しかしながら、今、細胞生物学者たちが、タバコの煙中に含まれる一つの成分、つまりベンゾピレンが肺の細胞に遺伝子変異を起こすことを証明した。この細胞は肺がんになった喫煙者の腫瘍に見られるものと同じである。こうした突然変異はｐ５３と呼ばれる全く同じ遺伝子で起こるだけでなく、その遺伝子内の全く同じ部位で起こる。喫煙と肺がんとの関係を否定したがっている人々は、これで〝無証明の旗〟を振っていた基盤をほとんど失った。

米国の公衆衛生局長官が初めてタバコを発がん毒物であると宣言した時、私は四歳だった。両親は一度もタバコを吸ったことはなく、私や妹をタバコからできるだけ遠ざけようと一生懸命だった。レストランが喫煙と禁煙のテーブルを分離し始めたのは私が一七歳の時だった。今私は三七歳で、飛行機や病院の待合室でタバコの煙を吸ったのはいつまでだったか、はっきりと想い出すことができる。私が生まれてから今までの大半の時間、部分的な証明に基づいて行動を起こしてきた勇気ある人々によって、今でははっきりと危険であると証明されたタバコの煙から保護されてきたのだ。

がんと環境汚染との関係は立証されてもいないし立証できるものではないとして私の主張を却下する人々がいる。また、危険を及ぼすメカニズムが厳密に理解できるか否かに関わらず人々を危険な状態に置くのは悪いことだと信じる別の人々がいる。少なくとも、調査をする義務があると彼らは主張しているが、現在の科学的手段は完璧ではないので、知る権利をもって問い質すことが私たちの責任であろう。

幸いにも、この最後の考え方は、多くの指導的がん研究者が上流〔原因〕を辿る必要性を認めているように、尊重され始めている。最近の国際会議でも私は説明したが、上流というイメージは川に沿った村々についての古い物語からきている。言い伝えによれば、ある川岸の村の住民は、最近急流で溺れる人の数が増えていることに気づいた。そこで溺れた人たちを生き返らせる技術をもっと向上させようと色々工夫発明をするようになった。その結果、その村は救急と救命処置のための英雄的な働きに忙しくて、上流で誰が川に突き落としているのかを見に出かけてみてはどうかと思う暇もなかった。

この本は、その川を遡る本である。

一九九六年一一月

サンドラ・スタイングラーバー

第I部　レイチェル・カーソンの志を継ぐ

第一章　微量

イリノイの大草原

収穫の終わった後のすがすがしい夜、イリノイ州中部は広々とした、すばらしいプラネタリウムになる。このような舞台の転換に子供の頃の私はとても驚いた。昔の記憶をたどると、私はちょうどこのような夜に車の後部座席で目を覚まし、窓の外を見ていた。すると、暗い空と耕された黒い土とは区別が付かなく、どれが星で、どれが家の灯りなのか、まるで、大きくて黒くて、ところどころピカピカ光るボウルの中に自分が浮かんでいるような気持ちがした。

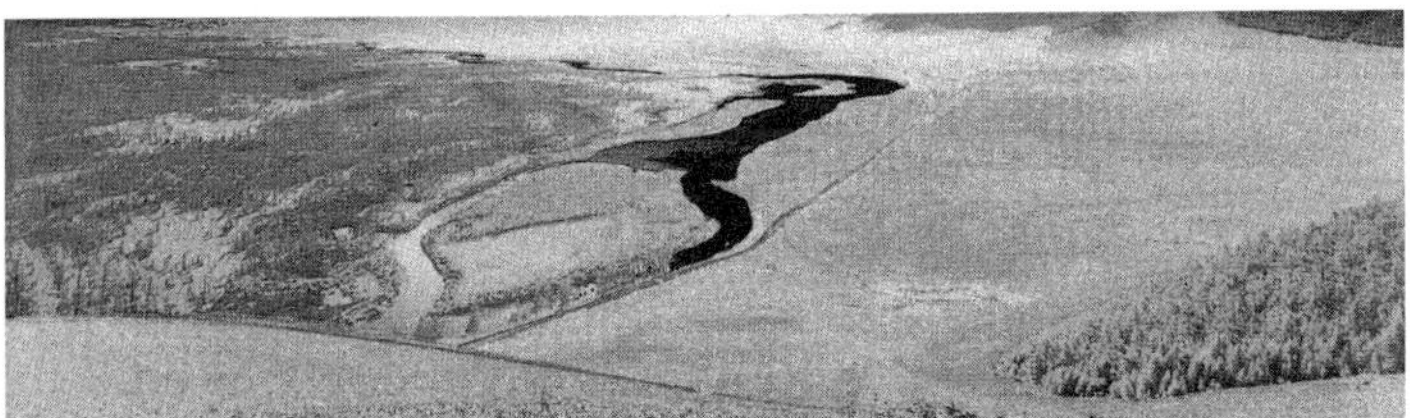

今でも農村地帯であるイリノイ州中部へ行くとびっくりするような発見がある。最初に見る平凡な見かけの下に大きな神秘が隠されている。少なくとも私は初心を忘れないように努めている。

この田舎を初めて訪れた人には、たぶんその平坦さが第一印象に残るだろう。じっさい、年のうちほとんど半分は、裸の土と空がくっついた平坦な景色が続く。でも本当はイリノイは全然平らではない。地図を開いて等高線を見ればそれははっきりとわかる。帆立貝模様をした氷河堆石の傾面が、平行な弧を描いて州全体に広がっている。それは氷河が溶けるときに岩を削り取って、粉々にすりつぶしながらミシガン湖へと流れていったことを示す尾根筋である。

地図を見るよりもっと良いのは、このような堆石の山々や湖を貫いてドライブして夏の夜の霧を経験することである。白い霧の布で覆われた地形から、低地と高地、平地と峰々がくっきりと際だって見え、昼の明るさの中で見えた平坦さが、いかに大きな深みを偽り隠していたかを知ることができる。是非、車から出て外を歩き、肌で感じてほしい。全く水平に見える土地を横切る時に長い傾斜を上がっている時の腿のわずかな緊張と、下っているなとわかる足の緩みでそれを感じてほしい。

ところで水の問題がある。あなた自身の体のことを考えてみよう。〝血液〟は強い潮の波としてからだの組織を通って脈打っているのではなく——つまり、一六二八年に英国の医者ウィリアム・ハーヴェーが血液循環を発見する前まで考えていたようにではなく——しみ出したり、しみ込んだりする透過性の導管の網目の中を流れている。そのように、イリノイでも小川や渓流や様々な支流の細い管がこの土地にはり巡らされているが、あなたが傾斜をもっと上手に下れるようになれば、このことを歩いて確かめることができるだろう。

このことは目に見える水についてだけ言えることであるが、あなたの足下には、――砂と粘土の層に埋め込まれて――浅い地下湖に貯えられた水がある。それにもっと下には古代渓谷の川底だったところにも地下水がある。このような地下貯水の一つがマホメットと呼ばれ、オハイオ、インディアナ、イリノイ州をまたいで西へ流れていた古代の川の一部である。何千万トンもの石片が、氷河がとけて緩んだ、一番新しい氷河期の終わりにマホメット川を完全に埋めてしまった。今では地下水となって流れている。メイソン郡に来れば、かつてマホメット川とイリノイ川が合流していた地点に立つことができる。ここ、ハバナ低地と呼ばれる一帯ではこの地下水がちょうど地表すれすれの直下にある。大雨が降ると湖が地下から湧き上がり、この一帯と近隣を水で覆う。

私の郡、テーズウェルの東半分では、古代ミシシッピー川が幅五・二キロ、深さ一三五メートルの谷をうがっていた。それは、氷河が古代ミシシッピー川を、今では運河となっているイリノイ川の西境界の方へ逃していた時代より前のことである。土、粘土、岩塩、石で埋められてはいるが、古いミシシッピー川の渓谷は今でもそこを流れていて、昔と同じ地域、同じ支流や滝につながっている。川の中の島々も川底のトンネルから今なお立ち上がっている。泥を透かして見ることができたと仮定して、その劇的な姿を想像してみることを勧める。

もちろんトウモロコシ畑や大豆畑が目を奪うイリノイであるから、州の八九％は穀物畑である。ということは、もしイリノイに舞い降りれば一〇回に九回はその畑の中ということになる。大豆は北米で第一位、トウモロコシはアイオワ州に次いで第二位である。コーンシロップ、コーン・グルテン、コーンスターチ、デキストローズ、大豆油、大豆蛋白などはスーパーマーケットに並ぶソフトドリンクからパン、あるいはサラダドレッシングに至るまで、あらゆる食品に含まれている。さらには私たちが食べる肉の動物飼料の成分でもある。つまり、イリノイの畑は我々の食物連鎖のスタート地点と言うこともできる。水と土と空気を作っている分子が、豆やトウモロコシの粒を作っており、同時に私たちの体の組織をも作っている。みんながここの作物を食べてきたし、今も食べている。そういう親しみのある土地を今歩いている。

イリノイはプレーリー〔大草原〕州と呼ばれている。しかし、プレーリーをどこで見つければよいのだろう。そのほとんどはジョーン・ディールが一八三六年に自動耕運機を発明した時に消えてしまった。正確に言うと、九九・九九%がトラクターに耕されてしまった。残りの〇・〇一%は奇妙な所に生えていたか、見向きもされない場所にあったかである。私の郡の役所によれば一、二二八平方キロメートルあった背の高い草原は、今では〇・〇二平方キロメートル（それも飛び飛びの地として）しか残っていないという（〇・〇〇一七%に相当）。私はそれを見たことすらない。イリノイは、地勢だけでなく、その生態系の過去をも隠してしまった。私は植物生態学者になったのに、この州の土着の植物と本当の生きた関係を持っていない。

正直言って、私がこのプレーリーに最も親しみを覚えるのは、平らでむき出しの土を見るときである。イリノイ中部へ来れば、そういう機会はいくらでもある。ただし、一〇月から四月にかけては、鋤くという作業が減ったために、むき出しの土というものが私の子供の頃よりは少なくなった。昔は収穫が終わった後に畑を完全に耕す習慣だったが、新しい技術が導入されて、茎や葉や幹の一部を地表に残して風から守る毛布の役目をさせるようになった。これも奇妙なビジネスである。残される葉が多すぎると、土は空気と触れることができず、また春になった時に土が十分に暖まらない。一方、葉が少なすぎると、土の粒が全然重くならず、風に吹かれれば飛び、水とともに近くの川に流れてしまう。

毎年九月になると農業振興ショーが催されて、農機具メーカーがこのような二つの状態をどうしたらうまくバランスさせられるかと、デモンストレーションをする。農民の間での最近の人気商品は円盤とノミの組合わさった鋤機具である。銀色の円盤カッターが平行に列をなした、超大型のピザカッターのようなものだ。ショーでは特定のモデル機が呼び出されると、円盤とノミの列が一台ずつ展示場に現れる。私や叔父のような見物人たちは、トラクターの脇でコーンの草束と幅広い苅株を見、それから黒々とした航跡に踏み込んで、腰をかがめてすき具合を調べる。すき込みの深さを評価するよう促されて、土の塊を手に持ち上げ、その崩れ易さをチェックする。そして、一〇メートルほど歩いて次のトラクターの両側に立つために二列に並び直す。また、踏み込んで、しゃがんで、土の塊をもちあげる、立ち上がる、歩く。これを繰り返す。何か特別な国のラインダンスのようだ。それぞれの鋤機具は、それぞれ少しずつ違ったすき跡を残す。

母の家族が今でもイリノイ大草原で農業をしているということ以外に私がこの式典に参加する理由はないが、すき返された地面を見ていると、過去とのつながりがよみがえってくる。今はニューイングランドに住んでいる私にとって、現在の親しみ深いイリノイとも、消え去ってしまってわずかにしか識別できない過去のイリノイとも関係を保持していくことは大切なことである。かつてこの州を覆っていた背の高い大草原、八千八百万平方キロを出現させたのは、風と氷河が運んできた不毛の石ころ、土くれ、泥の層で、その上に草が生え、黒い深々とした土を作ったのである。すき返された土くれの一つ一つに含まれる土の分子は、今では名前も姿も知らない何万何千種の根や茎を形作っていた過去の分子と同じなのだ。根や茎は死んで土となったのである。この最も明らかな事実が毎年九月になると、あたかも初めての認識のように湧いてくる。イリノイの土に触れるとき、私は大草原時代の草に触れているのである。

イリノイの土の汚染

イリノイの土は暗い秘密も隠している。八九％までが耕作地であり、毎年推定二・四トンの農薬がここに撒かれる。第二次世界大戦の終わりに、ここに導入された農薬の毒が、静かに浸透し、その景観の変化とともに一般化した。一九五〇年にはトウモロコシ畑で農薬を使っていたのは一〇％以下であったが、一九九三年には九九％が化学薬品を施された。

農薬は、撒いた畑にずっと留まっているわけではない。蒸発して上空のジェット気流に乗って移動し、また、水に溶けたものは斜面を下って小川や用水に入る。土の粒子に結合したものは埃となって空中に舞い上がる。氷河の水溜まりに入り込み、渓谷の川底を埋め、そこから地下水へと入る。雨になって落ちてもくる。霧の中にあることもわかっている。しかし、どこへ、どれぐらい移動するのかはほとんどわかっていない。一九九三年にイリノイ州の川の九一％が農薬で汚染されていることがわかった。この化学物質はパルスのように旅する。四月から六月にかけて春の植え付け時期に川水に入った農薬は、その冬には七倍にも濃縮される。検出値がゼロになることは決してない。また、地下水に入った農薬についてはよくわかっていない。最近試験的に行われた調査によると、イリノイ中部の個人井戸の四分の一は農業用化学物質で汚染されていた。メイソン郡のハバナ低地の汚染が最も深刻だった。

イリノイの土地に浸透した農薬の中には動物実験でがんを発生させたものが含まれている。最もよく使われているアトラジンは、人に乳がんと卵巣がんを起こすと考えられている。その他にＤＤＴとクロルデンなどの「おそらくヒト発がん性物質」*訳注と位置づけられたものは数年前に使用が禁じられたけれども、氷河期前の渓谷であったような土地では、今でも土の中に存在し続けている。

＊訳注　ヒトに発がん性が疑われる物質は、証拠の程度にしたがって「ヒト発がん性がわかっている」「おそらくヒト発がん性」「ヒト発がん性の可能性がある」の三つに分類される。

農地ではない一一％の土地にも多くが入り込んでいる。およそ千五百ヶ所の毒物廃棄場が現に修復処置の最中である。この数の中には工業廃液が流れ込んでいる数千ヶ所の堀や池や湖は含まれていない。イリノイ州では毎年九万四千六百キロリットルの工業廃液（最近まで農薬を含む）を地下岩盤の穴に達する五本の深井戸に捨てている。これがイリノイの地下貯水池や農地に広がっていく。また他州へ輸出もしているが、輸入もしている。一九九二年はハワイとネバダ以外の州から約四〇万トン輸入した。この年、イリノイの工業界は四万五千キログラム以上の有毒物質を合法的に環境へ放出した。

農薬と同様、工業化学物質も地下水へと浸透し、川の水にも入る。金属グリース除去剤やドライクリーニング液は氷河池を汚している最も一般的な薬剤である。両者とも人のがんに関係している。イリノイ環境局の最近のアセスメントでは、「化学汚染がますます拡散し、希釈されて（そして見えにくくなって）きた。そして化学的に新しくて、環境影響がまだわかってない残留農薬がますます増えている」と結論している。

「人畜無害」とされたDDT

私は一九五九年に生まれたが、偶然にもアトラジンの誕生、すなわちアトラジンが初めて市場に登録されたのと同じ年である。同じ年、DDT（ジクロロ・ジフェニル・トリクロロエタン）の米国内使用量が最高に達した。また一九五〇年代はPCBが生産量第一位になった。PCBすなわちポリクロロビフェニールは、電気の変圧器、農薬、ノーカーボン複写紙、小型電子機器に用いられていた油性の液体である。DDTは私が一三歳になった年に禁止され、PCBもその二～三年後に禁止された。共にがんに関係していた。

私は、自分が生まれた場所に入り込んでいる農薬や工業化学品のもとである化学物質について自分は何ができるのかを考えざるを得なくなった。確かに、これらのすべての物質がいまの私の人生にとって〝生物学的存在〟になってしまっている。アトラジンは、中西部の水道水中に検出される最も普通の農薬であるし、米国に住む私たちの体にはDDTとPCBが入っていて検出されてくる。私が育った近くの川底にも、魚たちが棲む淡水にもPCBがある。DDTは何十年もの間、土の中に留まるのである。

正直なところ私にはDDTの記憶はないが、そのかわり、旧い写真や昔の映画からそのイメージを描いてみよう。ある画面では、プールで子供たちが水しぶきを上げている傍らで、DDTが水面に散布されている。別の画面では、ピクニックにきた家族がサンドイッチを食べていて、その人たちの頭がDDTの霧に包まれている。昔の雑誌広告は超現実的である。エプロンを掛け、ハイヒールを履き、精巧なヘルメットをつけた主婦がスプレー・ガンで二匹のゴキブリを狙っている。説明には、『家の中の前線における戦闘継続のための超強力弾薬』とある。DDTはあくなき暗殺者である。別の広告には、動物が踊るコーラス・

ラインにエプロン姿の女性が現れ、動物たちは「ＤＤＴは私たちにはいいのよ」と歌う。ＤＤＴは無害な友達だというわけである。

一九四〇年代と五〇年代には、多彩な性質を付与されたこの化学物質はあらゆる種類の市民キャンペーンと家電製品に道を見出した。私の育った所から遠くないある町では、ハエが媒介すると誤解されていたポリオを撲滅する目的でＤＤＴによる一斉消毒が行われた。一方、塗料の会社は、ポーチや窓の日除け、床板に塗ることができる塗装剤であると宣伝した。乾くとＤＤＴの結晶が表面に出てきて、「致死性の膜」を作るというのである。サマーハウスやトレーラーには完璧というわけである。私もそんなところで過ごしたことがあるかもしれない。そして、そのとき、殺虫剤がしっかりと浸み込んだ毛布でぐっすり寝たかもしれない。一九五二年に「ドライクリーニング中にＤＤＴを追加することによってウールは完全防虫になるだろう」と研究者たちは誇らしげに宣言した。

私より二〜三歳年上のベビーブーマーたちはＤＤＴを止めようという旧い雑誌広告があったことを信用しない。この人々は、蚊やニレ立ち枯れ病やマイマイ蛾の駆除計画から派遣された、霧を撒くトラックをしっかりと覚えているからである。こういうトラックを追いかける子供のゲームを想い出す人もいる。「この霧の中に一番長く居られた人が勝ちだった」と言い、「めまいがすれば落ちこぼれになる。私はそうならずにいつでも勝ちだった」と想い出している。別の人は、「殺虫剤トラックが近所によくきていた頃、男たちがホースをうちの裏庭に引っ張り込んでリンゴの木に撒いた。我々子供はリンゴを投げ合って、たまには食べたこともあった」と言っている。

毒がどこにでも撒かれ、あるいは「人畜無害」と繰り返し宣伝されていたと、野生生物学者のレイチェル・カーソンは『沈黙の春』の中で書いている。この本が書かれた時、私は三歳だった。「化学殺虫剤を全く使うなと言っているのではなく、毒性について全く無知な人々の手に無差別に、こうした有毒で生物学的に作用する化学物質を委ねてきたと主張しているのだ。我々は非常に多くの人々を彼らの同意も得ず知識も与えず、こうした毒物にさらしてきた」とカーソンは書いている。そして、未来の世代は我々が分別を持たなかったことを許してくれないだろうと予言している。

三〇年以上隔たった今、現世代の一人として『沈黙の春』を読んで、私はＤＤＴについての別の見方を知った。私を最も強くとらえたのは、ＤＤＴという親しい、一見無害そうに思われる物質の毒性がこんなにもよく知られたものだったという点である。カーソンが明らかにしているように、ＤＤＴに寄せられた科学的役割は、一九五〇年代ですらも〝殺す〟ことだったという。それは客観的科学でもなければ、天啓の無知でもなく、ＤＤＴは望ましくない生き物を殺す（殺人者の殺人者、昆虫界の原爆）完璧な良き友だったという印象である。実際は、後の化学によってＤＤＴは敵を殺すことと自分を守ることの両方ともに失敗したことがわかった。ＤＤＴが、これに耐性を持つ昆虫の爆発的増殖のきっかけを作り、他方で自然の天敵を殺してしまったのである。鳥も魚も中毒で死に、実験動物も家畜やペットも性ホルモンを攪乱された。ＤＤＴはがんに寄与しているという証拠もある。一九五一年までに人の母乳まで汚染するに至り、母から子へと渡された。

それでも人々はＤＤＴを使い続け、カーソンが先駆的に指摘した証拠が、次々と同様の証拠で補強されるまで止めなかったのである。証拠が山のように積まれて、やっと一九七二年になってＤＤＴの登録が取り消された。私はこの歴史的事実にすっかり虜になっている。私の机は四〇年間の毒性学的プロファイル、議会の証言、実験研究、野外観察報告、毒物の公衆衛生研究報告であふれている。あるものは公式に認められ、あるものは公式に否定されたものである。同じ場所を行ったり来たりするように、私は『沈黙の春』とそれ以後の数十年間の科学研究との間を行ったり来たりしている。毒であるという前兆的な証拠が決定的な証拠に変わったのは、どの時点だろうか？　誰かが「我々はこの物質の危険性にそのころ気がついていなかった」と言ったとしたら、その「我々」とは誰のことだろうか？

追放されはしたけれども、ＤＤＴは今もいくつもの経路を通って、私たちの生活に存在している。土壌に長く留まっていることは、食物にＤＤＴが入ってきていることを意味する。渡り鳥は体内にＤＤＴを持っており、淡水魚も同様である。それに毒物廃棄物処分場ではごく普通の物質である。カーペットの埃からも検出されている。地球の大気流が、今でもＤＤＴの使用が認められている国々から北米にまでも運んでくるし、五大湖に深く沈んだＤＤＴも周期的にわき上がってくる。

さらに、国内で禁止された後もＤＤＴは輸出され続けている。国内では特定の農薬の使用を禁じている法律も、その輸出を禁じていないのである。一九九二年以降の米国税関記録を見ると、未登録農薬、取り消された農薬、凍結中の農薬が、何百万キログラムも船積みされて米国から輸出されたことがわかる。一九九四年には一日当たり九トン、こうした農薬が米国の岸を離れて外国に向かっている。

リンデン、クロルデン、ディルドリン、アルドリン、ヘプタクロール。今ではこれらの名前を耳にすることはないが、レイチェル・カーソンは『沈黙の春』の中で、ＤＤＴ以外の殺虫剤として挙げている。今ではこれらは全て「ヒト発がんとわかっている物質」、「おそらくヒト発がん物質」、「ヒトに発がん性の可能性のある物質」のどれかに分類されている。そしてすべて国内では使用禁止か極めて厳しい使用制限になっているが、多くがまだ製造され輸出されている。そういう会社、たとえば私の故郷にある化学会社は、一九九二年に大気中へリンデンを数キログラム放出しているし、下水処理場にはそれ以上を流している。この事実は、連邦政府の「知る権利法」がデータを公開しているのでわかった。この法律の下にあるTRI〔毒物排出一覧表〕のリンデン・データから我が故郷テーズウェル郡のことも見られるのである。私は工業毒物の排出、排気、移動の長い一覧表をコンピューターで見ていて、そこにあるデータに肝をつぶした。リンデンは、一九八三年に、人のシラミ用シャンプーと犬のノミ取り以外のほとんどの使用が禁止されたけれども、私が思っていたよりずっと身近なところにあるのは確かである。

アルドリンとディルドリンは一九七五年に禁止されたが、シロアリ用アルドリンは一九八七年まで許可されていた。アルドリンは土の中の生物を抑制し、ほ乳類の脳波を異常にする。ディルドリンは何十年も前に散布された畑に今でも残留しているために、一九八六年の時点でも母乳から検出されたのであるから驚く。クロルデンの農薬使用は一九八〇年に、ヘプタクロールの使用は一九八三年に中止されたが、この二つは白血病その他の小児がんと関係している。

一九四〇年、五〇年、六〇年代に生まれた人々にとって、農薬の大量散布とそれに続く禁止措置の期間が、胎児、新生児、乳幼児期、あるいは子供時代、十代と重なることになる。私たちの世代は、清浄野菜の中の合成化学物質を食べた最初の世代ということになる。一九五〇年までに食品中に残留農薬の入っていないものは非常に少なくなったので、ビーチナッツ缶詰会社ではベビーフード中の農薬の残留を許容し始めたほどである。

乳がん組織の中の微量農薬

禁止された農薬は、逃亡犯と同じで、完全に消え去ったわけではない。私たちはその農薬のことを忘れるが、彼らは私たちの周りにいる。外国の港にもたびたび現れ、地下にも潜り込み、地上にも姿を見せる。たとえば、乳がんの女性の体の中などに入り、時には名前が変わっていることもある。ＤＤＴは人の体の中で代謝して、ＤＤＥというものになるが、他の農薬の中には、禁止されている工業化学品と同族の物質になるものもある。

ＤＤＴが禁止されて四年後、乳がんになった女性の体内のＤＤＥとＰＣＢの濃度は、腫瘍組織内で周囲の健康な乳腺組織よりもかなり高くなっているとの研究発表が出された。やや弱いものの、同様の傾向がリンデン、ヘプタクロール、ディルドリンでも見られた。この研究は対象人数が一四人と少ない数だったが、とても説得力があった。というのは、ＤＤＴとＰＣＢはすでにゲッ歯類で乳がんを起こしていたからである。

その他にも小規模の研究が続いた。残留農薬とＰＣＢが乳がんと関係していることを示すものもあり、逆のものもあった。一九九〇年にフィンランドの研究チームが、乳がんの女性の乳房組織中には乳がんではない人より高いレベルのリンデン類が含まれていると報告した。じっさい最も高い人の場合は、低レベルの人の一〇倍だったのである。さらに、血液（プールしたもの）の測定でも乳がんの人の血液中にはそうでない人より五〇％以上高濃度の残留農薬が含まれていた。同様にコネチカットの四〇人の女性についての研究では、乳房組織中のＰＣＢ、ＤＤＴ、ＤＤＥのレベルが乳がんの人は五〇～六〇％高かったのである。

一九九三年に生化学者のマリー・ウォルフたちは、一七年近く検討した初めての大規模な研究を行なった。ニューヨーク市でマンモグラフィー診断に参加した一四、二九〇人の女性の保存血液からDDEとPCBを測定した。採血から六ヶ月以内に五八人が乳がんと診断された。ウォルフは、この五八人に相応しい対照群、すなわち乳がんになっていなくて同じ年齢、同じ生理状態の人を一四、二九〇人の中から抽出した。そして二つの群の人々の血液を比較した。

平均として乳がんの人のDDEレベルは三五%高いという結果がでた（PCBはわずかに高いという程度だった）。最も衝撃的な結果は乳がんの人で最も高いDDEの値が乳がんでない人の四倍も高かったことである。研究者たちは「DDEは乳がんリスクと強く結びついている」と結論した。

ウォルフに続いてカナダ、ケベックのエリック・デュウェイリーが率いる研究チームの仕事がある。デュウェイリーは生体検査を受けた女性の乳房組織を入手した。がんと診断された二〇の腫瘍と、良性と判断された一七の腫瘍を選んで残留農薬を分析した。前出の研究と一致する結果で、がん組織中の農薬及び工業化学物質のレベルは良性の組織中よりやや高レベルだった。デュウェイリーは、がん組織のうち、エストロゲン・レセプター・ポジティブ（エストロゲンの存在に敏感ながん）に限定して比較した。すると、悪性と良性の違いはさらにはっきりした。DDEのレベルが非常に高いという結果になったのである。

ウォルフとデュウェイリーに続いてクリーガーの研究がもっと複雑な姿を描き出した。ハーバードの疫学者ナンシー・クリーガーは、その時カリフォルニア・オークランドのカイザー財団にいたが、一九六〇年に女性たちから血液を採取し、約三〇年間凍結保存した。この三〇年間に乳がんになった女性の血液と乳がんにならなかった女性のものを時々比較してきた。主な疑問は「何年も前のＤＤＴとＰＣＢ被曝から、乳がんになるか否かを予想できるか？」である。これまでの研究が、乳がんになった時点でのＤＤＴとＰＣＢのレベルを見ていたのに対して、彼女の研究は、被曝と発症の時間差を考慮に入れた初めての研究だった。女性は人種と民族別に、アフリカ系アメリカ人、アジア系アメリカ人と白人の三群に分けられた。三者を一緒にしていたときはがんとそうでない人の間に著しい差は出なかったが、三群を別々に比較すると、白人、そして特にアフリカ系アメリカ人の乳がんの人のＤＤＥはかなり高い値になった。ただし、アジア系アメリカ人では相対的な差はなかった。さらに不思議なことは、アフリカ系アメリカ人は過去にＰＣＢ被曝がより多い人が乳がんになる傾向であったのに対し、白人ではむしろ逆の傾向になったのである。ＰＣＢが最高レベルの人は発症していない人々の中に見つかったのである。

この結果の解釈は、(前の研究結果と矛盾するものではなかったけれども、支持しているとも言えないものだった) 大変な議論を呼んだ。血清中のＤＤＥ、ＰＣＢレベルは女性の乳房組織中のそれと同じであるかどうか？(平行しているという他の研究はある。) 三〇年間凍結保存した血液中でＤＤＥとＰＣＢは安定であるか？(両物質が分解しないことはよく知られている。) 試験管の赤いゴム栓はどうか？　化学物質が血液に入ったら、化学分析ができないのではないか？(無用な心配だった) などが話題になった。

ゴム栓で封じられた三百個の試験管は、三〇年の間冷蔵庫の中でただ待っていた。赤い血と赤いゴム栓。この血を提供した何人かは乳がんで死に、他にも別の理由で死んだ人がいる。何の問題もなく生き続けている人もいる。おそらく今生きている人で三〇年前に採血されたことを覚えている人はいないだろう。けれども、三〇年経った今、環境汚染と乳がんの関係についての私たちの理解は、この赤いゴム栓の試験管にかかっているのである。

そのイメージを次のように言えば、もっとおだやかな表現になるだろうか。「一九四七年から五八年にかけて米国で生まれた女性の乳がん罹患率は、祖母たちの世代と比べて三倍弱である」と。あるいは、「米国での農薬使用量はレイチェル・カーソンが『沈黙の春』を書いたときの二倍にはなっていない」と。

二七年間以上DDTを散布された私の故郷では、一万年以上も繁茂していた背高の大草原がわずかな痕跡を残すだけになってしまった。そこは私の故郷であるから、イリノイの過去と現在の汚染問題とそこでのがんの増加との関係を知るために、私は行き来している。私たちの出生がどうであれ、私たちは皆、この関係を調べる必要があるのではないかと思っている。『沈黙の春』が私たちに警告してから三〇年以上が経った今、がんと環境との関係を問うと、なぜこれほど沈黙で包まれてしまうのか、なぜこの問題を解こうとする科学的調査が未だに〝準備段階的〟なのかと尋ねるのは正しいと思う。

ドライクリーニングの洗浄液からDDTに至る有毒物質は国中に広がり、交錯し合って、ほんの微量となって私たちの体のひだひだに入り込んでいる。これは確かなことである。であるから、これらの蓄積が私たちの一生にどんな影響を及ぼすのかを知ることは、必要なことというより以上に必須なことである。

第二章　沈黙

三つの沈黙

エール大学の大変モダンなベイネック図書館はレイチェル・カーソンの論文が眠っている所である。彼女の通信文、講義ノート、個人的メモなどを収納した冷たい灰色の箱を開けるには、図書館員の介添えが要る。それを見る特別室は静かで広々として、壁にある窓からは大学の緑の芝が見渡せる。そこに入るには、館員に私物をすべて渡すという儀式が必要である。閲覧室ではインクは使えない。鉛筆とラップトップ・コンピューターだけが使える。

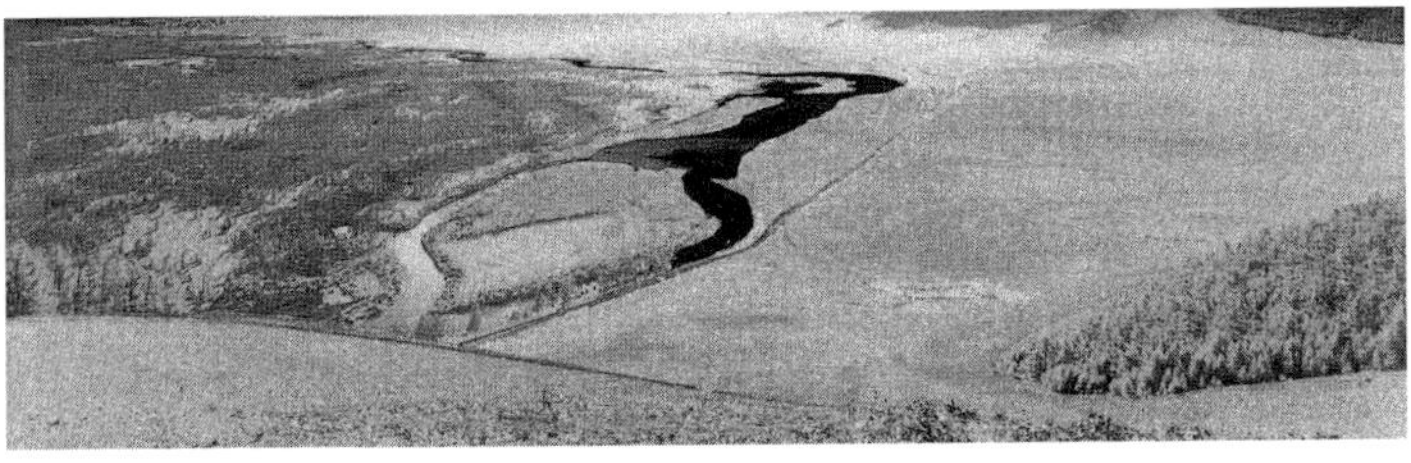

第一の箱を持ってこの部屋に一人で入り、一枚一枚が植物標本であるかのように、私はそろりそろりとページをめくる。私はもう何年も植物採集をしていないけれど、本当にそんな気がする。乾いた植物の微細な葉脈が押しつけられた標本は、本のページのようにパッとめくることはできず、一枚取っては、ひっくり返して静かに左側に置き、それを見る。それが終わると、調査する人は束をそこにおいて、再び一枚ずつ右側に重ねて、元の順番にする。少なくともこれが私の教えられた方法である。私が今やっている儀式の中の何かが昔のやり方を思い起こさせたのだろう。私はこのやり方が正しい文書取り扱い法であることを望むばかりである。

レイチェル・カーソンの手書き原稿は人を浮き浮きさせる。私はジャクリーン・ケネディからカーソンへのノートを開く。下の方のファイルにはカーソンがミュージック会社に送った不平の手紙がある。料金が間違っており、ひどいレコード・アルバムだったようである。変なものや世俗的なものもここにはある。私はいわゆる立ち読みのためにここによく来る。特別の記録を探しにではなく、『沈黙の春』の背後の声を聴きたくて来るのである。そうして、ここで何かに耳を澄ませながら、最後に考えることは「沈黙」についてである。

言論の自由の保証が法体系の心臓部に彫り込まれているこの国では、黙っていることを不満に思う人々によって、往々にして邪魔される。私自身は、検閲官の見えない手が働く何か暗い道を通って私の郵便物が届くという恐怖を感じたことはない。また教室に行く途中で警察官に止められて、私の講義の内容が受け入れられ難いものだといわれはしないかと考えたこともない。しかし、私たちは誰でも、沈黙でなされる小さな事柄があることを知っている。職場での暗黙の合意や、誰でも知っているけれども決して話し合わない家族の秘密などである。

レイチェル・カーソンは三つの型の「沈黙」に興味を持っていた。彼女は、連邦魚類・野生生物局から職業生活をスタートさせたことから、公務員研究者として連邦の局内で議論される生態学的問題の数々がめったに人々に届くことがないことを心配するようになった。農薬が「人畜無害」であると言えるかどうか長い間議論が続いていたことと彼女は密接にかかわってきたので、化学薬品の一斉散布で害虫を殲滅する試みが様々な意図しない結果を起こしているという報告に接する機会をもっていた。政府内のある人々はわめきちらすように否定していたが、これらの報告内容は同僚たちと共有していた。しかし、市井の人々はこの議論を知る由もなかった。もともと疑問を持っていた人々は殲滅計画についての目撃証言にびっくりして飛び起きたが、それらのデータの大部分は、内部報告書や技術ジャーナルでは和らげられて、継続調査費はほとんどつかず、政府の官僚たちは悪いニュースをもたらした人々に対して耳をふさいだのである。

一九五二年までに、カーソンは自然を描いたベストセラー本の著者になって、公務員を退くことができた。しかしながら、彼女は農薬に関する議論に参加し続け、連邦農務省と科学アカデミーのホールで大騒ぎになったこともある。その間に、被害の証拠は一般の人々の目にも明らかになった。大衆の討論がないところでさえも知られるようになった。一九五八年にマサチューセッツの友人の作家が、蚊の一斉駆除のために庭の小鳥がたくさん死んだという悲しみにあふれた詳細な手紙をカーソンに送ってきた。庭に作った小鳥の水浴び場にＤＤＴがたっぷり入ったためにその回りで小鳥が死んでいる様はグロテスクで、両の足を胸の方へ引き上げてくちばしを開けたままだった。

この手紙に突き動かされて、カーソンは農薬の総合調査をしようと思い立った。その考えを綴った友人への手紙の中でカーソンは、自然を守るために彼女が発言する必要性について何回も触れている。「私の知っていることを黙っていたら、私にとって未来の平和がない。」魚の目が見えなくなったことから人の染色体に奇形が生じたことまで、農薬に起因する一連の問題を記録していたので、彼女の仕事を喜んで発表させてくれる雑誌はなかった。カーソンは本を書く決心をした。

その題名『沈黙の春』は、気味の悪い沈黙を指している。化学物質に毒された世界で鳥のさえずりがなくなる沈黙である。じっさいカーソンはこう言っている。虫を殺す兵器を用い、あくなき無頓着さで武装して、生ける者のコーラスを消し去る恐れがある。小鳥、ハチ、カエル、コオロギ、コヨーテ、そして最後には私たちまでも。この意味において、『沈黙の春』は、一つの生物種の沈黙がいかに別種の沈黙の引き金となるかだけでなく、いかに政府の沈黙が、気味悪いほど静かで生命のない世界を生じさせているかを探索した本として読まれている。

この二つの沈黙の進行を通して、すべての生命の相互のつながりが明らかにされる。カーソンはイリノイ州イロコイス郡、私の故郷のすぐ東隣の農村に侵入した日本カブトムシの駆除の失敗を研究した。一九五〇年代中期に大量の殺虫剤を空から繰り返し散布すると、多くの昆虫がこの薬で弱り、小鳥や動物の餌食になった。その小鳥や動物が今度は中毒になり、死体は農薬散布地域を越えて広がり、鳥獣を捕って食べる者たちも病気になり、一帯は鳩から飼い猫まで動物の空白地帯となった。

その間に、目標の日本カブトムシは西方へと進行していた。この敵に対する長期戦は何の成果も上げられず、代わりにあたりはまるで退却した軍隊の後に残った地雷のように、水に土にディルドリンの残留がいっぱいとなり、何十年間も死者の発生を約束したのである。すべては、カブトムシのいない世界を夢見ためである。カーソンの言う、イロコイス郡の生態系悲劇は、死んだ地リスの力無い証言によって綴られている。口の中が土でいっぱいになったまま見つかったリスはその死んだ場所で歯ぎしりしていた。

第三の沈黙は科学者のものである。情熱的なカーソンは、事実に気がついていた科学者、たとえ直接調査に携わらなかった人でも、化学物質が自然界で暗殺行為をしていることの危険を知っていた多くの科学者がいたのに、その個々人が行っていた静かなる共謀に興味を持った。義務的に研究論文を発表しながら、ほとんどの人は一般人に語りかけるのをサボっている。ある科学者はカーソンの求めに応じて情報を出すことを拒否した。『沈黙の春』を書きながら、カーソンは、多くの政府系科学者を黙らせている研究費削減の脅威が常にあることに気づいた。けれども、彼女は、知っているのに発言しようとしない科学者たちを尊敬しないと、手紙の中ではっきり書いている。彼女が臆病と見ていたものとのつながりが、そこにあった。

ある日私は「アブラハム・」リンカーンがすばらしい引用をしているのを見つけたの。……前に、もし私が沈黙を守っていたら、これから自責の念なしに渡り鳥のさえずりを聞けないって言ったわね。……彼の引用にはこう書いてあるの。「抗議すべき時の沈黙の罪とは人を臆病にすることである。」

『沈黙の春』を出版した後、カーソンの関心はかつての同僚の頑なな沈黙の背後にある経済的、政治的理由に移っていった。女性ナショナル・プレスクラブの講演で、彼女は化学品会社のような利潤団体と科学界との馴れ合いの関係に疑問を呈している。ある学会が業界団体を「維持会員」として承認した時、カーソンはその学会が発言した場合にそれは誰の声と思えばよいのか？ 科学の声なのか工業会の声なのか？と疑問を呈している。

カーソンは以前に自分が沈黙させられた時に、「医学と科学の方向性を工業の利益に結びつけている連結経済構造」という考えを持ち始めたばかりだった。夏のフィールドワークのあと、養子の息子と二冊の本のためのスケッチを残して、レイチェル・カーソンは一九六四年四月一四日に乳がんのため亡くなった。

若い女性ががんになるということ

レイチェル・カーソン国立野生生物保護施設は南マインに風と波を避けて建てられているが、そこはもともと塩分の多い湿地であった。ここはマインの海岸線の他の部分とは似たところが少しもない。海岸線の他の部分は、岩に大洋の荒波が打ちつけていて草の根が張っていられるようなところではない。したがって、ずっと北のほうの、カーソンが愛したサマーハウス近くのごつごつした岩の多い潮だまりや月明かりに照らされる入り江とはまったく違うところである。

彼女の名を記した野生生物保護の道を歩きながら、私はここでは、レイチェル・カーソンとの距離が、ベイネック図書館のエアコンの効いた聖所にいるときより遠い感じがした。あの彼女に捧げられた場所では、大きな額に彼女の本の題名がずらっと書かれていて、彼女が何百万もの人に環境を深く認識させたことを物語っている。そこに引用されている短い抽象的な文章は私に、カーソンの死後、彼女の真の姿がいかに遠くなってしまったかを考えさせた。ローザ・パークスと同様、カーソンはシンボルであり、詩であり、社会運動に火をつけるための閃光であり、演説の頭に引用される名前だった。そういう場所では、彼女は神のような、人知の及ばない人のように思える。

しかし、私のとがったイリノイ神経の先端はここのおだやかな風景でなでられる。寝姿のような土地は、そこに生えている草を別として、とても親しみを感じさせる。塩原の草が高い所に生え、低い方の波打ち際はもう少し背高で硬い蔓性の草で覆われている。それらを結ぶ曲がりくねった境界線まで昔は満潮が届いていたようである。ここのガイドブックは、この二種類の草が一緒になって、毎年、面積当りの植物群を、原始の中西部のトウモロコシ畑のようにしっかりと、十分に生産していると誇っている。私は笑った。そうするほかない。

一九九三年の一一月のこと、友人のジェニー・マーシャルと二人でボストンからここへ車を走らせていた。ジェニーはトウモロコシの生産について私が講釈をするのを辛抱強く聞いていたが、天候のことに私の注意を向けた。「何か違う季節のような気がしない？」と聞いてきたのである。乾いた丘の上では夏の強い陽の光が、ちぢれた葉を上からしっかりとつかんでいる樫の木にさんさんと降り注いでいる。パッと燃え上がる炎のように、私の犬が、見えない生命の形を求めて、このささいな話題の中を疾走している。古い樫の葉影は、はっきりとした茶色の形をつくっていて、私はもっと淡い薄明かりの中で、その色を見慣れている。私たち二人は肯き合って、このような光線の中で眺めると、まれにみる美しさだわねと言い合った。

つる草の間をうねって流れる潮の干満を逃す水路は私を混乱させたり喜ばせたりする。私は普通、傾斜や方向を見定めるのに水面を見るようにしているが、しかしここでは海の縁であるためにそれができない。二つの水の力が大きな方に圧倒されるのである。干潮には水路の水が大海に注ぎ、満潮には大海が水路に突進する。ここでは流れがパルス状に前方へ、また後方へと切り換って、満ちてきては淡水と塩水が絶え間なく混ぜ合わされて、はっきりとした方向性というものがないのである。

この感覚は私が友人の隣にいるときの感覚とそっくりである。不確実だけれど美しい季節の中で、方向性を見失っている感覚である。希望は持っているのだけれど、気力が奪われている。

ジェニーは今、脊髄がんという希ながんの診断が二度下された直後で、外科手術と放射線治療の間をさまよっている。彼女は急速に回復している。でもそれは、良くなろうとする試みの中で悪くなる準備が着々と進んでいることでもある。彼女は、私の動きをほとんど修正する必要がないような速さで保護道に沿って、ループ状の道を非常に機敏に歩いていく。もしも彼女の杖に気づかなければ、私たちは都会から逃げ出してきた日帰り旅行の若い二人と見間違えられただろう。でも、私たちは何かからの逃亡者である。私は岩や木の根や排水口のある道を、身を護らなくちゃと感じながら巡っている。

私たち二人の友情はまだ日が浅いけれども、二人の人生に共通する多くの事柄のせいで、一緒にいる限りいつでもしゃべり続けないではいられなくなる。二人とも三〇代に物書きになった。二人とも、二〇代でがんになった、二人とも環境汚染がひどく、がん死亡率が高いと言われる地域で、その二つが相互に関係していると疑われている地域で育った。二人とも養子関係の家族（私は養女、ジェニーの母も養女）の中で育った、そして二人とも自分たちの人生における、遺伝と環境の間の相互関係について強い好奇心を持っている、こうした共通点がある。

このテーマについて私たちはずっと語り合ってきた。若い女性ががんになることの意味や、そういう場合の家系とエコロジーの相対的重要性についても話し合った。また、自分たちの医者、家族、故郷、著作、からだのことについても議論してきた。

こうした会話の深さとなめらかさが今日の二人を結びつけている。光る樫の木立を抜けて、塩原の草の上を自由に歩きながら、水が上がったり下がったりするメリーランド川とブランチブルックの合流を見渡す展望台で、会話は続いた。これらの一とき一ときが私には、ジェニーと私が「あらゆる物事について〝言葉〟を持つとき」のように思われた。私たちはがんの話題を沈黙の囲いで覆ってきた過去の文化的タブーを拒否してきたが、同時に、この病気をうまく処理するとか、和らげるとか、快適にするとかいう考えに基づいている冊子や雑誌として定期的に郵送されてくる「楽しいがんのおしゃべり」とも一線を画してきた。私たちの会話は、思いやりのある、スマートで、何ものも恐れない開かれた言葉を創造する場所である。

この日の午後、友と触れないようにしていた話題は、ジェニーの前方に横たわっている暗い日々のことである。プロトン・ビーム・サイクロトロンの放射下で横になっている日々のことである。また、とても疲れる、吐き気を催す、血液検査のことである。私たちが「医療物化」と名づけた手順で、人のからだが次々と技師と医師に手渡されていくのである。しかし、私たちの間には、がんについての何年もの経験がある。この経験のすべてを表現する言葉を見つける日がきっと訪れると信じている。

私たちは、ブルックの近くに池が点在している場所を調査するために、停車した。潮が退くと水たまりができる低地の潮だまりがそこここにある。蒸発して塩分が濃くなり、二〜三の目立たない植物しか生きられないほどになる。アッケシソウやマツナである。にがりの中に生命が栄えている。

「私はここが好き」と私は告白する。

「私も。ここにいるのって、すてき」

乳がん患者カーソン

乳がんは、平均して二〇年、女性の命を縮めると言われている。ということは、全米で女性の時間が毎年約百万年分、失われていることになる。一九六四年にレイチェル・カーソンは五六歳で死んだ。当時の女性の平均余命より二〇年短い生涯だった。彼女はあらゆる点において極めて秀でていたが、乳がんの犠牲者という点においては全く平凡そのものだった。

カーソンは一九六〇年にがんと診断された。『沈黙の春』のための研究と執筆に没頭していたときである。彼女の腫瘍はリンパ節と骨にも拡がり、その範囲は脊髄、骨盤、肩まで含んでいた。彼女は、手術による切除や放射線照射で吐き気を覚えながら書き続けた。がん以外にも合併症や心臓にきた問題で動けないこともあった。腫瘍のせいで右手にしびれがきた。

カーソンは『沈黙の春』の完成後、一八ヶ月間生きた。この時間は、化学工業界からきた大声のあざけりや悪口の巣をいぶり出すのに十分な長さだった。芸術、評論、化学の世界からの個人賞を受けることもできた。カーソンは『沈黙の春』の完成を見ることができるまで生きようと言う信念と、生きられたという満足を表明している。これは、カーソン評論家の多くが繰り返し強調してきた受けとめ方であった。

しかし、カーソンが残した個人的書き物の中にもう一つの筋書きがある。カーソンは、今日私たちがその成功を知っているような作家となることの他にもう一つ新しい計画を目指していた。彼女は毎晩寝る前におだやかに感謝を込めておやすみなさいを言っていたわけではない。残された手紙によれば、彼女はもう一つの仕事、今一度のフィールドワークのためにもっと時間が欲しかった。その希望を思うとき、カーソンは乳がんを抱えた普通の女性となる。

最愛の友ドロシー・フリーマンに当てた一九六三年一一月の手紙にはこうある。

「私にはまだしたいことが山のようにたくさんあります。そのほとんどをしないままに残して行かなければならないという、確実な可能性を受け入れるのはとても辛い。それに、私がそれをやり遂げる力を今得たと感じていることがとても重要なの。おかしいでしょう？」

また、二～三ヶ月後の手紙ではこうも言っている。

「でもねえ、昨日もせき込んだのに（多分がんが進行したしるし）、私には、もう一つの執行猶予が勝ち取れたように感じるの。……今は本当にもう一夏生きられるように思えるの」

その一夏は、なかった。

ジェニーのがん告知

一九九四年の冬は三月の第二週に入ってようやくボストンから去っていった。一二月から降り続いた雪が三メートルも積もり、車道やビルの入り口以外の芝生やコンクリートの上にびっしりと塔のように積み上げられた。凍った雪の山がようやく溶けて、放置されていたすべての物が姿を現し始めた。手袋、シャベル、コート架け、ごみ箱、洗濯カゴ、車もそのまま現れてきた。

ジェニーと私はこの景色の中をマサチューセッツ総合病院からノース・エンドの彼女の家に向かった。二人とも黙っている。砂利をしきつめたアプローチを歩く二人のブーツの音で耳が聞こえなくなったようだった。ジェニーは今日は杖を使っていない。私たちは四ヶ月前にソルト・マーシュで歩いた時よりも速いほどの足取りで歩いた。歩きながら私は心の中で、目の前に立ちはだかる障害物をすべて放り投げている。氷の塊、オレンジ色の車止め、駐車中の車、セメントの柵などすべてを。また、手当たり次第にビルを破壊しようとしている。

私たちは二人とも、今さっき聞いたことを信じることができなかった。ジェニーは背中の下の方にできた腫瘍に放射線を当てた苦しい三週間を終えたばかりなのに、首にあった元々の腫瘍が戻ってきてしまったというのだ。首の腫瘍は六年前に切除して、成功していたのに。「ひどい戻りかただ」と、放射線技師から写真を受け取ったばかりの神経科医は言った。

じっさい、彼はこの言葉を私たちが部屋に入ってドアを閉めるとすぐに言ったのだ。私たちはまだ厚いコートを着たまま立っていたし、座る椅子さえ確認しないうちのことだった。「ひどい戻りかただ」それを聞きながら私は急いでボタンを外し、スカーフを取り、カバンのジッパーを開けようとしたが、手が言うことを利かない。この状況では、私が患者と医者との間の会話をすべて記録する役になっていた。

この突然の刺客に対して今までの手慣れた儀式はうまく作動しなかった。私は普通はノートを取る名人なのに、この時ばかりは、手が会話を書き留めるのを嫌がった。しかし、私は自分の希望を抑えて注意力をペンに注いだ。医者は早口で、絶え間なくしゃべっている。脊椎索腫が進行したために壊された、あるいは潰された組織のことを話した。彼は明らかに取り乱していたが、彼の失望を同情や希望的観測と混ぜ合わせることはできそうにもなかった。

ジェニーは冷静だった。彼女は神経科のテストをしてくれるように頼んだ。結局、医者からみれば彼女の症状は好転しなかったわけだが、彼女には自分のからだが別のことを物語っているように思えた。医者はテストを拒否した。肝腎な点は何であるか、その写真がすべてを物語っていた。彼はジェニーにそれを見るようにと言い、今度は彼女が拒否した。彼ら二人は互いに相手の言うことを責め立てていて、私は素早くメモしている。それは水掛け論だった。どちらが本当のことを言っているのだろう？　放射線技師の報告？　それともジェニーのからだ？　とうとう会話は終わった。

「僕はメッセンジャーなんだぜ。それを撃ち殺すなよ」と彼は、今度もまた私たちがコートを着ようとしてつっ立っている時に無愛想に言った。

私たちはジェニーのアパートに帰ってきた。ゴミ収集車が警笛を鳴らしながら、通りを行き来している。私はそれらに火をつけることを想像している。ジェニーはベッドに横たわり、何も言わない。私はお茶を入れる。

「何か言ってよ！」私は自分に命令してみる。医者のところで言われた言葉は、まさに私の診断のときに恐れを抱いたものと全く同じだった。私は今その同じ言葉を聞いたのだ。私の隣に座っている人の目をのぞきながら、その医者が言ったのだ。私の医者ではなく、私に対してではなく……。

「何か言ってよ！」

私に診断が下された日、私は入院し、大学から友人たちが見舞いに来た。医者が入ってくると、友人たちは行儀よく廊下に出て行った。医者は優しく、病理検査結果を私に話し、彼が考えている治療計画を語った。私たちはしばらく一緒に座っていた。彼が出て行くと友人たちが元気よく部屋に入ってきた。彼らは適切に振る舞おうと努めている。

「私、がんなの」

沈黙が流れた。それからわずらわしいおしゃべりが始まったが、誰も私が言ったことには触れなかった。私自身でさえ。後で私はみんなに対して怒り狂ったのだった。

「何か言ってよ!」

だけど何を? 私はジェニーの食卓に座って、自分が取ったノートを調べた。それが判読できるか、完全かとチェックした。そこのある言葉は本当に言われたことなのか? その意味が信用できるのか? きっと私たちは〝ひどい戻りかただ〟の言葉が意味する文化圏に入ったばかりで不慣れなのだろう。この言葉は実際は〝こんにちは、どうぞお掛けください〟と同じ意味なのだろう。そして〝メッセンジャーを殺すなよ〟は〝さようなら、気をつけてね〟と言う代わりの言葉なのだろう。

「あなたは何も言わないのね」

私は二人が流暢に話し合った陽光の中の樫の木陰や潮だまりを思い出している。その時私はどんなに恐ろしくとも、いかなる状況も人の言葉という白日に曝すようにしなければと考えていたと思う。それからレイチェル・カーソンを思い出した。頚椎の中にできた腫瘍が利き手である彼女の右手の働きをダメにしたのだった。ジェニーも右利きだ。彼女の弱ってきた手は左手の方だ。

ドロシーとの友情の中で

レイチェル・カーソンは乳がんを抱えながら四年間闘い、ついに大衆の沈黙を破ったのだ。しかし彼女の私生活においては、逆に少なくとも二つの沈黙を創り出した。一つは浸透性の、もう一つは完全な沈黙である。

前者の沈黙は織物のように、レイチェル自身が、自分と親友のドロシー・フリーマンとの間で織り成していたものだ。ドロシーへの手紙の中でレイチェルは自分の病気の進展を詳しく、医学用語で書いている。しかし別の手紙では、自分を〝脅かしている影〟を記号で、略記して書いている。レイチェルは悪いニュースを抑えて、治療の惨めさを見せないようにすることも度々で、恐れを口に出すとそれがより大きくなるばかりだという信念を述べている。

この二人が交わした手紙のコレクションを再び読み返すと、懸命に沈黙のダンスを踊っているのがわかる。時々ドロシーはレイチェルの自制や我慢強さに助けられて楽になるようなこともあった。レイチェルは自分自身のためにそうしていたのだが。ドロシーはレイチェルががんについて書いていた、突き放したような医学的調子に共感してはいなかった。ドロシーはレイチェルの乳房切除のことには触れないで、彼女の苦痛について触れた。

しかし、時々ドロシーはレイチェルの沈黙に締め出されるような感じを持った。二人は文通で、お互いに相手の考えや感じ方を検閲しないように懇願した。また、自分が恐れていることを全部相手に伝えているのでもないことを認めている。それが相手を護るためであったのだ。レイチェルは時々カーテンを閉めて、暗い話を打ち明けた。痛みと絶望を隠さないで……。時には、後からの手紙で取り消しをしたり、謝ったりした。そしてそんな暗い告白の手紙は破棄して、と頼み、破り捨てられたこともあった。

告白と撤回。自制と脅え。この相反する衝動の交錯は、がん患者と彼らを愛する家族の間で何度も何度も演じられる見慣れたシーンである。この見慣れたシーンの中で、カーソンは再びごく平凡な女性として登場している。

第二の沈黙はレイチェルが自分の診断の周りに築き上げた秘密の要塞である。ドロシーだけは守ってくれることを前提にした共謀の秘密である。レイチェルは公的であれ私的であれ、いかなる会話においても彼女の病気に触れることを禁じていた。こう決心した理由は、環境汚染の人間的コスト〔社会的コスト〕を記録するに当たって科学的客観性の外観を保持するためだった。彼女はまた、工業界の中の彼女の敵に個人攻撃の材料をこれ以上与えたくなかったのだ。

そう考えて、レイチェルはドロシーに自分たちの友人や知人に、噂の元になるといけないから彼女の状態について何も言わないように指示した。ドロシーは必要とあらば嘘をついた。「私は元気だとレイチェルから最近聞いたわ、と言ってね」と、彼女はマインの隣人たちに告げるようドロシーに言った。「私に会っていなくても、よくなっているようだった……と言ってね。お願い。」

この二人の女性が沈黙の掟を守るために払った個人的犠牲がどれほど大きいかを知ることはできない。秘密を守る盟約は恐るべき負担であったに違いない。一人の人間の社会的地位をぶち壊しにするふとした舌の滑りを予想することすら、〔友情の〕破滅と同じであっただろう。このような堅固な支えにもかかわらず、彼女を心配して見守る人々にはっきりとわかっていた。しかし、目に映っても見えないというもう一つの沈黙の形もある。

『沈黙の春』が出版されるとすぐに、カーソンは、全国的なスポットライトの一斉放射を受けた。彼女は、議会で、ナショナルプレス・クラブで、全国テレビで話をした。こうした場面を写した写真や古いフィルムを見ると、彼女はどう弁解しようともがん治療中の女性に見える。不幸にも黒いかつらを着け、顔と首には放射線治療特有の歪んだ吹き出物が見えている。また、手術が終わったばかりの人にありがちの、一見元気そうな姿でまっすぐ身体を支えて立っている。がんの診断を受けた後の彼女の姿の変わりようは劇的だった。

ベイネック図書館にある新聞切り抜きには、彼女の命に翳りが見え始めた日々のさまざまな写真が収集されているが、カーソンがどんな型のエレガント・スーツを好んでいたか、いかに楽しげに振る舞ったかを微細に示している。それに添付されている写真は実は別の物語を語っているのであるが、それは物語の結末を知っている未来の世代からきた一人の女性（私）によって沈黙の中で読まれる物語なのだ。

感謝祭の朝は陽射しが輝いていて暖かだった。ジェニーと私はボストン湾を見渡せるウォーターフロント公園まで歩くことに決めた。私たちが野生生物保護の道を通って歩いた気もはずむ散歩の日から一年以上が経っていた。ジェニーは二度目の放射線治療をやり終えたばかりで、からだのバランスや機能が衰えていたので、私たちの足取りは以前よりずっとゆっくりしたものだった。私の犬はオレンジ色のシッポを揺らしながら辛抱強く私たちの周りを回って、水の方へと私たちを先導していく。ともかく、ジェニーは作品を二つ書き終えることができた。一つはがん遺伝子について、もう一つは乳がん予防に関するものでイギリスの医学教科書用である。彼女はがんについて語る時、勝利の感情を持って話すが、彼女自身のがんについては別である。

「あなたはレイチェル・カーソンを想わせるわね」と私は笑った。

私たちは海へ行って帰ってくる間中語り合った。

カーソンは環境によるがんを予測していた

『沈黙の春』は小鳥たちのことが念頭にある。レイチェル・カーソンの本から受ける言葉、文章、イメージを言ってみるように人々に聞くと、もっとも頻繁に現れる答は、〝薄い卵の殻〟である。しかし、農薬に曝露されたための結末、つまり鳥の卵がとても壊れ易くなり、親鳥の羽根の重さによってさえつぶれてしまう、ということは、『沈黙の春』にはほとんど述べられていない。おそらく私たちは、卵の殻が薄くなるという事実が、DDTとその他の農薬の使用が米国で禁止された後ではっきりした問題であるがゆえに、これをカーソンと結び付けたがっているのであろう。こんなふうに、カーソンのした災難の予言は、予言でもあったけれども、回避を成功させたとも見ることができる。これは悪くない勘定である。

むろん、『沈黙の春』の懸念の中心は、化学物質の集中砲火を浴びた小鳥やその他の無実の者たちである。傷ついた証拠として、その者たちの死が赤裸々に描かれている。地リスが小さな口に泥をいっぱい詰め込んで冷たくなっていたことを誰が否定することができよう。草むらでもがき苦しんでいる小鳥の哀れな光景に肩をすくめることができようか。しかし、こうした即死的で目に触れやすい被害は、人のがんも含めた、もっとずっと大きな集合のほんの一部であることを『沈黙の春』は明らかにしている。カーソン自身ががんに冒されていたこととイメージを重ねていたのかもしれないが、彼女は、骨腫の農民から、白血病に冒されたスプレーガン運びの主婦の例まで、多くの事実を書いている。

がんと環境の結びつきを目に見える形にすることがカーソンの努力であって、その仕事は死ぬまで続いた。しかしながら、死に脅えて苦悶するがん患者たちは、小鳥が水浴び場の周りに累積するように、人の目に見えるわけではない。発がん性物質に被曝した時と発病を実際に知る時の間には二十年以上の隔たりがある。空から小鳥がバタバタと落ちてくれば、私たちはなぜだろうと思う。愛する誰かががんになったと知ると、なぜだろうと思うよりはどういう治療があるだろうかと考える。過去についての思いは、突然生じた不確かな未来についての思いに打ち消されてしまう。

一九六二年当時、入手できたデータを基に、カーソンは環境を原因とするがんの証拠として五つの線を引いた。そのどれも証拠としては不十分だったが、それら全部を見渡して、カーソンは、私たちは何かをあえて無視してきたという、ぎょっとするような姿が浮かび上がっていると断定した。第一は、発がん性物質と呼ばれる原因物質の中には天然のもの、つまり生命が誕生して以来存在してきたものもあるけれども、二十世紀の工業活動が、私たちのからだが自然には防護できないような物質を無数に創り出してきたこと。

第二は、第二次世界大戦に続く核時代と化学時代の到来とともに、労働者に限らずすべての人が、受精の瞬間から死ぬまでこうした発がん性物質にさらされ続けていること。工業はかくも大量で多様な発がん性物質を製造し、それらは製造現場に閉じ込められてはいない。一般環境に浸み出しているが、その環境に私たちは親しみ、毎日そこの化学物質と接触するのだ。

第三は、がんが一般人の中で増え続けていること。カーソンが本を書いていた時代、戦後の化学時代はまだ二十年未満だった。つまり、多くのがんにとっては、その正体を現すには時間が不十分だった。カーソンは、化学時代に生命を殺した化学物質によってわずかな腫瘍の種が植え付けられることが判明したので、これが将来完全開花する恐れがあると予言した。彼女は、そのカタストロフィーの最初の信号はすでに見えていると信じていた。一九五〇年代の末、二〇世紀の最初よりもずっと多くの人ががんで死亡していることを、死亡統計が告げていた。最も不吉な前兆は、子供だった。かつては医学的に珍しいとされた小児がんが当たり前になってきていることが、死亡統計でも、医師たちの観察でも明らかになってきたのだ。

カーソンが挙げた第四の証拠は動物に関するものだった。一般的に使われている殺虫用化学物質がわずかな量で実験用マウス、ラット、犬にがんを発生させる例が多く見つかったことがことの始まりだった。さらに、実際に環境の汚れた地域の動物に悪性腫瘍ができていた。『沈黙の春』には野鳥がバタバタと死んだことばかりでなく、羊の腫瘍のことも書かれている。それらの事例は一般の人々からの状況証拠を裏付けるものだった。

最後に、カーソンは、細胞自身の目に見えない働きが、この物語には関わりがあると主張した。『沈黙の春』が出版された時代には、細胞のエネルギー生産や分裂の制御のような細胞プロセスの基本的な反応メカニズムは、ちょうどわかり始めたばかりだった。二重らせんのDNAの役割と構造も発見されて間もない頃だった。ちらちら見え隠れする灯をたよりに、カーソンは幅広く研究報告を集めていき、なぜ新しい化学物質ががんと関係しているかを説明できる三つの特徴にスポットライトを当てた。染色体を傷つけて遺伝子に奇形を生じさせること(放射線に関するもので、当時すでに発がん性が示されていた)、性ホルモンに擬せたり妨害したりすること(エストロゲンレベルが高いことと乳がん割合が高いことがすでに関係づけられていた)、酵素に誘導された代謝プロセスに改変をもたらすこと(そうすると、エネルギーを作ったり、新しい物質を作ったりする分子を失うことになる)、の三つを挙げていた。カーソンは、健康な細胞を悪性腫瘍に変えてしまう不思議なメカニズムに関する研究が、将来、がん発生への道筋が殺虫剤その他の汚染化学物質が人の体内に入って作用するその道筋と同じであることを示すだろうと予想していた。

動物の化石を拾い集めて骨格を再構成するように、注意深く厳密に証拠をつなぎあわせる作業では決して最終的な絶対的回答を構築することはできない。欠けた部分があるのが常である。その理由は、ありがたいことに、人に対して実験することは倫理にもとると考えられているからである。したがって、ヒト発がん性を確定する作業は推論を通して行われることになる。一つの手がかりは、発がん性が疑われている物質にたまたま曝露された人々を観察することから得られる。しかし、こうした人々はいつからいつまで、どれくらいの量の物質に曝露されたのかが不明の場合が多い。実験動物の場合は、わかっている量の物質が与えられるので、こちらから第二の手がかりが得られる。しかし、動物の種類が変わるとがんへの罹り易さとその物質への感受性が異なる可能性がある。こうした研究で私たちの代理になり得るのはどんな種だろう？　ラット？　マウス？　魚？　それとも犬？　どの生物種のリンパ節が、骨髄が、脳組織が、前立腺が、膀胱が、乳房が、肝臓が、染色体が、人のものと最もよく似た振る舞いで、発がん性物質に反応するのだろう？

その他にも科学的に不確実となる理由がある。それは、発がん性が疑われる化学物質があまりにも広く人間環境に入りこんでしまって一種の制御不能の人体実験をしているような状況であることだ。ある発がん物質に曝露された人々のがん罹患率と比較すべき非曝露集団がもはや残されていない。その上、曝露自体が制御されたものではなく、多重であることだ。私たち一人一人はさまざまな発がん性物質に、わずかな量であっても繰り返し、繰り返し曝されている。その曝露経路も様々である。科学の立場からすれば、こうした実験のような状況は意味のないデータを出し続けながら、大きな被害を与える可能性があるので、特に危険である。科学は秩序と簡潔さと一定の背景の上に一つだけ変化するものを扱うことを好む。あらゆるものが同時に変化する場合は、科学的手法はうまく働かないのだ。

一九九五年の三月のことである。冬と春のどちらともつかず何週間も宙ぶらりんのような天気がつづいていた。電話の向こうでジェニーが自分の胸の皮膚を横切る、これまで経験したことのない新しい感じについて私に懸命に説明しようとしている。それをはっきりと言い表わす言葉がない。ぼんやりとしていてつかみ所がないのだ。私のほうも懸命になって、彼女が前に言ってきた別の問題と、この症状とをどう結びつけようかと考えている。起き上がりのめまい。息を吸い込んでいる間の奇妙な感じ。「どんな写真が映っているの？」「お医者さんは何と言ったの？」彼女は私の質問には答えずこう返してきた。

「あなたの本の今書いている章について話しましょうよ。どういうタイトルなの？」

「沈黙」

「じゃあ、それについて話しましょうよ」

第三章　時間

告知——一人にひとつの物語

がん診断は、陪審員の評決か就職の採用決定のように、あなたのアイデンティティーを変えてしまう力を持って厳粛に宣告される。その瞬間、あなたは人々の営みの法則にまったく馴染みのない、奇妙な国へと投げ出される。この新しい国では、あなたは見知らぬ人の前で服を脱ぎ、からだの一部を切除することに同意し、放射線や化学薬品で傷めつけられることに同意することになる。あなたはがん患者になったのだ。

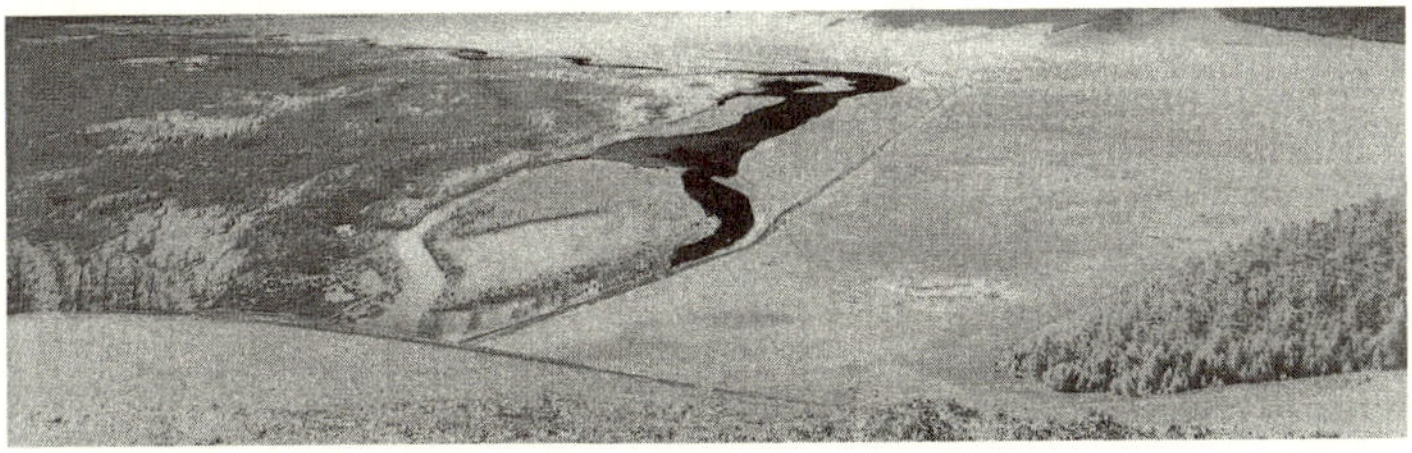

突然襲った奇妙な新しい事柄に直面した今、あなたが生まれながらに持っていた特長と能力のほとんどは何の関係もなくなる。美しい髪も関係ない。逆に、上腕の柔らかい皮膚に浮き出ている静脈は特別高く評価される。おいしい料理をたった三〇分で仕上げる能力も関係ない。他方、がんの兆候を見つけるために骨の写真を撮られている三〇分の間、堅い板の上で身動き一つしないで横になっている能力は実に役に立つ。

病院のベッドサイドであろうと、診察室であろうと、電話口であろうと、ほとんどの人はがんの診断が下された瞬間を、写真の映像と健忘症とがない交ぜになった奇妙な組み合わせで想い出す。告げられた言葉、医師の机上の写真、その部屋の壁の色などは正確に想い出せるけれども、その日どうして家まで辿り着いたかは覚えていない。あるいは、バスに乗ったということ以外、言われたことを何も想い出せないこともある。病院から退院して数週間後に私の身に起こったシーンを私ははっきりと覚えている。家のドアを開けるとルームメイトが引っ越してしまったことがわかった瞬間のことである。彼女はがん患者と一緒に住みたくなかったのだ。この瞬間、私は自分の人生を定義し直したのだった。あれから一五年、むき出しのマットレスを見ると今でも涙を抑えられない。

一九九五年には全米で百二十万人、つまり一日に三千四百人の人ががんの告知を受けたと推定されている。この診断が下されると、人は住み慣れた国の国境を越え、計画の立てられない、選択の許されない旅へと出立しなければならない。一人のがん患者にひとつの物語がある。

がん登録制度

がん診断は集合的、統計的な物語を作る。過去と現在のすべての診断が合計されれば、がんの発生がいかに増加し、変化してきたかを告げる現在進行中の物語が浮かび上がる。発がん率の変化は、そのがんの原因について重要な手がかりを与える。たとえば、遺伝が重要な原因である場合には、数世代の間に罹患者が急増するとは考えにくい。なぜなら、特殊な遺伝子というものは一般人の中に現れる頻度が急に多くなるなどということはないからである。もし特定の環境発がん性物質が疑われる場合には、そうした物質が職場や一般環境に入り込んできたことと発がんの増加と関係があるかどうかを調べることができる（曝露時と発がん時の時間差を考慮するが）。この関係は絶対的な因果関係を証明することにはならないが、この結果を基に次の調査に進むことができる。

がんの発生についての統計を集める仕事は米国内の各州と連邦レベル双方のがん登録制度ネットワークの上で行われている。理論上は、新しいがん診断が下されると、一つのレポートが、がん登録所に送られる。がんと診断されたという残酷な事実に対する患者の経験、反応、闘い、記憶、失望などは記録されない。レポートに盛り込まれるのは、がんの型を示す記号、がんの進行度、出身地、年齢、性別、人種である。

この新しく到着したレポートの情報を統計チームが分析、監査、グラフ化、公表する。この数字だけではそれほど役に立たない。がんになる人は百年前よりずっと多くなってきたが、その理由のある部分は人口そのものが増えたということである。それに加えて、人々が長生きになって人口の年齢構成が変わり、若い人より老いた人のほうががんになりやすい傾向を反映しているためである。たとえば米国の人口は、一九七〇年から九〇年にかけて二二％増え、その中で六五歳以上の人は五五％増えた。人口の年齢構成の変化の影響を除去するために、がん登録統計ではデータを標準化する。まず、がん発生率として人口一〇万人当りの新患者数で表わすことにしている。たとえばマサチューセッツ州の女性一〇万人当りの乳がん罹患数は一九八二年に九〇人だったが、一九九〇年には一一二人まで上がった。

次にこれらの数字は年齢に対する補正が行われる。つまり、年齢別のデータをある特定の調査年の年齢分布にあわせて計算し直す。このようにするとマサチューセッツの乳がん発生率は一九八二年から一九九〇年までに二四％増えたけれども、女性の高年齢化がより進んでいるニューイングランド州とは同じではない、ということがわかる。別の統計法としてはがん登録者を年齢別に分けてみることがある。たとえば四五歳から四九歳で乳がんが見つかった女性の割合を一〇年前と比較することができる。

私は、がん登録に載せられている人の日常生活はどんなものかしら、がん死亡者数を数えるために自分の名前がそこに載せられていることについて心の奥底ではどう感じているのかしらと考えることがよくある。電子ファイルという形でがん患者が毎日毎日登録されてモニターされなければならないということは何か奇妙だ。私はそのデータの流れの中の一人一人を摑んで、名前の背後にある生活を想像したい。都会に居て進行した乳がんを抱えている七五歳の黒人女性……。慢性リンパ性白血病に冒されている農村の四五歳の白人男性……。脳腫瘍を持った七歳の少女。私はその人たちと共に坐って語りかけたい。

「がん告知を受けてからどんなことが起こりましたか？」

「満足できる治療を受けていますか？」

「愛してくれる人々に囲まれていますか？」

がん登録者の中にはくじ運の強いと思える人もあり、幸運にもがん登録を自分の仕事に転換している人たちがいる。たとえばスーザン・ガーシュマンはマサチューセッツがん登録の責任者である。ある日曜日の午後、郊外の小さな図書館で人々の前で講演する彼女は冷静で、順序正しく話を進めている。ＯＨＰの小さなスポットライトの中に立ってデータを示し、一節一節はっきりと話をしている。聴衆はノートを取っている。それが終わってコーヒーとドーナッツでのパーティになると彼女は若いころに父と母をがんで亡くしたと気軽に話す。私は、彼女が自分の仕事に二つの異なった立場を持ち込んでいるに違いないと思った。

がん登録制度からは、あたかもスポーツ年鑑のように表とグラフを満載した分厚い年報として、その年の成果が発表される。私はこの年報の中の特定部分の進展を見守っている。まず私自身の目でそのデータをバラバラにする。たとえば子宮がんの年齢補正済みの罹患率のグラフを見て、全体を示す線よりもその一点一点に注目する。数学的な白い空間の中に点在している小さな黒い丸や灰色の四角に含まれている個々の女性たちの生活を想い、背後に隠されている描像をじっと見ていると、次第にそのページの別の姿が浮かび上がってくる。私は生物学の教育を何年か受けてきたので、自然に線の傾きや軸をチェックし始め、これを対数軸で表したらどういう姿になるかしらなどと考え始める。

いろいろな意味で、がん発生のパターン変化を辿ることは、生態学的変化のパターンを辿るのとは違う。統計学の手法は確かに似ているが、それが逆にいらいらさせる。

私はかつて、ミネソタの森林の〔樹種〕構成が徐々に変化するさまを数十年にわたってモニターするために、昔の樹種と今の樹種をデータにしたことがある。この間にある種は広がり、ある種は希少になっていった。言葉では木々のために果たす森の役割を見ることはできない。そこで自分のデータから色々なグラフを作ってみると、明瞭な傾向が示された。それらの傾向は、古代松の木々の間を曲がりくねっているケモノ道や低木とその下の若木の中を歩いているときの自分には決してわからなかったものである。珍しい植物を見つける喜びのせいでごくありふれた植物がその周りにあることを忘れてしまうので、厳密に数えていないとどうしてもその珍しい種の存在を大きく見積もってしまう。直感は誤りに導く可能性がある。

けれども、手元のデータのある部分を信用できない理由もまたある。半世紀以上の時の流れの中の傾向を研究するためには、もう生きていない人も含め、先人たちの研究によって集められた調査結果を信用しなければならない。もしも彼らの記述システムや分類体系が私のものと大きく違っていれば、あるいは、もしも研究者の一人がある植物種を間違って同定していれば、私のグラフが示す変化は本来の生物学的変動ではなく、技術的に生じた人為的変動ということになる。ある種が消えていくように思ったのに、五年後に突然また現れたというような場合は方法論上の混乱があった可能性がある。がん登録データも同様の問題で悩まされる。直感では結論が誤りやすいので登録データは必要である。直感では年々多くの人が脳腫瘍になっているとか、乳がんにかかる年齢が若年化しているように私たちに思えるが、実際の数字はどうなっているのだろう?　おそらくがんに罹った人がそのことを口にするケースが昔より多くなっているためもあろう。他方、統計数字もまた、だまされていることがある。早期診断、誤診率の変化、がんの型を分類するコードの変更などが、罹患率の上昇や下降の見かけを人為的に変える可能性がある。この問題を避けて、どうすれば正しい数字にできるかということは、がん研究の会議や『がん登録ニュース』のような出版物で繰り返し出されてきた問いである。

たとえば、乳がん罹患率は米国では一九七三年から九一年の間に二五%上昇した。この間に、マンモグラフィーが発明され、こぶになる前にがんがわかると言われたため、米国の多くの女性たちが受ける診断法が変わった。乳がんの増加のうちの多くをマンモグラフィーの使用に帰すことができるのだろうか？この疑問に答えるためには、まず乳がん発生の上昇開始とマンモグラフィーが広く使われ始めたときと合致しているかどうかみなければならない。ある種の内部調査をすれば、罹患の高いグループがマンモグラフィーを最も多く受けているのかどうかを示すことができるだろう。また、マンモグラフィー診断ではより早期の発見が可能であるから、初期がんの方が末期がんよりも上昇が大きいかどうかをチェックすることもできる。

まだいくらかの議論があるものの、乳がん罹患率上昇の中の二五%から四〇%は早期発見に帰することができるというのが大方の考えである。この部分は、長い間、ゆっくりと、確実に上昇を続けている乳がん罹患率の中に、ごく最近の部分の上昇を追加したにすぎない。ゆっくりとした上昇は、一九四〇年以降年一%か二%のペースで続いているが、マンモグラフィーの導入が一般化する以前からのものである。それに、乳がんの罹患率上昇の最も早いグループは黒人と老人であって、マンモグラフィー診断の機会が最も少ない人たちである。米国の老婦人たちの罹患率は一九七三年と九一年の間に四〇%近く上昇した。そして黒人女性（全年齢）のそれは三〇%以上だった。だから、これらの上昇の主原因をマンモグラフィーの普及で説明することはできない。

この種のデータ分析は、何年分ものデータが入手できるときにのみ可能である。残念なことに、多くの州でがん登録制度はまだ新しく、私が樹木で行ったように五〇年昔まで遡ることはできない。イリノイ州がん登録は一九八五年に発足した。私のがんは一九七九年に始まったから、イリノイ州のがん登録には含まれていない。私がこの病気で死なない限り、私は決してがんに冒された人々の仲間に数えられることはない。この州で最初の信頼できるがん統計は一九八六年のものである。さらに、たいていの州登録と同様、統計を分析して発表するまでに五年間を要する。したがって、現在、州の住民が見られるがん罹患統計はたった四分間の映画フィルムを見て全ストーリーを想像しようとするようなものである。

地域間の比較をすることは、隣接する州によって登録機関がひどく違うために難しいことがある。たとえば、コネチカット州は一九四一年に始まった、最も古い登録制度を持っているので、米国内の長期のがん発生傾向を示すものになっている。ところが、マサチューセッツ州のものは一九八二年に始まったものであるし、隣のバーモント州は国会が全米がん登録プログラムを打ち立てた一九九二年までがん登録制度のなかった一〇州の一つである。

各州ごとのがん登録のつぎはぎでは、植物の統計では決して出会うことのなかった問題にぶつかることになる。人々は木々とは異なって動く動物である。たとえばある州でずっと仕事を続けてきた人が退職と共に別の州に移住して、新しい土地の統計に組み入れられることも起こり得る。包括的な全国がん登録制度――米国ではまだない――がなければ、各州はデータ交換の作業に頼らざるを得ない。これは、他の五州と境界を接している私の故郷イリノイ州にとっては大変なことである。健康の問題を抱えた中部、南部の農村地区の人々は、遠い北の方のシカゴへ行くよりはアイオワ、ミズーリ、インディアナ、ケンタッキーの各都市に行こうとするので、ミシシッピー川やワバシュ川を越えて、そちらで診断を受ける。イリノイ州は最近こうした方面と登録データを交換するようにしたところ、東や西の州境に近い部分ではがんが急増してきた。

五州の登録データも連邦の制度であるがん疫学調査計画（SEER）に提供されている。SEERは国立がん研究所が維持しているが、郡レベルのすべてのがんを記録しようとはせず、全人口の一四％をサンプリングしている。SEERはニクソン大統領のがん戦争宣言の申し子で、一九七一年に「国民がん法」として規格化された。一九七三年からがん診断を収集し始め、現在サンプリングされている州はコネチカット、ハワイ、アイオワ、ニューメキシコ、ユタの各州と、アトランタ、デトロイト、サンフランシスコ、オークランド、シアトル、ロサンゼルスの各都市域である。これらの州と市に住んでいてがんと診断された人はSEERプログラムの一データとなり、彼らの腫瘍が私たちすべての人々を代表することになっている。

全米規模の登録制度がなければ、毎年どれだけの新しいがんが診断されたかを正確に知ることはできない。その代用として、SEER登録に抽出された人数をその都市の全国人口に比例させて推定値とする。SEER発足の一九七三年以前の罹患率を推定するためには、国中の各州と各市の登録制度を調べ、それらを結んで行う。この方法を用いて、現在では信頼できる罹患率を一九五〇年まで遡ることができる。

レイチェル・カーソンががんの原因と信じるものを記述した時には、こうした罹患率データは入手できなかった。その代わり、カーソンは死亡率の上昇に着目した。彼女は、その二〇から三〇年の間に米国の学童たちの死因の中に、それ以前には極めてまれであった小児がんが躍り出たことに一番頭を悩ましていた。年齢別に調整されている死亡率は診断法の変化に影響されやすい罹患率よりも信頼性が高いと考える研究者もいる。〃死〃は最終的に確かで、絶対的である。それに、死因は全米のすべての州で記録されており、がんが登録される以前からずっと長期にわたって、統計が取られてきた。死亡届から集められた情報を用いて長期のがん傾向を見れば深く広い展望が得られる。

しかし、死亡率といっても、がんと診断された人がすべて、そのがんで死ぬわけではない。治療法が改善されれば、発生率が増えても死亡率は下がる可能性がある。小児がんは確かにそうなっている。SEERデータによると、一九七三年から九一年に罹患率は一〇・三％上昇したのに死亡率は五〇％も下がった。長期的にみると、小児がんは一九五〇年から三分の一も増えている。ところが死亡率でこれをみていると、小児がんについて今はばら色という誤った像が作られる。英雄的な治療法によって子供たちが死から救われていることは確かであるが、毎年、前の年より多くの子供が小児がんと診断されている。最も増加が著しいのは白血病と脳腫瘍である。今、毎年八千人の子供ががんになっているので、四百人に一人が一五歳以前にがんにかかる可能性があるという計算になる。

子供たちのがんは、一般環境の汚染物質が忍び込んで、大人たちの間にがんの発生を増やしているのではないかということを暗示する兆しのように思われる。ヨチヨチ歩きの子供たちのライフスタイルがこの五〇年間に大きく変わったはずはない。学童になったからといってタバコを吸ったり、酒を飲んだり、ストレスのかかる仕事につくわけではない。しかし、彼らは空気、食物、水の中に化学物質が入っていれば、体重当りにして大人よりずっと多量の空気を吸い、食べ飲むわけであるから、曝露される量がずっと多くなる。体重当りにすると、水は二・五倍、食べ物は三〜四倍、空気は二倍多く取り込む。その上、生まれる前に受精以前の両親の曝露の影響を受けているし、もちろん子宮内曝露と、母乳からの曝露もある。

親友ジェニーの死

ジェニーが死ぬ前の晩、私は大きな船で大勢の人たちと旅をしている夢を見た。海岸線は見えない。誰かがデッキに行って太陽を浴びたらと言った。暑すぎるんじゃない、と私は言ったが、結局上がって行くと、とても気持ちのよい天気だった。誰かが、泳いでみたらと言った。それって危険過ぎやしない？と私は言ったが、結局飛び込んでみると、水がとても冷たくて気持ちよく、水晶のようだった。イルカが私の周りを護るように泳いでいた。船に戻ると私は、今どこにいるのと聞いた。誰かが笑って地図を示した。

翌朝、チャールズ川を越えて病院に向かいながら、あの夢は何かが差し迫っていると私が思っているしるしだと考えた。しかし、その夜再び川を渡るまでは、絶対にそうではなかった、そんな風に思うはずはないとわかっていた。

時間が止まってくれたらと願った。壁にかけられているすべての時計とカレンダーをくぎごと抜いてしまいたいと思った。それは四月のことである。木々のぼんやりした輪郭を作っている芽から新しい葉が出ないことを望んだ。

時間、それは前の月までにとても奇妙なものになっていた。ぼんやりしたものだったジェニーの様々な症状が急に進むにつれて、時がどんどん進む感じがした。ある日彼女はタイプが打てなくなった。一週間後、ドアの取っ手を回すことができなくなり、次の週には服のボタンをはずせなくなった。一つ一つ失ったものは重大でかつ取り戻すことができない。書くこと、ドアの向こうに行くこと、服を脱ぐこと。

しかし、表面的に早く進む時間の下で、各時間と各瞬間の中心に深い淵があるように、時がゆっくりと遅くなっていった。食事をとること、会話をすること、部屋から部屋へ歩いて行くこと、その一つ一つが、ジェニーのアパートで過ごす午後がまるで一週間でもあるかのようにゆっくりと繰り広げられるのだった。

「これが最後のときだということはあなたにはわかるだろう」と、留守電の中で医者が言った。私は集中治療室へ無我夢中で車を走らせた。ビデオ・スクリーンに心臓と鼓動が映っている。点滴チューブの中をゆっくりと液が落ちている、長い長い夜だった。藍色の夜明けが来た。看護婦の声が、あたかも遠くの部屋からのように聞こえた。「はい、今、最後の息を引き取りました。」

時間の観念そのものが耐え難く、私は真冬のイリノイに引き返したいと望んだ。凍てついた原を歩きたいと思った。もう海も、木々の葉も、船もなく、彼女は逝ってしまった。

がんの長期的動向

すべてのがんを合わせると、米国では一九五〇年から九一年までに発生率が四九・三％増えた。これが今手に入れられる最長の統計である。これから肺がんを除くと三五％の上昇になる。別の言い方をすれば、二〇世紀の半ばにはがんと診断される米国人は二五％であったのに——この数字にカーソンは驚きを表明しているが——今では四〇％の人が一生のうちいつかはこの病気に出会う（女性の三八・三％、男性の四八・二％）。がんは死因の第二位となっており、三五歳から六三歳の人では第一位である。

この四〇年間を見ると、前半の二〇年間より最近の二〇年間で大きく増えており、幼児から老年までどの年齢をとってもがんにかかる人が増えている。肺がんを除いて、かつ、ＳＥＥＲに集計されている期間に限定すると、一九七三年から九一年の罹患率は二〇・六%上がり、死亡率は二・六%下がっている。これに、肺がんを加えると、死亡率も六・九%の上昇になる。この差は肺がんがいかに重症の病気かということを示している。幸いにも喫煙率が下がればこのがん死亡率は下がる。一九九一年から九五年のがん死亡率の研究によれば、この間に全がん死亡率は約三%下がっている。この背後にある大きな要因は肺がん死亡率の減少であると言われている。

全がん死亡率の四分の一は肺がんによるものである。肺がんは致死性がとても高いので、肺がんに罹ったことと、肺がんで死ぬことは、統計的にほとんど同じことになる。また米国ではタバコの消費量の変化と肺がん統計カーブは同一の軌跡を描いている。(今世紀の後半にタバコを吸うようになった女性たちの肺がん死亡率は、まだ上昇し続けている。) 大ざっぱに言って、全肺がん死の八七%がタバコの煙に原因がある。

ということは、タバコを全く吸わない人々の肺がん死が一三%もあるということである。他にもまだわかっていない、探求すべき問題が残されている。喫煙を止めることはがんの防止に役立つことがわかっている唯一の方法であるが、がんの大部分をタバコのせいにすることはできない。じっさい、現に増え続けている脳腫瘍、骨腫、リンパ節、皮膚、精巣などのがんはタバコと関係していない。脳腫瘍、精巣がんは二〇代、三〇代の男性を襲う最も普通のがんになってきた。ここでもヨーロッパでも若い男性の精巣がんはこの二〇年間に二倍になった。これらの罹患率の上昇を診断法が改善したせいにすることはできない。脳腫瘍は特に高年者の間で増えてきている。一九七三年から九一年の間に米国では二五%増え、六五歳以上だけを見れば五四%も上昇している。

死亡率と罹患率は必ずしも常に平行しているわけではない。罹る人が減ったのに死ぬ人が増えることはないが、治療法が良くなって死亡率が減ったとしても、罹患率が増え続けているがんはある。SEERによれば、卵巣がん、精巣がん、直腸がん、結腸がん、膀胱がん、甲状腺がんがその例である。罹患率、死亡率がともに減っているがんは八種類あって、胃、膵臓、喉頭、口、咽頭、首、子宮がんおよび、ホジキン病と白血病である。胃がんは一〇年以上減り続けているが、おそらく食べ物の取り扱いが改善されたためだろう。冷蔵庫ができたために燻製、塩漬け、ピックル漬け、などの有害な保存法をとらなくても新鮮な食べ物を摂ることができるようになった。またポリープ切除法は前がん症状を見つけて本物のがんになる前に取ってしまうので、子宮頸がんの発生を減らした。

しかしながら、このような若干の良い傾向も、罹患率、死亡率の両方が増えてきたがんに、すっかりうち消されてしまった。そのがんとは、脳、肝臓、乳房、腎臓、前立腺、食道、皮膚（メラノーマ）、骨髄（多発性ミエローマ）、リンパ（非ホジキン）のがんでこの二〇年間はすべて急上昇し、少なくとも四〇年前まで溯って、長期間ゆっくりと増えてきている。ここ数年、白人女性の間の乳がん死亡率はゆっくり下がり始めた。一九八九年から九三年で六・八％の低下である。しかし、それでもカーソンが一九六四年にその病気で死んだ時よりもずっと高いし、黒人女性の間では増えている。それに、発がん率の方は進行した段階のものは下がってきているが局部的なものはまだ増えている(早期診断、早期治療のおかげだろう)。結局、この病気になる女性の割合はかつてないほど高い。

「こうした増加に対する説明は存在しない」とフィィリップ・ランドリガンは言っている。彼は小児科医で公衆衛生研究のリーダーである。医学書はもっと抑えた調子で間接的にまとめてあるが、最近の研究論文ではがんの増加が繰り返し繰り返し報告されている。国立がん研究所の研究チームも同様に、一九九五年の状況報告で次のように結論している。「ある傾向はまだ説明がつきかねて……まだ特定され明確にされていない発がん性物質に曝露されることの変化を反映しているかもしれない。」

ランドリガンは、発がん性物質を明らかにするには環境の調査が必要であると考えている。

第二次世界大戦以来始まった世界中の化学物質生産の増大（そして人々の被曝の増大）が最近のがん増加に寄与している可能性については、正当に評価されてこなかった。これは体系的に調査しなければならない問題である。

私はこの二文を何度繰り返して読んだことだろう。私の人生の時間は、カーソンが有毒化学物質が人のがんを増加させた寄与について体系的に研究せよと求めた時からランドリガンが同じ要請を繰り返した時までの時間と一致する。二人の要請の間に一つの休符が挟まれている。

驚いたことに、ランドリガンが求めた調査活動と三〇年前に二人の科学者が行った観察とが全く一致していた。国立がん研究所の上席研究官のW・C・ヒューパーとW・D・コンウェイの二人は「あらゆる型のがんとすべての原因とを並べると、すでに現在の条件下ですら、緩やかな流行の兆しという特徴を余すところなく備えている」と言っている。「この〝放置された危機〟（と彼らは断言している）は化学的及び物理的発がん因子による環境汚染と、人間活動を支え力を与えている化学物質による汚染継続によってますます勢力を増大させている」と。しかし、ヒューパーとコンウェイが「人間経済の化学化の増大」と呼んだものとがんとの関係は、いまだかつて体系的かつ精力的に研究されたことがないのである。

環境はがんの原因究明のスクリーニングからすっぽり抜け落ちているように見える。イリノイ州のがん登録制度誕生をめぐる状況が一つのポイントを示している。登録制度は、イリノイ州の健康と毒物登録法が成立した一九八四年に始まった。その名が示すようにこの州法はイリノイ州の職場と環境で毒物に曝露された人々の健康をモニターすることが目的であった。したがって、この健康モニターは「一般住民のがんだけでなく、放射性物質を含む有毒物に曝露された事件についての情報を集めるためのもの」だった。そして、「病気発生の原因を特定するために、測定可能な健康データと環境データとを関係づけるために設立された」ものである。

がん登録は発足したが、毒物登録は発足しなかった。

片方が死産となった双子の子のように、イリノイ州がん登録制度は健康に関するデータは忠実に集めているが、その活動は単独であって、有毒物質への曝露と健康との関係を求める試みに向かおうとしていない。

ジェニーの墓へお参りしたのは二ケ月もたってからだった。六月のことである。四日間も吹き荒れた嵐のためにニューイングランドの椿の花はみんな地面に投げ出されてしまっていた。でも、ちょうどバラの花が咲き始めたばかりで、流れるように降る雨の中で光を放っている。本当にそのつぼみが私の目の前で開いたように思った。

時はなおもスピードを上げ、まるで古い映画の中で風が日めくりを引きちぎり、登場人物たちは次の季節へと急かされているような感じである。車は速すぎ、人々の歩きも速すぎる。食物さえあまりに早く調理されている。突然の動きは時をさらに速く進めてしまうので、私はそんなに急がないこと（閉鎖間際の郵便局に飛び込むまねをしないこと）を学んだ。私は今この墓地での午後が、世界を少しでもゆっくりさせてくれるように祈っている。

ふと我に返るとジェニーのお墓がどこにあるのか知らないことに気がついた。前の時は花に飾られた棺と緑のプラスチックケースにかけられた泥以外目に入らなかったのである。ひどく刈り込まれた古木が近くにあったと思ったが、その木の種類が思い出せない。大枝を切り落としたあとの丸い切り口と背後のハリケーン防壁を持ち上げている曲がりくねった根が記憶によみがえってきた。ハリケーン防壁をずーっと見渡すと、その終わりの方にそれが見えた。私の記憶通りの木だ。墓の飾り板の上は濡れた花びらや、木の実、葉、枝などで覆われていた。ジェーン＝マリー・マーシャル／一九五八年生まれ／一九九五年死亡。結局これで十分なのよと言っているようだった。

がん登録データの活用

がんの時間的推移を研究することは、中部イリノイで氷河の堆石を登っていくようなものである。上昇の傾斜は緩やかであるが、着実、確実である。地平から気がつかないほどのわずかな変化――何マイルも、あるいは何十年にもわたって広がっていた割合の変化――がグラフからはっきりと現れる。米国のがん発生について私たちはじっさい、上り坂に沿って歩いているのである。

がん罹患者の増加と環境中発がん性物質への曝露の増加との関係を体系的に評価することに失敗したこ

と、それが注目を集め始めた。国民がん助言委員会は一九九四年の秋の議会への報告書の中で「環境と食物中の汚染に注意を払わなかったことが、がん予防努力を挫折させた」とはっきり、遠慮せずに書いた。さらに、政府は環境中の有害原因を特定してこれを避ける責任があると断言し、がんの原因として工業化学物質と農薬の研究を計画するように求めた。

がん登録データを最近調べたところ、このような研究はより緊急性のあることがわかった。レイチェル・カーソンには入手できなかったデータを使って、公衆衛生学のデボラ・デイビスたちは、新しい、信頼性ある方法で米国のがんのパターンを分析した。がんの割合の変化を、ただ年代順に見るだけでなく、出生年別、診断年別にグループ化して分析した結果、若年層ほどがんに冒されていることが示された。SEERプログラムでは初期の頃の非白人についてのデータはあまり信用できないという理由からデイビスは白人に限定し、また、喫煙と関係あるとされるがんとそうでないがんを分けた。

デイビスが見つけた結果は、喫煙に無関係ながんは世代が下がるにしたがって確実に増えてきていることだった。一九四〇年代に生まれた白人女性は、母親の世代（一八八八年から一八九七生まれ）より三〇%も多くこうしたがんに罹っているのである。男性の間でこの差はよりはっきり出た。一九四〇年代生まれの白人男性は父親たちが同年齢だった時に比べて二倍以上もこうしたがんに罹っていた。「このことはなにを私たちに物語っているのだろう？」「これは、タバコに加えて何ものかがあるということだろう。私たちはそれが何かをつかまなければならない」とデイビスは言う。

一九四〇年代生まれの子の祖父母たちはほとんど死んでいる。ベビーブーマーである孫たちについて彼らが心配したことは、世代ギャップを創り出した暴力的な子孫のことであって、がんは重大視されてはいなかった。私はこの世代の人間として言いたいことがある。子供時代のある時期、私より前の一〇年間に生まれた世代は若くして死ぬかもしれないと思われた。確かに私たちは一一歳の頃にはみんなベトナムで行方不明になった人の名前を刻んだブレスレットを身につけていた。ほかにも私たちは大人から様々な恐ろしい予言を聞かされた。警官の棍棒でみんなぶちのめされるとか、ロックンロールで頭が悪くなるとか、難聴になるなどである。けれども、一九四〇年代生まれの人たちはきっと総背番号制のもとで化学薬品療法を受けるようになろうとか、がん診断がインド香油と同じくらい明確な世代マーカーになるだろうとか、祖父母たちが予想していたということは聞いたことがない。

医学テストを待っている時ほど、時間がゆっくりになることはない。このとき私はまぎれもなく患者である。待合室で、この部屋に入った人なら誰でも着せられる寝間着型のスモックを着て待っている間、私は息苦しいような薄い空気からジェニーを呼び出そうと努める。待っている患者のために置いてある雑誌の中から、彼女はきっと『ヴァニティ・フェア（虚栄の市）』を選ぶに違いない。このことは確かだという気がする。待っている間、彼女はどんな有名人のインタビュー記事を私に読んでくれるつもりだったのかしら？　私を普通の文化にも触れさせた方がいいと考えていたのかな？　私が心配事にとりつかれているときは、私をそこから引き離すためにどんなうまいことを思いついてくれたかしら？

去年の夏、私が超音波診療を受けている間、彼女は何時間も私を待っていた。

「あの人たちは見たい物が見つかるまでいくらでもやっているわ」と私は戻ってくるなり彼女に報告した。「技師の一人がモニターテレビの像を見ていて、口笛を吹いたのよ」

彼女は笑い、『ヘイ、すてきなおっぱいちゃん』ってことにランクが上がったわけでしょう？」と言った。

私の名前が呼ばれ、医者について部屋に入った。裁判所で判事の前に座っている被告のように、私はその女医の顔の表情を読みとろうとした。

今日の私の状態はほとんど良好だったが、ちょっとだけはっきりしないことがあった。専門家たちは協議し、私に新しい型のテストを受けるように勧めたがっていた。そのテストの内容を医者は明確に説明してくれた。

「こんなことは聞きたくないでしょうけど、私はあなたの親友というわけにはいかないの」と、気の毒そうに言った。

時計が急にまた動き出した。「ジェニーはどこにいるの？」

増加する黒色腫（メラノーマ）、リンパ腫、骨髄腫

がんの発生が年を経るごとに増えていることは環境因子が関与している証拠である。もう一つの証拠は若い世代ほどがんが増えていることである。三つ目はがんの増加曲線の急傾斜である。急に増えているがんだけに注目すれば何が見えてくるだろう？　どんな人たちががんに罹っているのだろう？　そのがんの原因は何だろう？

女性の肺がんを筆頭に、米国で最も増加の著しいがんは、皮膚の黒色腫（メラノーマ）、非ホジキンリンパ腫、多発性

骨髄腫である。この三つは数の多いがんではない（たとえば女性で最も罹りやすいがんは乳がんである）が、最も速いスピードでピョンピョン跳び上がるように増えている。

黒色腫は皮膚がんのうちの五％にすぎないが、最も危険ながんで死亡率は七五％である。米国では一九五〇年から九一年の間にこのがんの発生は三五〇％も増え、死亡率も一五七％増えた。一九八二年と八九年の間だけで八三％も患者が増えた。毎年四％ずつ増えた勘定で、しかも年齢が低下している。皮膚がんとしてもっと一般的な基底細胞皮膚がんと鱗状細胞皮膚がんも上昇している。しかし、それらは他の部分に広がることはまれで命に関わることもほとんどないので、がん登録制度には含まれていない。

黒色腫はメラノサイトというある型の細胞から始まるがんである。メラノサイトは人の細胞の中で戦争、社会紛争、差別抑圧と深く関わってきたもので、皮膚に色をつける細胞である。人種差別の起源を探究している人々はメラノサイトにまつわる卑しい生物学を考えたがる。メラノサイトは全皮膚細胞のたった八％に相当し、顕微鏡で見ると黒く、繊細な植え込みのようである。周りには骨髄から供給されて免疫の役を果たしているランゲルハンス細胞がある。その他にケラチノサイトといって、私たちの表皮の九〇％を包んでいて、防水型タンパクを作っている平たい敷石のような形の層が囲んでいる。メラノサイトの細い枝はケラチノサイトの間や周囲に広がっていて自分では作ることのできないメラニン分子をケラチノサイトに配っている。いったんケラチノサイトの内側にはいると、その黒褐色の粒は表面の方へ流れていって太陽の光を吸収する外皮を作り、細胞核内の傷つき易い染色体の上に付く。紫外線を浴びると、紫外線は七色の虹の紫色のすぐ外側にあってエネルギーの高い光であるから、メラノサイトはいっそう多くのメラニンを作り黒いシミを増やす。そしてさらに多くのメラニン粒子をケラチノサイトに渡し、皮膚の色が黒くなってくる。

人種に関係なく誰でも大体同じ数のメラノサイトを持っている。皮膚の色の違いはメラニン産出量の違いになる。しかしながら、黒色腫になるチャンスは同じではない。白人は黒人より高い割合である。白人男性では身体の胴体部のメラノサイトから病気が始まることが多く、白人女性では下肢から始まることが多い。メラノサイトががん性になる――つまり、コントロールをはずれて、目に見えない身体の深いところや離れたところに種をまく――と、その色素生産活動は止まらない。太陽光が決して届くことのない身体の暗い内部は、受け手細胞もないのに光を遮るメラニンを作り続ける黒い腫瘍で満たされてしまう。

黒色腫が紫外線を浴びることに関係していることは確かである（紫外線の作用は複雑でまだ議論されている最中である）。だから個々人の行動と地球環境の変化がともに影響する。ケラチノサイトから始まる基底細胞がんと鱗状細胞皮膚がんは個人が一生の間に当たる太陽光の量の積分に比例して発生する。それに反して、黒色腫は、子供時代にひどい日焼けを起こしたというような急性の曝露から始まると考えられている。基本的には、染色体を傷つける効果のある太陽光から私たちを守るように、細胞は設計されているわけであるが、まさにその要素がひどい陽光のために破られてしまう。数十年後になって、何か別の原因で、その傷んだメラノサイト内の激しい細胞分裂が始まってしまう。そこで一個の黒色腫瘍が形成されると、堰が切られる。この第二のきっかけも太陽光の可能性が大であるが、化学物質である可能性もある。じっさい、ゴムとプラスチック工場の労働者や電子工業と金属工業の労働者に黒色腫の割合が高いことがわかっている。

黒色腫になる割合が増加していることは、太陽の紫外線が増えて、曝される時間も増えていることを意味するだろう。これには二つの理由が考えられる。第一は人々がますます陽の光の中で時を過ごすことが多くなってきたこと、第二は、その太陽光の中に紫外線の割合が増えてきたことだろう。地球を紫外線から守っているオゾン層が薄くなってきているという一九七四年の発見以来、多くの医者と気象学者はこの二つが作用している、特に将来にメラノーマになる危険性が高まると信じるようになってきた。米国環境保護庁（ＥＰＡ）は五％のオゾン層喪失で数万人の重症皮膚がん患者が発生すると予想しているが、五％の喪失はすでに北米の上空で起こっていることである。一人一人の行動も大いに関係がある。黒色腫はこの数十年間増え続けていて、ある研究者はココ・シャネル社が一九三〇年代に最初に日焼けを流行させて以来と言っている。しかし、黒色腫が世界中で増えていることは生態学的因子が働いていることを示唆している。最近『米国皮膚学会誌』に載った論文は次のように述べている。

黒色腫の発生が世界中で増加しているのだから、地球規模の因子が関与している可能性を考慮する必要がある。成層圏のオゾン層減退のために紫外線がより多く地表に到達するようになったことが部分的にもせよ、原因となっている可能性がある。

紫外線（ＵＶ）は奇妙なエネルギーである。私たちを守るオゾン層を作っているのがまさに紫外線である。紫外線が成層圏に入ってくると酸素分子を分解して酸素原子を作る。するとそれが酸素分子と結合して、酸素三つから成るオゾンを作る。今度はオゾンが紫外線を吸収して、地表にまで到達するのを妨げる。オゾン層は太陽光の中の紫外線の一部を通らなくしているが全部ではない。

地表から二〇キロから五〇キロメートルの上空に昇っていってオゾン層を破壊するのは有名なクロロフルオロカーボン（ＣＦＣ）を含む化学物質群である。これらは悪魔的毒物とは違う。発がん性でも有毒でもない有機塩素化合物群である。ＤＤＴやＰＣＢとは異なるグループである。しかし、たとえば地上では有害でなくても、気流に乗ってオゾン層まで運び上げられると、全く異なった動きをする。紫外線がＣＦＣ分子を分解して塩素原子を作り、それは直ちにオゾン分子と反応する。三角形をしているオゾンの一つの酸素とＣＦＣの塩素が一時的に結合すると、三角形が壊れて、塩素と酸素の不安定な塊ができる。これがオゾンを破壊する。塩素原子は雨滴となって地上に落下するまでに一〇万個のオゾン分子を破壊することができる。

オゾンが少なくなると、紫外線は大気を貫いてより多く私たちに到達する。一部分は、私たちの皮膚に広くあるメラニンの被膜に吸収されるが、その吸収力を越えるほどの紫外線がきた場合は（こんなことは容易に起こるが）、皮膚を通過して奥まで入り、防御しているはずのＤＮＡによって吸収される。もしもメラノサイトの内部でこれが起こると、遺伝子が損傷して、この細胞は黒色腫に転じる。こうして、非発がん性のＣＦＣが、太陽光を招じ入れてがんの原因を作り、結果的に発がんに寄与することになる。

有害な外敵の進入から私たちを守っている別の組織を非ホジキンリンパ腫がおそっている。のど、脇の下、脚の付け根、その他の場所にこぶ状のリンパ節が集まっている。扁桃腺は最も侵入を受けやすいリンパ節で、粘膜細胞に包まれたリンパ節集合体である。

からだの細胞間の微細な空間を満たしている液体がリンパ液である。この液はこの微細な空間からリンパ管に流れ出すまでは、この名前で呼ばれることはない。それは野原からしみ出す雨水流のようなものである。液体の元は血液でその中にいる限り血漿という名で呼ばれる。毎日血漿の四分の三が血管からしみ出して自由にあたりを流れ、やがてリンパ管に集まる。また、血液が心臓に戻っていく鎖骨下静脈と頸静脈の結合点でリンパ液は再び血漿に戻る。リンパから血漿へ、また血漿からリンパへと絶えず変換している間にいくつかの役割を果たす。外敵の認定とその破壊がまず第一である。リンパ管に沿ってあちこちに配置されているリンパ節は、免疫反応に対応した様々な細胞によってハチの巣構造に作られている。リンパ液がリンパ節の複雑な網目を通る時に外敵生命体は捕らえられて殺される。リンパ節は免疫細胞をからだの様々な場所に送り届ける役目もしている。

リンパ系はすべてのがん細胞が移動するハイウェイとしても使われるので、リンパ節はがんを見渡すのに特別の意味を持っている。たとえば乳がんは近くのリンパ節に広がりやすい。乳がん患者は元の腫瘍からこぼれ出たがん細胞が脇の下に向かって数珠つなぎに点在しているリンパ節にも棲みついているかどうかで二つに分類される。これは簡単に見分けられる。また、リンパ節に病気の兆候があれば、からだの別の部分、離れた所にも広がっている可能性がある。

リンパ節にがん細胞が見つかった乳がん患者は、乳がん細胞を持つリンパ節の数でその広がりの程度が測られる。一から四が一つの分類、一一から一七ならば全く別の分類になる。「いくつのリンパ節まで〔達している か〕？」というのが乳がん患者を支える会のメンバーたちが最初に確かめ合う質問である。

しかし、リンパ腫は別の状態である。この場合には腫瘍はリンパ組織自体から始まっていて、移動するリンパ液から始まるのではない。リンパ腫は、見つかったそのリンパ節内で始まったものか、体中に張り巡らされているリンパ組織自体が、たとえば脾臓か、皮膚組織かどこか別の場所でがん化したものか、いずれかである。したがって非ホジキンリンパ腫は、集合名称であってホジキン病のように非常に特殊な、治りやすい病気とは対照的である。

ホジキン病の発生はこの二〇年ほどゆっくりと減少しているが、非ホジキンリンパ腫の方は急上昇で、一九五〇年の約三倍に跳ね上がっている。この上昇は男性も女性も共通で、年齢的にもごく若年者を除いて共通している。非ホジキンリンパ腫はホジキン病と比べて非常に治り難いがんである。ジャッキー・ケネディ・オナシスは、この最も悪性のがんに殺された。

非ホジキンリンパ腫の増加にはエイズが幾分か寄与しているが、すべてではない。少ないけれども無視できない割合のエイズ患者がリンパ腫と診断され、様々な原因で死んでいる。しかしながら、米国の非ホジキンリンパ腫患者の上昇傾向はエイズの流行の魔の手が届く一〇年以上も前から始まっていた。

リンパ腫は合成化学物質、特にフェノキシ系除草剤という一連の農薬の曝露と一貫して関連してきたように思える。この農薬は一九四二年に日本の稲を破滅させる目的で米軍が行った、未遂作戦計画の一部として生まれた。最も有名なフェノキシは2、4、5—Tと2、4—Dの二つの化学物質の混合物である。これはオレンジ剤と名付けられ、一九六二年から一九七〇年にかけて、米軍はこれをベトナムで原野の一掃、穀物畑の破壊、熱帯雨林の枯死のために使った。このように、軍の経験が二〇年後に生き返った。

2、4、5—Tは合成の失敗からダイオキシンを不純物として含んでしまったので、法律で禁止された。これに対して、2、4—Dは合法的な除草剤として最もよく使われるようになった。芝生、庭、ゴルフコース、農場、木材置き場の除草に使われたが、その商品名はまるで精神分裂的コレクションの様相を呈している。デッド・ウィード、ローン・キープ、ウィードーン、プラントガード、ミラクル、デマイズなど、兵器名から神の業の名前まである。

フェノキシ除草剤と非ホジキンリンパ腫が関係している証拠はいろいろある。ベトナム帰還兵に発生率が高いこと、カナダ、カンザス、ネブラスカで2、4―Dを使った農民にも発生率が高いことなどがある。農民のリンパ腫リスクは年間の使用日数、撒布面積、作業着を着ていた時間とともに高くなるという研究がある。スウェーデンの研究ではフェノキシ除草剤に曝露された人のリンパ腫リスクは六倍であると示された。国立がん研究所のシェイラ・ホー・ザームとアーロン・ブレアは次のように結論している。

　非ホジキンリンパ腫は農薬特にフェノキシ系除草剤の使用と結びついている。フェノキシ系除草剤の被曝は農民と一般国民に広がっている。その使用は、非ホジキンリンパ腫が増加した時期とそれに先立つ時期に劇的に増えた。このことから少なくともこの病気の増加の一部を説明できるだろう。

同様に、医薬研究所が行ったベトナム退役兵の研究報告書八一二ページには次のような意見が書かれている。

　正の相関があると結論するに十分な証拠がある。すなわち、合理的信頼性をもってデータから偶然やゆがみや混同を排除して行った研究から、除草剤と〔非ホジキンリンパ腫〕発生との間の相関が認められた。

犬たちもまたリンパ腫にかかっている。最近の研究によれば、芝生に2、4―Dを使っている家庭で飼われているペット犬は除草剤を使っていない家よりリンパ腫にかかりやすい。そのリスクは撒布回数と共に上昇し、年に四回以上使うと犬リンパ腫のリスクは二倍になった。

ジャングル用の化学兵器が今は郊外のタンポポに使われている。今私たちが植物に仕掛けている戦争は家の中という小さな戦場でも行われている。米国の一〇軒に一軒が市販の芝生用薬品を使い、五軒に一軒が自分でそれを撒布している。フェノキシ系化合物と非ホジキンリンパ腫との関係があるという証拠はまだ不十分だ。私たちのからだの中で血液とリンパ液の間を行き来する細胞外液体の中に、どうやって微量のフェノキシ剤が入り込むのか、誰も知らない。皮膚からの吸収が主なルートらしいと考えられてはいるが。こうした化学物質がどのようなメカニズムで、リンパ節や管や組織の網の目の中の細胞を変え、腫瘍段階へと導くのか、誰も正確に説明した人はいない。また、フェノキシ剤はこうした細胞損傷の際に他の化学物質と相互作用する必要があるのか、リンパ腫増加のうち何パーセントがフェノキシ剤のせいなのか、誰にも分からない。

私たち一般人の被曝量は、兵士や農民や寝床にしている芝に薬を撒かれているペット犬などよりずっと少ないだろう。しかし、高被曝のグループの中にリンパ腫が見られるということは、なぜ非ホジキンリンパ腫が私たちすべてに長い影を落としているかを探ろうとする際に注目する必要のある手がかりとなる。

骨髄はリンパ節の中の免疫細胞であるリンフォサイトの生みの母である。プラズマ細胞〔＝形質細胞、リンパ球より生ずる細胞〕と呼ばれる、特定の型のリンフォサイトを作っている骨髄内部の細胞のがんに多発性骨髄腫〔ミエローマ〕がある。主な症状はひどい痛みである。腫瘍が大きくなるにつれて、血液、リンパ、骨髄は異常なプラズマ細胞でいっぱいになり、その結果、過剰な抗体生産を誘発する。骨自体は病巣で穴だらけとなり崩れ始める。カルシウムが血液の方に流れ出てしまうのである。多発性骨髄腫は一つの細胞の一つの変異から始まると考えられているが、プラズマ細胞が凝集してできる腫瘍は、がんと診断されるころまでには骨髄中に拡散しているのが普通である。しばしば頭蓋骨もひどくやられる。

米国では非ホジキンリンパ腫と同様に多発性骨髄腫が一九五〇年の三倍に増えており、その死亡率も似たようなものである。このがんが以前は無名であったのに今では増えている証拠として、いくつかのがんニュースレターが骨髄腫支援グループのためのお知らせを流していることを挙げておこう（サンフランシスコでは女性がん資料センターが毎月第三月曜日を骨髄腫の日としている）。

最も転移しやすいがんとして骨髄腫が取り上げられることは非常に少なく、あまり知られていない。白人よりも老人と黒人が罹り易いということがまかり通っているが、理由は不明である。血液と尿中の異常な抗体の存在が診断の決め手であるから、がん登録中の多発性骨髄腫のデータは極めて正確と考えられる。

イオン化放射線の被曝が「おそらく原因の一つ」と認められている。米国内の放射線科医には多発性骨髄腫が高頻度で出ている。一九四五年に原爆をあびた日本人生存者にもそれが見られた。原子力産業労働者でこの骨髄腫のリスクが高いことを示す証拠もある。

紫外線など太陽光の放射と違ってイオン化放射線は皮膚表面を貫通して軟組織に入り、ある場合には骨まで入り込むほどのエネルギーを持っている。原子が分裂するときに放出されるこの放射線は、通りすがりに周囲の分子に変化を与え電子を跳ね飛ばして荷電粒子またはイオンを作るのでイオン化放射線と呼ばれるのである。こうした特性を持つイオン化放射線はいかなるレベルの被曝でも「ヒト発がん性がわかっている」とされている。放射線によって細胞核にあるDNA分子が原子レベルで修飾を受けると、がんを誘起する〔突然〕変異が起こり得る。別の作用としては、放射線が原子の周りにイオンを作って、それがDNAと結合することによって変異を作るという道筋がある。どちらの場合も、染色体はこうした出来事を捕らえて修正するようにDNA修復メカニズムを持っているが、そのメカニズムが圧倒され乗り超えられることもある。多発性骨髄腫はごく最近、放射線被曝との関係が言われるようになったがんで、被曝と発症との間の時間差は他の放射線骨髄がんよりはるかに長い。

多発性骨髄腫は、化学物質——金属、ゴム、塗料、工業溶剤、石油など——とも関係がある。殺虫剤と除草剤を浴びた農家や農業労働者の間にこの病気の頻度が高くなっている。それに、工業発展国では一様に増えてもいる。しかし、男女が平行して増えているのは純粋に工業労働者のケースだけだと言われている。国際的に死亡率を比較した研究者によれば、世代群別に多発性骨髄腫を分析すると、すべての工業国で二十世紀に入ってこの病気が増え始めていることから、一般環境からの曝露が関係しているようだとしている。

ベンゼンについて研究している人たちがいる。ベンゼンは六個の炭素原子の環から成る分子で、様々な石油化学物質を溶かすのに用いられ、ガソリンの添加剤であり、発泡剤やプラスチックや農薬合成の原料でもある。屋内外を問わず大気汚染物質であるし、飲料水にも普通に入っている物質である。私たちの皮膚の耐水膜を簡単に通り抜けて血液に直接しみ込んで行く。また揮発しやすいので、呼吸からも取り込まれる。

ベンゼンは白血病という骨髄腫と関係の深いがんの原因であるから、骨髄腫の原因物質としても疑われている。この骨髄性がん〔白血病〕の原因物質であるベンゼンはリューマサイトあるいは白血球を作っている骨髄細胞を変えてしまう。同じ毒物が骨髄のプラズマ細胞産生を変えてしまうことはあり得るだろうか？　米国毒物疾病登録庁（ATSDR）によれば、「これはまだ可能性であり、因果関係の科学的証拠はない」と言っている。問題は、「誰かこれに注目している人はいるか？」である。


骨髄、リンパ節、皮膚、からだの暗い深部から太陽に当たる表面まであらゆる種類のがんの発生頻度が上がっている。黒色腫、リンパ腫、多発性骨髄腫の三つは特に早い速度で単純増加している。


ジェニーは死の一月前、家の大掃除をした。すべてのファイルを並べ替え、本は返し、洋服類も他人にあげた。ある朝、私を待っていたのは彼女の台所テーブルに積み上げられた医学誌の束であった。公衆衛生局報、新聞発表、新聞切り抜きもあった。それらは彼女が育ったマサチューセッツ南東部のがん患者クラスターに関するコレクションだった。

「これ、あなたの研究に欲しいんじゃないかと思うの」

「あなた持っていたくないの？」

「持っていって頂戴」

ジェニーが逝って十八ヶ月後に私はそれを読んだ。以前の研究者が報告していたパターンを新しい研究者が追認したという発表に刺激されてのことだった。ジェニーのがんは、それらの報告のどれにも含まれてはいなかったが、一九八〇年代に隣接する五市で白血病が急増していることに関するもので、十年以上前にピルグリム原子力施設で放射能漏れがあったことと関係があるというものだった。原子炉の燃料棒の事故であった。厳格な因果関係は確立されていなかったが、気象データは海風が塵状の放射性物質を捕えたまま、五市の上空を旋回していた可能性を示していた。「ピルグリムからの放射能にもっとも高く曝露された人々は最低曝露集団と比べて約四倍の白血病リスクを持っていた……」

ジェニーの故郷はその四市のひとつであるが、彼女のがんは非常にまれなもので、ケース対コントロールの比較研究ができない。彼女のがんの原因はわからず、がん登録制度さえ載せてくれない。そこに彼女の名を見出すことはないであろう。

第四章　空　間

ノーマンデイル

ピーキンはイリノイ州テーズウェル郡の郡都である。ペオリアからイリノイ川を渡ってその下流に二〜三マイルの地点にある。ピーキン市のすぐ外側で、私が育った家から約二マイル西は、ノーマンデイルの分離地区である。この地区は一九二六年に工場労働者の住宅として作られ、通りの名前はここで夜を過ごした住人たちが昼の間に苦労して作っていた南北戦争前の産物の名をとってつけられた。カロ通り（シロップ）、クェーカー通り（紙工場の丸いオートミール

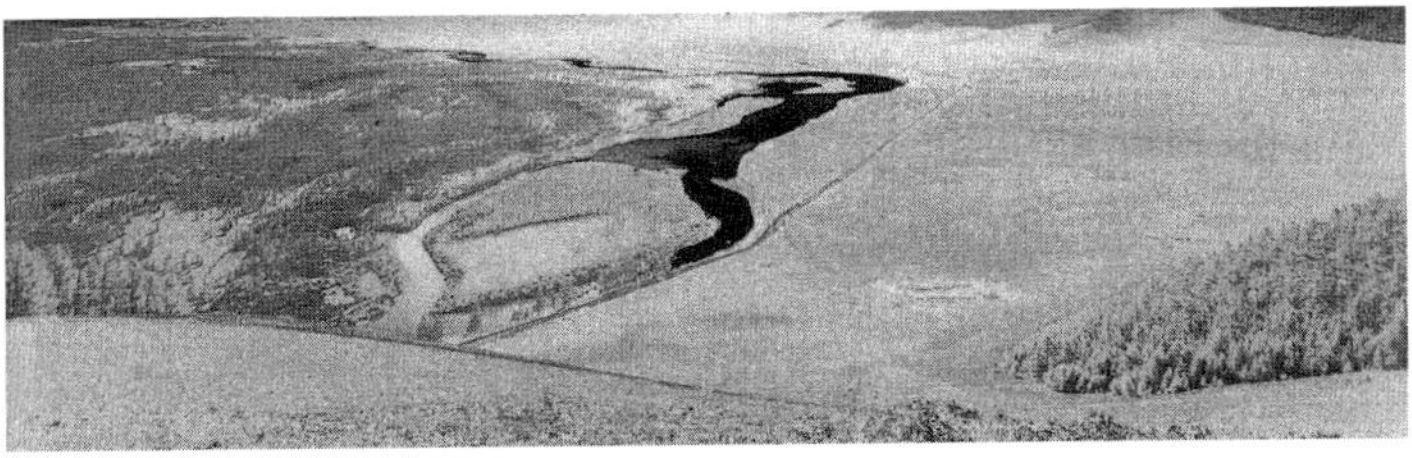

箱)、フライシュマン通り(イースト)。

ノーマンデイルは四八〇人の住宅地で、人気の夕食クラブ、美しいレンガ作りの教会、地酒のスタンドがある。私は運転を覚えると夏には親友とよくそのスタンドに行った。彼女の父の車の中でオニオンリングを食べながらゲイル・ウイリアムソンと私は、ドイツ語 対ラテン語、大きな大学 対 小さな専門カレッジ、セックス 対禁欲などの利点についてよく議論した。また、そこの駐車場では何事もあわてて決めることはないとも誓いあった。ゲイルは医科大学へ行くこととバイオリンを弾くこと、私は教養部に行くことと詩を書くことが希望だった。私たちの現在と未来のボーイフレンドたちは、それを理解しなければならないだろう、それから彼らはギターが弾けなければならない、などとおしゃべりはつきない。

ノーマンデイルは死湖近くの三角の岬の上にあり、川の東岸近くには産業廃棄物の捨て場が掘ってある。工業に両側をはさまれている。工場、穀物加工プラント、二つの化学工場、石炭火力発電所、エタノール蒸留工場がある。第三の方向には一九八八年にイリノイ州汚染管理委員会が閉鎖命令を出すまでは無許可で行われていたゴミ埋め立て地で囲まれていた。不思議なことにゴミ捨てはまだ続いている。何かわからないタール状の物が二千リットルも漏れていたことが、最近町の南側の舗装道路沿いで発見された。これもノーマンデイルである。

移住すれば罹患率が変わる

がんが長い時間を越えて悲劇を運ぶように、空間も越えて広がっていることがその原因を考える場合の鍵である。たとえば、もしがんリスクの決め手として人種や民族が主要な役目をしているならば、移住者たちのがん罹患率は元の国のものと同じはずである。反対に、もし移住者たちの間のがん発生が受け入れ国のものとほぼ同じであるなら（実際そうであるが）、何か環境中の物質が作用していると疑う理由となる。もしがんの割合がある地域内で上昇しているならば――市内とか、農業地域とか――さらに調査の手がかりとなる。もしがんの発生が川筋に沿っていたり、風向きに沿っていたり、井戸水を飲んでいる地域あるいは工業地帯などに分けられるならば、それは非常に強力な手がかりとなる。

逆説的になるが、がん発生地図を詳細に見れば見るほど、その姿は不鮮明になってくる。最も大きな枠組みでは、多くの国からがん登録データが集められると、各大陸にわたってそれを見て、特定の地域が高いとか低いとかはっきりと見ることができる。もっと狭くある局所的地区でそれを見ると、たとえば一つの郡とか町あるいはノーマンデイルのような町の中の小区分地域について見ると、そこに違いを見出すことが難しくなってくる。がんの発生率、死亡率は年間一〇万人当りの人数で表わしていることを思い起こそう。二千人とか二百人など人口の少ない小さな地区にがん〝クラスター（集団発生）〟が存在するか否かを決めることは統計的に困難であって、このレベルでは最も激烈な議論が飛び交う。

地球規模のレベルでは議論は少ない。しかし、そのがん罹患率を地域別にみると、がんはランダムな不運という指摘があたっているように見えてくる。工業先進国は非工業国よりも圧倒的にがんが多い（年齢と人口に対して補正後）。工業国の人口は世界人口の五分の一を占めるにすぎないが、全世界のがん患者の半数が工業国にいる。工業発展に最も密接に沿って増えているのは乳がんである。北米と北欧で最も多く、南欧とラテンアメリカが中程度、アジア、アフリカが最低である。米国人のがんの割合はアフリカの三倍である。また米国人の乳がん発生率は日本人より五倍高いが、この差は小さくなりつつある。世界中で日本は乳がん発生率の上昇が最も速い国である。

先進諸国では主要ながんの動きについて似たような経時変化が見られる。乳がんと前立腺がんの死亡率はほとんどすべての工業国で増加している。米国について見れば、脳腫瘍、腎臓がん、多発性骨髄腫、非ホジキンリンパ腫、黒色腫の発生が加速しているが、同じことがフランス、西ドイツ、イングランド、日本、イタリアでも起こっている。医療の普及、診断技術の改善、死亡診断にがんと書き込むことを認める文化の拡大などがこうした増加に一部寄与している。

特に警戒すべきは、脳腫瘍の死亡率が六五歳以上の人々の間で増えていて、工業諸国で全く同じパターンを示していることである。脳というのは、ちょうどリンパ節と同じように、からだの他の部分から、多くの別の型のがんが集まって来る場所であるので、ちょっと特殊なところである。たとえば乳がん患者は頭蓋にも腫瘍を持っていることがあるが、乳腺から始まったがんである限り脳のがんにはならない。一九八〇年に導入された医療上の画像技術が脳腫瘍の診断法を画期的に変えた。しかしながら、新技術の使用がレベルを押し上げたものの、以前から脳腫瘍の上昇が最大であり、その後も続いている。しかも脳腫瘍の上昇は、この新しい技術に熱心でもなく予算をつけていない国々でも起こっている。

この種の国際比較は、世界保健機関（WHO）の事務所のおかげで可能になった。フランスのリヨンにある国際がん研究所（IARC）が世界中のがん死亡率について精力的に仕事を遂行している。世界の国々から可能な限りデータを集めて行っている。たとえば米国は、がん疫学調査計画（SEER）のデータをここへ送っている。WHOも七〇ヶ国の死亡診断データからがんの死亡率を拾い出して集め、分析している。このデータからWHOはすべてのがんの八〇%は環境影響を受けていると結論した。

これは驚くべきデータであり、米国で一般的ながん雑誌によく載っているものとは異なっている。ここでは最もがんの多い国のデータから最も少ない国のデータを差し引いてある。最もがんの少ない国はがんにかかる基礎データとみなされているわけで、それは、突然変異、遺伝、宇宙線、その他避けがたい理由によって起こるがんを意味すると考える。最も高いがん発生は、これらの要因に喫煙など外的な要因が複合したがんと考えられる。この二つのデータの差が環境要素のがんへの寄与分を示していると考えられる。

この時、「環境」とはどんな意味だろうと多くの研究者が疑問を出している。確かにそれは生態学者が使う「環境」とは別物であろう。生態学者にとってはこの言葉はある生物が住んでいる物理的な世界を指す。染色体が関心の対象である遺伝学者にとっては細胞膜の外のものはすべて外的世界である。体内を流れるホルモン、ビタミン、脂肪小球、カフェイン分子、ビールス……など、遺伝でないものすべてが環境の一部とされる。

これらは矛盾する定義ではない。私たちが外の環境から飲み、呼吸し、食べて取り入れるものは、素早く私たちの内部環境になる。しかし、どんな特別の外部要素ががんの原因の八〇%もの背景になっているのかと考えたときに、初めて定義が意味を持ってくる。従来の答えはいわゆる環境と生活スタイルの両方を含むというものであった。ここで用いた環境という言葉は、私たちが接触するすべてのものと自由に選択することができない消費の部分を指し、生活スタイルは自由に選択できる消費を指している。大気の呼吸対デザート、あるいは飲み水対かぎタバコの区別を指す。

がんの割合の地域差を説明するのにどちらが重要だろうか。ここには泉が湿地を広げるような境界の不明瞭さがつきまとう。食べ物を考えると、少なくともある人々にとっては自由に選択できるので生活スタイルの一部という見方になる。ところがＰＣＢにしろ残留農薬にしろ多くの発がん性物質が食物の中に紛れ込んでくる。これには選択の自由はない。したがって食物、栄養というものは一本の脚を生活スタイルと環境の両方につっこんでいることになる。「コーヒーを飲む」これはちょっとみると生活スタイルのように見える。しかしコーヒー豆を濾過する水は、風呂や料理に使う水と同じ水である。もしこの水に除草剤やドライクリーニング溶剤が微量入っていれば、環境発がん性物質に曝露されてしまう。個人の選択の自由はない。たとえ風呂に入る、調理をする、コーヒーを飲むという習慣を自分で自由に選択したとしても。

しかしながら、文化的に異なる移民たちは移住先の国に長くいると、がん発生率がその国のものに同化してくる。ＩＡＲＣによると、「移民についての研究で最も重要な唯一の結論は、そのグループ全体にとっての新しい環境ががんリスクを決定するのであって移民の民族に関わる遺伝要素ではない」という。この引用文の中に、従来「環境」という言葉ですり抜けてしまいがちであった多くの意味が示されている。

オーストラリア、カナダ、イスラエル、米国への移民はすべてこのパターンを示している。北アフリカから移ってきたユダヤの女性を考えてみよう。北アフリカでは乳がんは少なく、イスラエルは多い国である。最初は彼女たちの乳がんリスクはイスラエル人の二分の一である。しかし在住期間が長くなると急速にリスクは上昇し、三〇年経つとアフリカ生まれのユダヤ人とイスラエル生まれのユダヤ人の乳がんリスクは同じになる。中東から来たユダヤ人とアジアから来たユダヤ人の乳がんリスクも、速度はずっと遅いものの、イスラエルに来ると高くなる。

このように、ヨーロッパ、中国、日本から米国に移民した女性たちの乳がんも米国の割合に近づく。そのスピードはそれぞれであるが、ポーランド女性はすぐに米国の発生率になる。日本からの移住者が米国メリーランド州の女性と同じ割合になるには二世代を要する。移民第一世代は日本人と米国人の中間の割合を示すが、その娘たちは完全に米国人と同じになる。

幸いにも、逆も真である。乳がんの少ない国に移住した女性たちは乳がんにかかりにくくなる。たとえば、英国の女性がオーストラリアに移住した場合がその例である。

これらの結果は、私たちを生活スタイルと環境のメビウスのだまし平面に引き戻す。誰かが世界の他の地域に動けば、その両方ともが変化するのである、今のところは、この変化が、前述したがんのパターンとどう関係しているのかを正しく理解できる人はいない。

ケイロ通りに面する家々の半分が、一九九一年までにがん患者の住む家となった。ノーマンデイルの子供たちは異常に、目と耳の病気にかかりやすいようだという人もいる。あるところでは近所で一〇年間に一四人ががんになった。この数字は住民自身が調べて市の保健部と地元の新聞に示したものである。市民グループが結成されて、人々はテーズウェル郡の保健部に、この地域のがん発生状況を調査してほしいとの手紙を出した。

新聞にはがんで死んだ隣人についての話、恐ろしくて引っ越した人のことなどが載った。

「あー、もうずいぶん多くの人を失ってしまったわ」とある人は言っている。

がんのマッピング

国全体をカバーするがん登録制度がないので、米国内の地域別がん発生を正しくつかむことができない。しかしながら、国立がん研究所は二巻からなる『米国の白人及び非白人がん死亡率全図一九五〇—一九八〇』、いわゆるがん死マップを発表している。死亡率の高い地域を赤、赤紫、橙に、異常に低い地域を藍色に染めてある。一見するとジグソーパズルのピースのようだ。

がん死亡者は国内にランダムに分布しているわけではない。いつも言われるのは北東部、五大湖地区、ミシシッピーの河口である。すべてのがんを合計するとここが死亡率も最も高い地域である。同時にこれらは最も工業活動の盛んな地域である。いっぽう、経年的に変化をみると、もともと死亡率の低かった地域の上昇率が高く、がん死亡者が時間とともに国内で地域的に一様になる傾向を示している。おそらくかつて田舎であった所の都市化が進み、人々の移動が多くなり、農薬の使用が広がったことによるのであろう。一九八八年のある研究では、米国内の一四九七の郡で農薬使用とがん死亡率が有意に相関していた。

公共データ・アクセス株式会社の研究者が行ったマッピング・プロジェクトの結果、こうしたパターンが確認された。この研究者たちは、単に郡別のがん死亡率だけでなく、有毒廃棄物焼却炉、農薬使用量、職場の毒物など様々な環境測定値の地図を作った。そうして、がん死亡率と環境汚染がかなり重なり合うことを発見した。工業毒物の濃度はがん死亡の高い地域で残りの郡より高かったのである。

こうした地図を調べるとき、読者は、これはがんの死亡を示しているのであって、がん患者ではないということに注意しなければならない。汚染レベルの高い地域が同時に健康管理も悪いのかもしれないし、もっと汚染され、農薬を多用している郡から移動してきたがん患者が、治療が悪いために死を早めたのかもしれない。他方、心臓病や感染症など、他の原因での死亡率はがんほど緊密に環境汚染と結びついていない。だから、がん死亡に見られる地域差の全部が、健康管理の不均衡のせいだとすることはできない。

がんによってはパターンが全がんのものとかけ離れている場合がある。多発性骨髄腫による死亡率は工業地帯に沿ってではなく、田舎の農村地帯で最も高くなっている。さらに、米国の農村では白血病とリンパ腫が高い割合になっている。この三つのがんは農薬への曝露と関係している。これに反して、南東部と中南部では、黒色腫の図で優勢であるが、このがんは太陽光への曝露量上昇のパターンと一致している。

乳がんの死亡率は北が高く、南が低いという形勢である。死亡率は北東地方の重工業地域で特に高くなっている。しかし、こうした地域差は年とともに狭まっている。現在、乳がん死亡率はアパラチアを含む南部地区が最も速いスピードで上がっている。

がんのマッピング法として職業の違う人々の間での分布の仕方を調べるためのものがある。がんが物理的地勢を越えて一様に分布するのではないのと同様、仕事の種別かまわず一つかみにすることもできない。職業がんの理解が重要なわけは、仕事場に人々が長時間いるからばかりでなく、工場の塀と事務所のドアの境界を越えたがんについて決定的な手がかりを与えるからである。職場にある発がん性物質のほとんどは水や大気に放出し、有毒廃棄物として吐き出し、あるいは商品の中に混ざり込んだりして、最終的に私たちすべてが暮らしている一般環境の一部になる。職場の発がん性物質と一般国民にがんを起こす化学物質とはたいがい同じである。じっさい、ＩＡＲＣによって「ヒト発がん性がわかっている物質」と分類されている発がん性物質の大部分は、労働者の研究で最初に特定されたものである。がんという病気の理解において労働者が果たしている決定的な役割にもかかわらず、米国のがん登録制度は職歴を集めるための予算措置をしていない。したがって、仕事とがんの関係を知りたい場合、がん登録制度から引き出せる罹患データよりも、死亡届からのデータで作業しなければならない。

少なくとも六〇種類の職業ががん死亡率を上昇させている。その一つは農業である。

世界中の工業化国のどこでも農民は、一般国民の間でも増えているがんの多くで死亡率を上昇させている。言い換えると、農民は、農民以外の私たちが死亡率上昇に苦しめられているのと同じ型の腫瘍で、より多く死んでいる。そのがんには、多発性骨髄腫、黒色腫、前立腺がんが含まれる。農民はまた、私たちよりも多く非ホジキンリンパ腫と脳腫瘍で苦しめられている。この二つは前の三種よりもやや緩やかではある。農民の全般的死亡率と心臓病による死亡率は一般と比べて低いが、ホジキン病、白血病、唇と胃のがんでの死亡率は高い。同様に移民農業労働者は多発性骨髄腫と胃がん、前立腺がん、精巣がんが多い。

塗装業、溶接業、アスベスト取扱者、プラスチック製造業、染色業、繊維業、消防士、鉱夫、印刷業、放射線取扱などの職業でもがんの割合が高くなっている。いわゆる専門職でもリスクの高いものがある。たとえば、化学、化学工業、歯科医、歯科助手、そして最も皮肉なのは化学療法看護士である。がん治療に使われる化学薬の多くは、それ自身発がん性物質であり、子供時代に白血病であった生存者が成人がんのリスクが高いということがそれを証明している。このように、他人の生命を救うために治療薬を毎日扱っている人々が普通の人より高率で倒れるというのは驚くべきことではない。

特定の職業の親から生まれた子供たちもがんに対して高いリスクを持っている。子供の脳腫瘍と白血病は、親が塗料、石油製品、溶剤、農薬などによく接する職業であることと深く関連している。親が衣服や靴などにつけてこうした物質を家に持ち込むと子供たちも曝露されるのである。父親の衣服と接触した母親の母乳から受けることもあるし、呼吸から入ることもある。有機溶剤などは部分的に肺から外へ出されるので、両親は呼吸しているだけで子供に発がん性物質を与えてしまう。こんな風に、父にお帰りなさいのキスをしたり、仕事着のままで抱擁することが子供たちを汚染してしまう。

職場での発がん性物質への曝露が健康に大きな影響を及ぼすことは、がんの死亡率が男女間で一致しないという事実が手がかりになる。多くの工業先進国では、多くのがんで女より男の死亡率上昇が大きい。例外は米国における肺がん死亡率である。男性は止むを得ず発がん性物質に接する職場で働くことが多いことから、労働被曝のがんリスクが生活スタイル被曝を凌駕すると研究者は考える。死亡率がわかるのには少なくとも数年はかかること、がんの発症それ自体が三〇年近くかかり、患者が死亡するのは診断を受けてから数年以上後のことになるのが普通であることから、今日の死亡率はおそらく一九〇〇年代半ば頃の労働被曝を反映しているであろう。その時代は労働における男女の分離が今より厳格であった。伝統的に女性の仕事とされてきたものが、あるがんと関係していることも確かにある。たとえば美容師には膀胱がんと唾液腺がんが多い。

女性が職場に進出し、従来男性のものとされていた仕事に就くにつれて、がんの男女差は次第に薄れた。一九九三年に女性の職業がんに関する国際会議が開かれて、様々な専門を持つ職業婦人の発がん率について何がわかっているかを明らかにしようとした。そこで研究者らが見いだしたことは、たとえば、自動車工の中で、塗料、プラスチック、清掃部門の人々の膵臓がんの上昇であった。

また、女性労働者を対象に研究対するると、昔の敵がしばしば新しい危険として現れてきた。みんなによく知られているポリ塩化ビニルを考えることにしよう。塩ビ、ＰＶＣ、ビニールともいい、クレジットカード、水撒きホース、庭の椅子テーブル、フローリング、おもちゃ、食品包装などの材料である。ＰＶＣは塩化ビニル分子が連結してできている。塩化ビニルのモノマー〔単分子〕は室温では甘い香りのするガスであり、人に発がん性があると昔から知られている。人に発がん性があるということは、塩ビ工場の男性労働者が高濃度の曝露を受けて血管肉腫になりだしたことからわかった。血管肉腫は肝臓の血管の内部に腫瘍のできる珍しいがんである。塩ビ工場の労働者の発がん率は一般人の三千倍という高さであった。男性労働者の研究でも、動物実験でも、塩化ビニルが肺がんと脳腫瘍も増やす力のあることが判明した。この結果、労働現場における塩化ビニルの大気中許容濃度は劇的に下げられた。しかし、その時まだ、乳がんを起こす力についてはわかっておらず、女性労働者についての研究を待たねばならなかった。一九七七年に仕事で塩ビガスを吸う可能性のある女性についての研究が行われ、乳がんによる死亡率の上昇が明らかになった。続いて、動物実験が行われ、非常に低濃度でも、メスのラットに乳房腫瘍を起こすことが示された。その濃度はＰＶＣダストの摂取程度のものであった。このような関連は生物学的に当然ありうべきことである。というのは、塩化ビニルは脂肪に溶けやすいからである。

塩化ビニルと乳がんとの関係が女性労働者で示されたということは、一般の女性にとっても大きな意味を持つ。工場の外ではレベルははるかに低いものの、塩化ビニル工場、ＰＶＣ工場周辺の住民はかなりの曝露を受けているに違いない。有害廃棄物処分場から吹いてくる風も、高濃度の塩化ビニルを含んでいる可能性がある。また地下水を汚していることも度々あり、大気への逃げ道がないだけに何ヶ月も何年もそこに留まる可能性がある。淡水魚の肉にも塩化ビニルが入ってくる可能性がある。

米国毒物疫病登録庁（ＡＴＳＤＲ）によれば、これらの一つ一つのルートから一般人が受ける曝露は〝無視できる量〟であるとのことだが、そのすべてから一生の間に受ける曝露の総和がどういうリスクになるのか誰もわかっていない。ＡＴＳＤＲは、「生まれる前や誕生後の小さい子供の頃に塩ビに曝露されると、大きくなってからがんのリスクが増えることになるかもしれない」と言っている。もしも塩化ビニルが、ごく珍しい特殊な肝臓がんだけを起こすのであれば、一般人の曝露ルートについてそんなに心配しなくてもよいかもしれない。しかし、乳がんと関係があるとすると、……。乳がんは今米国内の三五歳から五〇歳の女性の死亡率の第一位であって、塩化ビニルなどの塩素化合物が一般環境中に初めて広がりだした第二次世界大戦後に生まれた最初の世代は私たちなのである。

このような先駆的研究があるにもかかわらず、塩化ビニルと乳がんの関係を突き止めるための包括的研究はまだ行われたことがない。じっさい、一九七七年に行われた女性ＰＶＣ加工労働者の調査はその後追跡調査が行われていない。かたや脳腫瘍、肝臓がん、肺がんの発生が多かった男性労働者については定期的にデータが更新されているのにである。こうした研究の欠落についてピーター・インファントはことのほか憤慨している。彼はＯＳＨＡ（労働安全衛生局）の健康基準プログラムの代表で、労働環境の空気中塩ビモノマー濃度を設定する仕事を担当している。インファントの言うのには、塩化ビニルと乳がんの関連について興味を失っているこの例は、職場における女性の哀れな状況を反映しているという。全く、女性はどこでも哀れな状態である。

職場塩化ビニルについての研究例は私たちに教訓を与える。男性についての研究では、血管肉腫にならない場合でも肝臓の中に良性の腫瘍を成長させているという、塩化ビニルの爪痕が報告されている。こうした爪痕は、もしその人が引き続いてエタノールに曝露されれば悪性に変化し得る。言い換えれば、アルコール飲料を飲むことで、化学物質により作られた良性の腫瘍が肝臓がんへと変わる可能性がある。このような場合は、そのがんは生活スタイルに起因したというのか、それとも環境に起因したというのだろうか?

ノーマンデイルの人々の間に生じた疑問に答えて、直ちに二つの健康調査が行われた。一つは州の保健局によるもので、もう一つは郡によるものである。どちらの調査も病気の型を地図化することも、引っ越して行った人や死んだ人を含めることも、近所の人や親類にインタビューすることもしていなかった。汚染物質の存在を調べるために血液、尿、脂肪組織のサンプリングもしなかった。その調査の計画は衛生職員にノーマンデイルの土を踏むよう求めてもいなかった。

第一の調査ではイリノイ州公衆衛生局は州のがん登録のコンピューターデータの中からピーキンの郵便番号に属する地区の一九八六年から八九年の全がん患者を抽出した。このデータから街全体のがん患者を計算した。同時に州全体の患者数から、仮にピーキン市と同じ大きさの街を仮定して、その仮想の街の患者数を求めた。がんの種類は、直腸、子宮、乳房などと部位別に分けられて、ピーキン市の実際の患者数と比較された。統計的に有意な差は見つからなかった。

そして、一九九一年一二月一九日の『ピーキン・デイリー・タイムス』紙のヘッドラインには「研究結果、当地域のがん割合は正常」と書かれた。

スーパーファンド・サイト

もし環境中の発がん性物質が実際にがんを起こすのに重要な役目を果たしているならば、その物質の濃度が高い地域でその病気の割合が高いだろうと期待される。化学会社の合成工場が一つ、その化学物質の行き先である有害廃棄物処分場が二つ目である。

ほとんどの研究が〃準備的なもの〃ではあるが、有害廃棄物処分場の存在と、その周辺住民のがんの発生との関連が実際に報告されている。米国科学研究評議会（NRC）による大規模な研究の結果を確認したATSDRの報告が国会に提出された。このATSDR一九九一―九二年報告には「廃棄物処分場の汚染に曝露された人々の間に様々ながんが一般の人より多く見られる」と書かれている。またATSDRはこのような地域の人の血液、尿、体組織の中に廃棄物処分場の化学物質が検出されたことも報告した。その化学物質の中にはPCBのような発がん性が疑われているものやクロルデンその他すでに使用が禁止されている物質が含まれている。しかしながら、ATSDRは「これらの非意図的に放出された化学物質に人々が曝露されている量はわかっていない」と結論した。

このような調査に被曝者として私たちが含まれることは希である。米国環境保護庁（EPA）は一九九〇年に浄化回復措置が必要な化学廃棄物捨て場の数は三二、六四五ヶ所であるとまとめた。これらの場所のいくつかは本当の有害廃棄物処分場跡であるが、多くは立ち退く前の化学工場が化学物質のいっぱい詰まったドラム缶を単に放置した場所である。EPAの優先リストには最もよく知られた化学会社の名前がずらりと並ぶ。これは、いわゆるスーパーファンド・サイトで一九九六年には一、四三〇ヶ所であった。一九九一年に米国科学研究評議会が推定したところでは、これらのサイトから四マイル以内に住む人の数は四千万人に上り、米国人の六人に一人の割合であった。なお、一マイル以内に住む人の数は六〇人に一人であった。現在、イリノイ州には三八のスーパーファンド・サイトがある。

こうしたサイトのほとんどは第二次世界大戦前はなかった。この戦争で、ほとんどのプラスチック、有機溶剤、洗剤、殺虫剤とその副生成物が世の中にデビューした。哀れな貧しい子供たちは、一八世紀のイングランドで煙突のすす払いが陰嚢がんのリスクを高めるとわかって以来、発がん性の廃棄物にぴったり寄せて暮らしてきた。しかし、第二次世界大戦後に生まれた子供たちは、大量の様々な種類の化学物質の捨て場の近くで大きくなった世代である。一九五〇年代の終わりには七億五千万トン以上の有毒廃棄物が発生していた。その発がん性は、運動場や学校の庭、公園、住宅隣接地に捨てられた時には必ずしもわかっていなかった、といっても私たち全体のリスクが打ち消されるものではない。

こうした危険なサイトのそばで暮らす人々の健康を守るために、連邦政府はどんなプログラムを作ったか？　それらは有効ではなかったのではないか？　こうした疑問に答えるべき責任のある米国科学研究評議会は最近以下のように、お手上げであることを認めた。

> この問題について発表された論文を総括（レビュー）した結果、委員会は疑問に答えられないことを発見した。米国では何十億ドルもの金がつぎ込まれてきたものの、(廃棄物処分場に)付随する健康へのリスクを評価するために捧げられた研究は極めてわずかであった。このことから、因果関係についての情報はまことに不十分という結論に達した。

この報告の本質は、がんと有害廃棄物との関係については、結論できるような証拠は存在しない、ということである。証拠がまだ確立していないのであるから、公衆衛生上のリスクを低減するために用いられている現行の方法論は評価できない。この評価によって、がんを起こす環境汚染が証明されたものはないという説が一般的に流通し続けるのである。

この問題全体を「不確実な」という毒気が覆っているが、いくつかの大規模な研究が廃棄物処分場周辺の発がん上昇をとらえている。その一つはニュージャージー州で行われたものである。この小さな州に驚くなかれ一一八ものスーパーファンド・サイトがある。研究者らは、有毒ゴミ埋め場の立地のほか様々な環境因子とがん死亡率との関係があるか否かを求めて調査した。結果は胃がんと直腸がんの死亡率が顕著に高くなっていた。それに加えて、州内の二一の郡において白人の乳がん死亡率が埋め立て地の距離にしたがって上がっていた。しかしながら、がん死亡率が高くなっているグループの多くは高度に工業化されている郡から見つかったので、工場からの大気汚染が第一に重要であった。このように、ニュージャージー州北部で乳がんになっている女性は自分が工場排煙から漂ってくる大気のために死ぬのか、埋め立て地で汚された水のために死ぬのか知ることができない。

もう一つの大規模の研究では、米国のすべての郡から二つの条件に合うものを拾い上げた。第一は有毒廃棄物埋め立て地が地下水汚染を起こしていること。第二は、地下水が唯一の飲料水であること。これに合致する埋め立て地は全米四九州の中に五九三あり、郡の数にして三三九郡であった。次にこの三三九郡のそれぞれについて一〇年間のがん死亡率を求め、埋め立て地のない郡のものと比較した。

ここにその結果がある。埋め立て地のある郡の男性は肺臓、膀胱、食道、直腸、胃のがんによる死亡率が埋め立て地のない郡よりかなり高い。女性は肺臓、乳房、膀胱、直腸、胃のがんが多い。乳がんの場合、有毒廃棄物の埋め立て地のない所の人よりも六・五倍もかかりやすいという結果であった。

これらの結果は公共データ・アクセス・プロジェクトとの協力で得られた。特に乳がんのデータを調べると、郡レベルでの死亡率はスーパーファンド・サイトと顕著に関連していた。乳がん死亡率が最も高かった郡は有毒廃棄物の処理や保管の施設が全国平均の四倍も多いことがわかった。

これらの二つの調査結果はまたしても、原因の可能性が指摘されたにもかかわらず、基本的因子が十分コントロールされたものではないという理由で、確かなものというよりは〝準備的なもの〟と位置づけられた。廃棄物処分場のある郡の住民ががんになりやすいのは埋め立てのせいではなく、ゴミを出す会社で働いているせい、あるいは喫煙や飲酒が多いせいの可能性もあるというのだ。

中でも「エコロジカル・ファラシー」〔生態学の誤謬（ごびゅう）〕という言葉が使われて、ある人が統計パターンを調べる場合すべての相関は因果関係であると仮定したがる誘惑があると言っている。私の統計学教授は次のような少年とデパートのエスカレータの物語を好んでする。少年は何がエスカレータを動かしているのだろうと不思議に思う。何時間も観察して、次の結論を出した。「エスカレータは回転ドアによって作られるエネルギーで動いている。なぜならその日店が閉まって回転ドアが止まるとエスカレータが止まったからだ。」

エコロジカル・ファラシーは私が野外研究生物学者として働き始めると現実の問題となった。ミネソタで私はなぜ森の松の再生力が落ちたのかを知りたいと思った。新しい結実の欠損はシカの生息数の多いことと関連していた。しかしまた、森は火災の少ないことや、ハシバミの低木の多いこととも関連していた。どちらの理由が問題の本当の原因であろうか？　どちらがより本質的であろうか？　もし、火事とハシバミとシカのすべてが松の木の減少に寄与しているとしたら、どんな風に寄与したのか？　一応モデルを作ると、原因のメカニズムを見つける実験を設計する必要があった。私はこの仕事にすっかり夢中になってしまった。

けれども、一五ヶ所の廃棄物処分施設、数種類の発がん性物質を出している化学工場、飲料水から時々発がん性物質が見つかる井戸のある郡で育った一人のがん患者として、私は私の地区のがんが廃棄物と関係が深いのか、大気汚染と関係が深いのか、職業被曝のせいなのか、それとも飲料水のせいなのかということにはあまり直接的な関心はない。それより私は、細部を覆っている不確実性が、健康と環境の間には本質的に重要な結びつきが存在しているという事実に疑いをかけるように利用されることがあまりにも多いので心配している。「もっと研究が必要という言い分は、行動を起こさないためにいつでも使われる常套手段である」と、ピーター・インファントはいう。彼は発がん性物質への職業曝露制限を設定する仕事で日夜議論する中で、みんなの口からこれを聞いている。

一九九一年には私はノーマンデイルから遠くに住んでいた。妹はまだ近くに住んでいる。

「最近何かあった？」と電話で聞く。

「みんなが、この辺の犬のことを心配しているのよ。ペットにがんが出ているんだって。ある人のドイツ・シェパードが乳がんになったという話よ」

私は、市議を長くやっていた昔の高校教師に電話した。ノーマンデイルに様々な問題が持ち上がっているので彼は病院の焼却炉からの煙とか、収穫後に轟音をとどろかせて走るトラックのディーゼル排気などの、別のことを考えていた。私はノーマンデイルの調査結果のことを聞いた。

「がんは偶然で起こったというんだ」

「先生はどう思われるんですか？」

「たぶん、偶然以上じゃないか」

がんの疫学

疫学者は一般の人々の病気のパターンを研究する。広角レンズを通して世界を見る。医者は、個人個人の病気の治療と予防に集中し、他方、疫学は大集団の中の病気発生を説明し予防に努めようとする。

ここまで私は疫学者たちが生態学的研究と呼んでいるものからわかったことを話してきた。研究者たちは、与えられた病気（たとえばがん）の発生頻度を比較する。その病気は有毒廃棄物からの浸出があるかないかなどの要素で変化する可能性がありとして、二つの地域でその病気の発生頻度に有意な差があるかどうかを決めるために統計学が使われる。研究者は生態学的比較研究を人の問題とは直接関係させずに、あるいは人々が問題の汚染に曝露されている量を評価せずに完結させることができる。ピーキンとノーマンデイルの研究は生態学的研究だった。生態学者にとって奇妙なのは、疫学者が「生態学的」という言葉を分析的ではなく単に記述的という意味で使っていることである。そこでは生態学的研究というものが、状況証拠という言葉のように、最も弱い証拠を与えると思われている。

疫学の分析には二種類の基礎的研究デザインがある。一つは「ケース対コントロール」研究である。ここでは、病気の集団を特定して、（ケースと呼ぶ）、もっと大きな一般集団から比較のために抜き出した集団（コントロールと呼ぶ）と比べる。比較のポイントは原因とおぼしき物質への曝露量である。DDTと乳がんに関するマリー・ウォルフの研究がその例である（第一章で述べた）。彼女の研究の「ケース」は乳がんになっている女性たちで、「コントロール」は乳がんのない女性である（年齢、初潮、その他個人的な歴史がケースにマッチしているように選ばれる）。曝露は血液中のDDT、PCBレベルの測定から評価される。彼女の結果では、乳がんの女性たちのDDTレベルが有意に高かったのである。

ケース対コントロール研究に非常に近いのがコホート研究である。人々を曝露集団と非曝露集団に分けて、病気になったり、死んだりするのを観察する（これは往々にして過去に遡る形で行われる）。この方法では、ある発がん性物質に被曝したことがわかっている人の集団の発病率と非曝露の人の発病率とを比較する。この差が相対リスクと呼ばれている。塩化ビニルと乳がんについての知識が欠如していることにピーター・インファントが憤慨しているのは、追跡型のコホート研究の必要性のことである。もし仕事上で塩化ビニルに曝された女性のコホートが何年間か追跡されれば、彼女たちの乳がん発症率が非曝露の女性たちと比較できるはずだ（同じプラントで仕事をしていた女性従業員で塩化ビニルとは接触がなかった人々と比較するなどすれば）。

がんの疫学の内容についていささか知っておかないと、どうして個別がんのクラスターの研究がそれほどまでに差し迫って重要なのかを理解できないだろう。有毒廃棄物処分場近くの住民ががんに罹る率が高い傾向であることを生態学的研究から決定することは、一つの研究である。次の段階、すなわち、ある特定の地域のがんの上昇が特定の処分場のために起こっているということ（すなわち因果関係）を決定することはきわめて難しいプロジェクトである。第二の型のものにほとんどの人の興味がある。私たちはある地域に住んでいるのであって一般住民ではない。私たちの心配は家族や隣人の中の特定の人の健康である。じっさい、ほとんどすべてのがんクラスター研究は、そのような研究をしてほしいと保健所に申し入れた市民の警告から始まっている。その電話や手紙は「がん街道」にしばしば言及している。その街道に沿ってがんが異常に多いとか、近所で病気に苦しむ子供の数が多いといったものだ。このことが、まさにノーマンデイルで起こった。

公共の問題であるにもかかわらず、地域レベルのがんクラスター問題が持ち上がった時、多くの保健担当の公務員は逃げ腰になった（たとえ露骨な急性の仮病でなくとも）。ある人はそのがんクラスターを調査することはレベルの低い仕事と考え、一般の人はランダムという統計学の概念をつかむことができないと言って嘆く。説明を求めてくる用心深い人々にはたいていの場合、「君たちの質問は間違っている」と言う言葉が返ってくる。「疫学の手法は答えを得るには切れ味が鈍すぎるだけだ」と答える人はあまりにも少ない。

がんクラスター研究の持つ一つの問題は、個々の自治体は問題をはっきりさせる力を十分持っていないということである。ここでいう力とは、がんの上昇が有意に起こっていることをはっきりと検知する力である。有意にという言葉は特別な意味を持っている。「有意である」とは統計学の基準で、がんの上昇ならその上昇が偶然起こったのではないことを合理的に保証できる場合を指す。合理的に保証するとは、ふつうは九五％の確かさと定義する慣わしになっている。したがって、九五％以外は切り捨ててよい。もし一対のサイコロを六回振って、六—六が常に出るとしたら、これは偶然ではないと、九五％以上の確かさで主張することができる。この事例は統計的に有意である。そこで私はサイコロにはおもりが仕掛けてあると結論する。しかしながら、もし一個のサイコロを一回だけ振って六が出たとしたら、この事例は「有意である」ということはできない。偶然だけから六が出る確率は一六・七％である。サイコロが実際には細工されているかもしれないが、一回振って六が出たというこのテストからは、断言する力は出てこない。

一つの小さな地域でがんクラスターを探すことは、サイコロを一回だけ振ることに似ている。そのクラスターがたまたま起こったという可能性を除外するためには、小規模の地域内のがん発生率はきわめて高くなっていなければならない。時には、周辺よりも八倍から二〇倍も高くなければならない。地域の規模が小さいためにこれより少ない増加では、結論を出すに十分な強さがあるとはいえない。

がんクラスター研究の第二の問題は、比較グループとして必要な非曝露集団が残されていない場合が多いことである。疫学者はバックグラウンドレベルより上の増加を探しているのであるが、バックグラウンド地区の人々もだんだん汚染されてきているとすると、研究者は流れの中でボートを漕いでいることになる。違いを見つけるのはもっと難しくなる。

たとえば、ある有毒廃棄物処分場の近くの住民が、そのためにがんになったかどうかを知りたいと思ったとしよう。そして、農薬、塩ビモノマー、トリクロロエチレン（ＴＣＥ）などの溶剤と、ＥＰＡが発がん性と分類している化学物質を空気中に吹き出したり地下水にしみこませたと仮定しよう。このような内容物は埋め立て地では当たり前のもので、ＴＣＥは、スーパーファンド・サイトから最も普通に検出されている。それとともに、私たちはすでに塩化ビニルや農薬類を環境から長期間、しかも増える方向で摂り込んでいることがわかっている。

ほとんどの人はＴＣＥ分子に一定の割合で曝されている。金属部品のグリース除去に使われていることの物質は全米の飲み水の三四％に含まれていると推定される。加工食品のほとんどにも入っている。ＴＣＥは塗料除去剤、染み抜き剤、じゅうたんクリーナーにも入っている。約三五〇万人もの労働者がＴＣＥに被曝している。それだけでなく、ＴＣＥは産科の麻酔薬、穀類の燻蒸消毒剤、タイプライターの修正液、コーヒーのカフェイン除去剤にも使われていた。これらの使用は禁止されたのであるが、まだ一般環境中に出てくるほどに残っている。私たちの吸う空気の中に金属部品のグリース除去剤がどこからか蒸発してきているのは確かである。これは北極圏の上空大気の中でも見つかる。したがって、もしも、ある埋め立て地近くの住民のがんと、一般人から抽出したコントロール群の人のがんとを比較する研究を私たちが計画してもどちらかのグループがより多くがんになっているのはなぜかという設問の答えはほとんど得られないだろう。

がんクラスター研究にはその他に少なくとも二つの問題があって二つともがん本来の性質によるものである。第一は普通がんが発病するには被曝してから長い年月が必要だということ。この時間差が曝露量の評価を非常に難しくする。研究者は古い不完全な記録（これすら全然存在しないかもしれない）か、人々の不確かな記憶を頼りにしなければならない。第二に、がん発生の原因が複数、たとえば塩化ビニルとアルコールというように二つ以上の物質の組み合わせの結果であることが多いことである。こういう場合は病気の姿が薄まったり散漫になったりして、原因を追及している疫学者を悩ませる。ケース対コントロール研究では、ケースの何人かは胎児の時に被曝し、別の人は埋め立て地から、ある人は職場で、ある人は残留農薬から、またある人はこれらの組み合わせで被曝しているかもしれない。さらに、被曝していない人たちが移入してきているかもしれない。逆に被曝者が出ていったかもしれない。上手なコホート研究をしたいからといって疫学者は人々に発がん性物質の近くに一〇年以上いてくれと頼むわけにはいかない。

がんクラスターの原因を説明することの困難さを正しく認識するために、がんではない別の病気クラスターをきちっと示したある疫学者の最も成功した研究を考えてみよう。一一人のブルー・マンのケースと呼ばれる。

一九五三年のこと、ニューヨーク市警は一ヶ所に固まっていた一一人のホームレスの男がひどい病気で全員顔が空色になっていると保健局に届けた。この独特の皮膚の色はメトヘモグロビン血症の特徴である。この病気は硝酸ナトリウムの摂取と関係あることがわかっており、一人の人の血中濃度は数千倍も高くなっていた。疫学者たちはその男たちに会ってどこで何を食べているのかを聞いたところ、全員一ヶ所の簡易食堂へよく行っていてそこの食卓塩を使っていることがわかった。そこの食卓塩を押収して、実験室でテストが行われた。食塩〔塩化ナトリウム〕の代わりに硝酸ナトリウムが入っていたことがわかった。コックが間違えたのだ。ミステリーは解決した。

がんが皮膚を青くするとしよう。どや街の食卓塩に強力な発がん性物質が含まれていて、一一人の利用者が知らずにそれを料理にふりかけて食べ、がんになったと想像してみよう。彼らが口々に叫んでも決して病気の原因は見つからないであろう。なぜなら、被曝と発症の時間差が大きいために、一一人の皮膚が青く変わるまでに少なくとも一〇年以上の月日が過ぎ、何人かはきっとどこかへ行ってしまっているだろうから。また、がんの原因は複数考えられるから、全然別の原因でがんに罹った青い顔色の浮浪者が他所から流入して来ることもあろう。食卓塩も、とっくになくなっていよう。こうして、人々は単一の、特定可能な原因のせいでがんになったとしても、ご近所の青い顔の人たちについての研究は、その事実を突き止めることはできないであろう。

ノーマンデイルで行われた研究は標準的な疫学である。しかしながら、分析に使われた統計基準は通常のものではなかった。

統計学的に有意であるとは、ふつう、どのような差違も偶然であると考えられる確率が五％以下であることと、定義されている。奇妙なことにこの研究を実施した州の公務員らは、この有意性の切り代（きりしろ）を五％ではなく一％にした。これは異常に厳しい尺度で、当然のことながら差違の消失をもたらす。ピーキン地区では二つのがん、子宮がんとリンパ腫が他地区より多いとされたが、このときは五％を採用した。

見出しに「地区のがん発生率は正常」と書かれた新聞報道では、用いられた統計手法については何も述べられていなかった。また「正常」とは何を意味するのかも議論されていなかった。テーズウェル郡の毒物排出量は多いが、比較する際にそういう地区を除外していない。じっさい、ピーキンはトップテンにすら入っていない。このように、統計のことは別にしても、ピーキン地区のがんが州内の他地区と比べて増えていることがわかっても、この地区（あるいは、イリノイのどこかの地区）のがんが環境曝露に起因するものであるのかないのかについては何もわからない。

潮が満ちてくるとすべての船が高くなる。この状態は正常だろうか？

乳がんクラスター——ロングアイランド

ほとんど不可能と思われる困難にもかかわらず、いくつかの地区ではがんクラスターの記録に成功して、原因究明に向かい始めている。こうした発見のほとんどすべては、一般市民が理解ある研究者と一緒に行ったすばらしい捜査と英雄的な忍耐によって成し遂げられた。

こういうものの一つがニューヨーク州ロングアイランドの件である。一九九四年にニューヨーク州保健部はロングアイランド女性のケース対コントロール研究結果を発表した。それは、化学プラント近くに住んでいることと女性が乳がんに罹るリスクとは有意に関係があるというものであった。言い換えれば、乳がんの女性はそうでない人と比べて化学工業施設近くに住んでいる割合が多いということである。リスクは施設の数に依存していた。地区内に化学プラントが多ければ多いほど乳がん発生率も大きかった。またリスクは距離にも関係していた。プラントの近くに住んでいるほど、乳がんに罹る割合が大きくなっていた。これらの関係は一九六五年から七五年の間にプラントの近くに住んでいた女性の場合に最もはっきりと出ていた。州の大気環境基準が厳しくなった後の一九七五年から八五年に住んでいた女性と比べるとそれがはっきりした。これらの関係は動物実験ではすでに確立していたものではあったが、人間の乳がんが大気汚染と関係していることを示した研究はこれが初めてであった。

この研究の〝有意性〟は統計学上の意味をはるかに越えていた。それゆえに語り継がれているのである。この研究は、ロングアイランドの乳がんと環境との結びつきをつかみそこねた一つの研究の上に生まれたものである。その研究は一九八〇年代に女性たちが、自分たちの乳がんの割合がニューヨーク州内の他の人たちより一〇〜二〇％高いことに気づいてある乳がん活動グループが説明を求めたことから始まった（ニューヨーク州、また、全国平均よりも高かった）。

ニューヨーク州保健部は五年間の研究を行った後、ロングアイランドの乳がんの割合が高いのは社会的経済的状態と関係していると結論した。乳がんと有毒廃棄物捨て場への近さや汚染された井戸との関連は何ら見出されなかった。連邦政府のＣＤＣ（疾病管理センター）はこの結果を総括（レビュー）して、一九九二年にこれ以上の追跡研究は必要ないと結論した。しかしながら、女性たちがこの研究のデザイン自体に含まれている欠陥（対象者の選び方など）を見つけ、研究者たちが懸念事項のいくつか（飲料水中の汚染の程度など）に何ら言及していないことを指摘すると、州はさらに研究を継続することを決めた。「結局、彼らは関連を何も探さず、探さないのだから何もなかったと常に言えたわけです」とジャーナリストのジョーン・スウィルスキーは思い起こしている。

このとき、マスコミの報道に勢いを得て、女性たちは問題を自分たち自身の手に引き取った。ある人はがん発生などの地図を作り、ある人は研究についての疑問を整理し始めた。一九九三年の秋にある市民グループは自分たちの研究会議を開催した。この国として初めて科学者とがん患者の女性たちが研究計画をともに作るために集まった。乳がんと化学プラントへの近さが関係しているとした一九九四年の研究が現れて世の中の雰囲気が少し変わってきた中でこのことが起こった。

その間、かなりの圧力を受けた後で、合衆国議会は二つの連邦官庁、国立がん研究所と国立環境衛生研究所に、数百万ドルの予算で学際的研究を実施するよう命令した。これを「ロングアイランド乳がん研究プロジェクト」という。この研究は現在続行中である。ケース対コントロール手法を用いて、いくつもの研究グループが飛行機の排気、農薬撒布、電磁波、地下水と大気中の汚染などの環境状態を研究している。被曝量は直接測定する予定である。アイルランドの女性の血液その他のからだの組織を乳がんの人とそうでない人を分けて分析する。残留農薬と工業化学物質について分析する。家の中のほこり、室内空気、じゅうたんの繊維の中に発がん性物質がないかどうかも調べる。

このようにして、ロングアイランドの乳がんを包括的に調べるべきだという要求と実際の研究スタートの間に一〇年が流れた。一〇年という年月は乳がん患者にとって待ち遠しい長い年月である。

ケープ・コッドの乳がん

ロングアイランドの向こうに、コネチカットの海岸とロードアイランドが横たわっている。バザード湾を過ぎたところにケープ・コッドが、マサチューセッツの海岸線からやせて曲がった少女の腕のように伸びてきている。私は（ミッドウエスタンの青年のように）大西洋に張り出している細長い半島を歩くというヘンリー・デイビッド・ソローの考えにうっとりとなった。ケープ・コッドは私にとって危険で美しく、野生に逃避する場所である。そこは今でも多くのボストンっ子のイマジネーションを誘う場所である。ボストンっ子たちは毎週末に、ケープ・コッドに向かってハイウエイに列をなす。

一九八〇年代にアッパー・コッドの住民たちが環境有毒物とがん発生率の関係について力強く主張し始めた。彼らの小さな部落の中のがん発生があまりにも多く、異常に思えたのである。それに、彼らは、環境に有毒物が多くあることを感じていた。近くにあったマサチューセッツの軍事施設からくる地下水汚染と大気汚染のほかに、クランベリー栽培湿地とゴルフコースからくる農薬などがそれであった。さらに、多くの人がケープ全体にわたって、一九五〇年代はじめの数年間、ＤＤＴその他の農薬づけになっていたことを覚えていた。それは、マイマイ蚊を絶滅させるためのものであったが、結局失敗に終わった計画だった。

がんの発生率について住民たちは正しかった。研究者たちはアッパー・ケープの罹患率と死亡率が州全体の平均を上回っていることを見出した。マサチューセッツ州のがん登録データから、前立腺がん、直腸がん、肺がんの発生率が有意に高いことが示された。やや高いがんは、膵臓、腎臓、膀胱がんであった。一九九三年までにマサチューセッツ州保健部は、ケープ・コッドのほとんどすべての町で乳がんが州の平均より高いことを明確に示した。州内の乳がん罹患率トップテンのうち、七つまでがケープにあり、ケープ中のほぼ全町の乳がん罹患率が州の平均を上回っていた。このような高率を診断法の差に求めることはできない。ケープ・コッドの女性の民族構成や収入が米国の他の地域と似ていることは国勢調査でわかっている。ケープの女性たちは当然「私たちが特別でないとしたら、私たちを囲む環境が特別だってことじゃないか？」という疑問を持った。

市民活動の人々は我慢強く研究を続け、二つの大きな結果を手にした。ボストン大学の二人の疫学者（アン・アーシェングローとデイビッド・オゾノフ）が行った一九九一年のアッパー・ケープ研究と現在行われている「ケープ・コッドの乳がんと環境研究」である。後者の研究は一九九四年にスタートし、州から正式に一二〇万ドルをもらっている。疫学、地理学、化学、細胞生物学、医学など多くの分野の研究者が一緒になって行われているこの研究は、「ロングアイランド乳がん研究プロジェクト」にならってモデル化されている。このプロジェクトグループは、市民の乳がん活動家が打ち立てたもので、明らかに『沈黙の春』に発想の源があることから〈沈黙の春研究所〉と呼ばれている。

この研究所の研究員たちが特に興味を抱いているのは、この地域のほとんどの飲み水をまかなっている地下貯水池である。孔の多い砂で覆われているこの地下貯水池はあらゆる汚染が浸入しやすく、肥溜めの農薬から基地内で漏らしたジェット燃料や有機溶剤まで、すべてが入り込む恐れがある。皮肉なことにケープの海の生物を護る環境法があらゆる排水を土中に流すように命じており、それが砂地や地下水に滴り落ちている。排水に含まれている化学物質の多くが乳がんに作用したと信じられている。汚れた地下水域は現在地図上に記されて、ケープの乳がん発生の地図と比較されている。

いま進められている研究では乳がんだけを特定しているのに対して、一九九一年のケープ研究では、九つの異なるがんに焦点が当てられた。ケース対コントロール方式でアッパー・ケープの人々を二つの群に分けるのに、一九八三年から八六年にがんと診断された人をケースとし、コントロールはアッパー・ケープ全体から無作為に抽出した。被曝についてはインタビューによって推定した。この方法で、喫煙その他のライフスタイルからくる要因を見つけ、これを補正した。この研究は特別に総合的なものであった。すでに病気で死亡した人々を取り扱う時は、研究者らはコントロールとして、がん以外の死亡者を探した。その抽出は、死亡届の名簿の中から無作為に行った。死亡者の被曝情報収集に当たっては、その血族の人たちにインタビューをした。

三年かかった調査の後、研究を主導した研究者たちは次の結論に達した。

この調査は環境有害物があることによって、アッパー・ケープ地区内で全般的にがんの発生率が増えているのではないかという懸念から始まった。環境要因を徹底的に調べた結果、ここには憂慮すべき広範な原因があることが明確になった。

統計学的な弱さから、研究者たちはすべてのがん増加の理由を説明することはできなかったが、いくつか興味ある結果が浮かび上がってきた。肺がんと乳がんの両方の発生率が、軍倉庫の鉄砲置き場の近くの住民の間で高くなっていた。一つの可能性は、大砲の点火に使われるジニトロトルエンという(発射用)推進剤を空気とともに吸い込んだということである。ジニトロトルエンは「おそらくヒト発がん性物質」に分類されていて、動物実験では乳がんを起こすことが示されている。調査からは、クランベリー湿地の近くに住む人々の間に脳腫瘍が多いことと特定のタイプの水道配管の家の人に白血病と膀胱がんが増えている証拠が出てきた。

水道配管はずっと前から疑われていた。一九六〇年代後半にセメント製配水管の新しい技術がニューイングランドへ入ってきた。水の味を良くするために内壁にプラスチック膜がコーティングされたパイプである。アッパー・ケープでは多数の管が埋設され、以来、急速に普及した。このパイプの製造工場ではビニールのペーストを内面に張り付けるのであるが、その際にテトラクロロエチレンという溶剤を使う。または単にパークロと呼ばれるが、そのわけは有機化学者だけが知っている。ともかく、トリクロロエチレンのいとこにあたるパークロはIARCの分類では「おそらくヒト発がん性物質」である。

パイプの内張り作業中の溶媒はすべて蒸発してしまうと製造業者は想定している。実際は、かなりの量が残って、ゆっくりと壁面から飲料水に浸み出してくる。このように、アッパー・ケープの飲料水は、公共用水の唯一の水源である地下水に浸み込んでくる地表の汚染化学物質によってだけでなく、それを運んでくるパイプからも汚されているのである。アッパー・ケープの配水管が水にパークロを放出しているということは新しく見つかったことではない。この事実は一九七〇年代から知られていたが、その時代にはパークロは水道法上の規制物質ではなかった。一九八〇年にプラスチックを内張りした配水管はやっと使用禁止となった。

パークロと膀胱がんとの関係も新しい発見ではない。パークロは私たちのほとんどが親しんできた物質である。一九三〇年以来服のドライクリーニング剤としてこれが使われてきた。ドライクリーニングで働く人は一般の人と比べて食道がんが二倍、膀胱がんが二倍多い。このようなことがわかっているので、アッパー・ケープの住民の中に膀胱がんクラスターが見つかったとしても驚くにはあたらない。アッパー・ケープの水道管についてさらに研究された報告が一九九三年に発表になったが、それを見ると、人々のパークロ被曝量はパイプの長さ、形、太さ、使用年数、水流パターン、居住の長さなどに依存して、実に様々であった。被曝量が最大であった人たちはこの型のパイプを使っていない人たちと比べて膀胱がんのリスクは四倍、白血病のリスクはほぼ二倍であった。

『全米水道協会誌』は飲料水中のパークロ問題を一九八三年に初めて報じた。次に掲げる言葉は、ちょうど一〇年後にアッパーケープの研究に参加した科学者のものである。

結論として、我々はＰＣＥ〔パークロ〕に汚染された公共水道水と白血病及び膀胱がんとの結びつきの証拠を見つけた。EPAの調査によると、水源である地下水の一四〜二六％、表層水（湖や河川水）の三八％が程度の差はあれ、PCEに汚染されているという。このようにPCEの発がん性は公衆衛生にとって大きな懸念となっている。

一〇年という年月はがんに冒された人々にとって、待つには長い時間である。

真実を見のがす

ノーマンデイルで行われた第二の研究は、第一の結果を支持するものであった。ZIPコード〔郵便番号〕より小さい地域に分けてがん発生率を求めることはできなかったため、州の保健部は、郡に調査を依頼した。郡の役人は戸別訪問の調査を約束し、「ノーマンデイルのがん患者がZIPコードで分けた地区分からはずれているかどうか」を決めることとした。結果的に戸別訪問は行われなかった。その代わり、住民が書き込んで送り返す方式のアンケート用紙がノーマンデイルの一八四人に郵送された。六七通が返ってきた。回答率三七・五％である。そのうちの八人ががん患者であった。

一九九二年三月六日の新聞の「見出し」は「がんクラスターは見つからず」であった。そして記事には次のように書かれていた。

テーズウェル郡保健部の役人は〔ノーマンデイルには〕目立ったがん問題はなかった、と語った。郡は一六万平方メートルの広さの地区のがん調査結果を木曜日に発表した。……州と郡による五ヶ月の調査の結果が、がんクラスターのまっただなかに住んでいるのではないかという住民の脅えに終結を与えた。

この調査から問題を見る時、普通の人は疫学者になる必要はない。第一、結論を出すにはあまりにも数が少なすぎる。第二に、アンケートに答えた人が地区住民から無作為に抽出されたといえるかどうかわからない。おそらく、アンケートに答えた人は、平均的に、答えなかった人よりも健康で教育程度が高かったであろう。がん患者を抱えて家族の世話をしなければならない主婦は郵便を出さなかったか、悲嘆にくれていたか、打ちのめされていたかで、机に向かって長たらしい質問に答える余力がなかったかもしれない。また、保険会社との交渉で忙しすぎたり、告別式のために家族の履歴を書いたり、それを送る宛先を考えたりするのに忙殺されていたかもしれない。家族にがんが出た場合に町の外へ引っ越す可能性はかなりありそうだし、字を書くことに抵抗があることも考えられる。郡がこれまで約束を破ってきたことに腹を立ててアンケートをボイコットした人もあろう。したがって、直接人々にあってみなければ、回答しなかった多数派の人たちがなぜ沈黙したのかを誰も知ることができない。

さらに、一人住まいの人は、がんで死んだと数えられることはまずない。地方新聞は死亡届を取り寄せて、この地域では少なくとも五人がこうしてがんのために死んだと報じたけれども、郡の調査には一つも報告されていなかった。一人は肝臓がん、二人は乳がん、一人は白血病、一人は子宮がんであった。

この沈黙を統計ではどう評価するのか？　このような欠点だらけのアンケートからどうやって問題はなかったという結論を導き出せるのだろう？

このような疑問はノーマンデイルの人々から消えることはなく、多くの住民が郡の研究の有効性を疑っていると公言した。ノーマンデイルの住民はケープ・コッドの住民ではないし、ロングアイランドの女性でもない。彼らは郡の調査結果を拒否する立場にはなく、何百万ドルもかけた連邦政府の調査を要求している。彼らに国会議員の友人はいない。彼らにはファックスもなく、大学との連携もない。彼らが世界の有名な科学者を招いて懇談しながら研究報告書を作ってもらうということもあり得ない。

ケープ・コッドとロングアイランドの市民たちは、自分たちの地区におけるがんと環境汚染の問題に科学者が関心を寄せてくれるように精力的に闘っている。しかし、彼らが求める情報源は、ノーマンデイルの住民の間で流れている情報とひどく違っている。私はロングアイランドの乳がん患者で活動家の一人と大学やホテルで会い語り合った。また私はケープ・コッドのがん活動家とも、海岸沿いの会議場で話をした。さらに私の故郷の地域指導者とも、自動車修理店とビル会社の奥の部屋で会って話し合った。

伝えられたケープ・コッドのがんクラスターに関するマサチューセッツ州レポートは五百ページもの長さである。しかもこれは準備的なものと考えられている。一〇年の歳月、百万ドルの資金、最新研究技術が使われている。この中で、ピーキンとノーマンデイルの発がん率に割かれた州と郡の調査記述は併せてたった八ページである。

子宮がんで妻を失ったノーマンデイルの人は、こう言った。「州は、真実を脇に追いやったり、見過ごしたりする方法を知ってるんじゃないか？」

第II部　化学物質を追え

第五章　戦　争

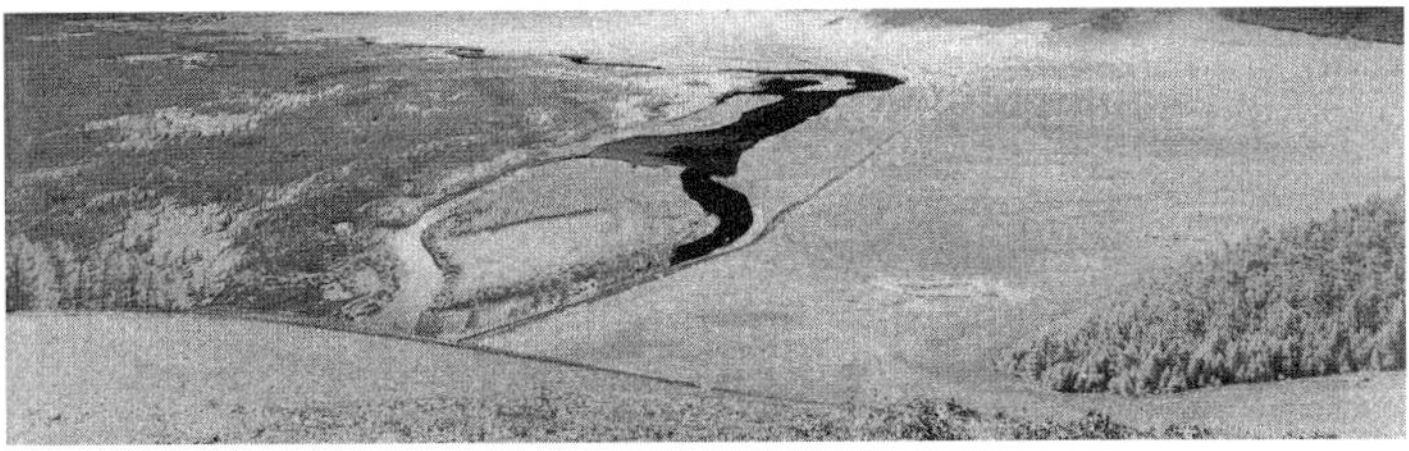

有機化学物質——自然と人工

六九歳になった父が手動タイプライターで覚え書きを作って親戚全員にコピーを送ったのは、地中海戦域での連合軍の戦勝五〇周年記念日をともに祝うためであった。この行事がいかに重要であるかが書き連ねられていた。それは彼にとって決定的な時であった。

私はときどき父が兵隊でイタリアにいることを想像した。父の望みは二つあった。生きていることと捕虜になった兄を奪回することであった。私のおじに当たるその人ロイはドイツで戦争捕虜になっていた。ヨーロッパでの連合軍の勝利はきわめて近いと思われていたが、父の心配の種は、別の戦場、すなわち血にまみれた太平洋戦線に送られることであった。

父はタイプがきわめて上手なために命を救われたと信じていた。これは娘の私にとっても忘れることができない教訓である。貧しいシカゴ住民の九番目の子供だった父は、学校を修了するまでに一二回も引っ越した。彼が一分間に一〇〇語も間違わずにタイプする技能をどのようにして身につけたのか私にはわからない。父の謎の一つである。私の子供時代、両親の部屋は速くて規則正しい音で満たされていた。語り草になっているところでは、タイプ上手は二つの理由から父を救ったという。一つは前線から遠く離れた陸軍事務所で通信員の仕事に就けたこと、二つ目は、それゆえに父は次々と軍隊の展開を命令する枢軸に居られたことである。こうして父は前もって得た情報から、うまい連隊にうまい時期に再入隊するという器用なことをやって、死傷を免れてきた。「見つけ、急襲し、破壊する」戦車のような能力が試されることはなかった。

こんな父の物語を聞いていたので、私は父の大きな机で文章や字の書き方、タイピングなどの練習に励んだ。私は父に似て近視で左利きである。二人ともだらだらした仕事が大嫌い。しかし、もし私が言葉を作り出すスピードよりもその言葉の響きに魅力を感じるようになったならば、それは私に書記の能力がなく、電動の自動修正マシン、後のコンピューターによる作業が不自然なためである。それでも私はその大きな机に向かいながらタイプミスのない父の自伝を読むまでは、父の物語がどんなに深く私に影響を与えていたか、あるいは死傷記録を猛烈な勢いで打ち込んでいる一九歳の陸軍兵士に自分がいかにそっくりかということに気がつかなかった。作家としての私の仕事は私が生まれる前の年に終わった戦争の遺産であったのだ。

『沈黙の春』はあちこちで第二次世界大戦について述べている。カーソンが参照したのは死者数で、戦争目的のために開発された技術が化学と物理学を永久に変質させたと、読者に今一度想い起こさせるように工夫されていたようだ。原子爆弾は最も多く引用された例だ。人々の経済に対する見方も、従来親しんできたものから変化してしまった。戦後入手できるようになった大量の新しい合成化学製品が、食物生産と包装、住宅建築、家具、トイレの防虫、子供のシラミ駆除、ペットのノミ駆除などのやり方をすっかり変えた。カーソンはこの変化を、あたかも芝生用の農薬と化学兵器の結びつきが完全に明らかであるかのように、ほとんど手放しで書いている。

カーソンは戦争についてそれ以外に少なくとも二つのことを書いている。第一は、これらの新しい化合物は戦時の総動員法の下、秘密の雰囲気の中で開発されたので、安全性に関しては完全にはテストされなかったこと。だから、戦後こうした製品の市場が急速に発展したが、人と環境に対する長期影響は分かっていなかったこと。第二に、戦争中の殺しを目的とする態度が市場に入ってきた製品にも付随してきたので、撃ち殺し、殲滅するという目標が戦場から台所、庭、森、農園へと移ってきたこと。「見つけ、急襲して、破壊する」という父の言う対戦車隊の合い言葉が家庭に持ち込まれ、自然界に向けられた。この態度が私たちの破滅につながるだろうとカーソンは信じていた。あらゆる生物が砲撃にさらされていた。

『沈黙の春』が出版された時は、第二次世界大戦の勝利からまだ二〇年は経っていなかった。戦後生まれの人たちはカーソンの世代とは違い、この戦争によってもたらされた生活の変化に気づいていなかった。

私たちは多くの発明品（と、その廃棄物）を遺産として引き継いでいたが、それらの起源について鋭い感覚は持っていなかった。私たち世代のがん発生率がかつてないほど高くなった理由を探すうち、そのことを調べる必要性が出てきた。

私は机の上に米国の合成化学物質の生産高の推移を示すグラフを貼り付けている。私がこれらの増産のまったただ中に、そうとは知らず生まれてきたことをはっきり自分で見られるようにと、このグラフを貼っている。第一のグラフでは一つ一つの物質の生産量を示す線の何本かがそっくり同じ動きをしている。その一つはベンゼン。ベンゼンは人に白血病を起こすことがわかっている。多発性骨髄腫と非ホジキンリンパ腫も疑われている。もう一つはパークロロエチレンである。パークロロエチレンは「おそらくヒトに発がん性」とされている物質でドライクリーニングに使われている。三つ目は塩化ビニルである。塩化ビニルは血管に肉腫を起こすことが「わかって」おり、乳がんも起こす「可能性がある」物質である。三つとも天をつく勢いで伸びている。一九四〇年からはっきりと上昇を始め、一九六〇年を過ぎるとさらに急上昇している。

もう一つ、すべての化学物質をあわせた生産量のグラフがある。こちらは子供が描いた絶壁の絵のようだ。一九二〇年から四〇年の間は水平線のようで、だいたい年一〇〜二〇億キログラムの生産量であるが、一九六〇年以後、ロケットのように上向いてほとんど垂直になっている。この上昇は指数関数的で、有機化合物の生産は七〜八年毎に増している。そして一九八〇年代には年産一億トンに達している。言い換えれば、有機化合物の生産は母の生まれた年から私が大学を出るまでに百倍に増えたことになる。人類の二世代の間の出来事である。

有機（化学物質）と合成（化学物質）という二つの言葉は紛らわしく、説明が必要である。「有機」にはほとんど逆のことを指す二つの定義がある。一般社会が使う「有機」は単に健康によい、自然に近いという意味である。農業で使っている「有機」は植物性、動物性の物だけを肥料として作った農産物を指す。「有機」と表示できる食品は合成農薬、抗生物質、ホルモン、その他の添加物を含まない。つまり、人工的な合成化学物質を使わないで作った果物、野菜、油、卵、牛乳等を指す。

しかしながら、化学の世界では「有機」化学物質とは炭素を含む分子を指す。有機化学という学問は炭素化合物の学問である。「合成」という言葉はこの世界では日常会話と同じようなものである。合成化学物質は化学の研究室で作られ、通常小さな分子を結合して大きな分子を作る。ほとんどの分子が炭素を含んでいる。じっさい、毎日毎日多数の有機化学物質が合成されている。それらは天然には存在しないものである。

もちろん、すべての有機物が合成物質というわけではない。木、皮、原油、砂糖、血液、石炭――これらはみな炭素を基本とする有機物で世界中のどこにでもある。しかし、分子の構造の中のどこかに炭素を持っているという意味では、合成化学物質の大部分も有機物である。プラスチック、界面活性剤、ナイロン、トリクロロエチレン、ＤＤＴ、ＰＣＢ、ＣＦＣなどすべて合成「有機」化合物である。有機物質と合成物質とが密接に関係しているために不合理なことが起こる。じっさい、有機農業をする人は合成された有機物質を閉め出す人のことである。

ほとんどの合成有機化合物は石油か石炭から作られる。この事実がわかると、「有機」という言葉の広い定義が理解される。生物学者にとっては生物から由来するもの（生死に関わりなく）が「有機物」である。

炭素原子が長い鎖となった有機化合物は生物を形作っている基本的化学物質である。この地球上に数億年も前に住んでいた生物がその後に液化したり石化したりして地下に埋蔵され、のちに取り出された物も有機物である。いわゆる化石燃料から作られたもので本当に〝非自然〟なものは何もない。ＤＤＴの分子はかつて生きていた生物の体内から抽出された炭素原子を並べ替えて作られた。

するとここに問題が出てくる。多くの合成分子が、化学的には生物体の中に天然に存在する物質とよく似ているとすると、それらは生物学的に活性であるのではないか。私たちの血液、肺、肝、腎、腸はすべて、酵素の働きのおかげで、循環している。つまり、酵素がからだの炭素を含む分子を分解し、再利用し、組み換えている。このようになっているので、合成の有機物は私たちの体の働きを支配している様々な天然の生物化学過程と簡単に相互作用して、生命維持の営みに参加してくる。石油化学で作られる農薬はこうした生命の営みの一つ二つに化学的介入をするように設計してあるのだから、殺す力があるわけである。たとえばＤＤＴは神経の信号系統に介入する。除草剤のアトラジンは光合成過程を歪める。フェノキシ系枯葉剤は植物成長ホルモンの効果をまねることによって死をもたらす。

第三章に述べたように、ＣＦＣという有名なオゾン破壊物質は、例外的に生物活性を持たない物質である。紫外線が当たった時にだけ塩素原子を放して、オゾンの喪失という悲劇に至る破壊的な連鎖反応を開始させる。ＣＦＣは一九二八年に発明（合成）されたが、大量生産は第二次大戦後になってようやく始まった。一九五〇年以降、成層圏にある塩素の量は一〇倍も増えた。

きわめて多くの合成有機物質が、その最終的な形態においては不活性（反応しない）である。事実、これが、生物分解性のない理由である。分子が非常に大きいか、あるいは非常に複雑であるために、減らない。この理由から合成有機物質は地球上の炭素循環からみた場合、例外的物質群である。通常の炭素循環は有機分子を常に作ったり壊したりしているものである。もちろんこの例外的性格は、屋根材や水道管や窓枠にとっては望ましいものである。

しかしながら、いくつかの理由により、この反応しない性質は誤りにつながる。第一は、こうした化合物の多くが、それ自身、反応性の高い合成化学物質から作られていること。事故やその他の理由で、こうした工業化学品の貯蔵からは日常的な放出があり、捨てられたり、一般環境に漏れ出すこともある。PVCプラスチックは生物化学的に言えば、全く死んでいるようなものであるけれども、原料の塩化ビニルは人の肝臓に激しい影響を及ぼす。第二に、不活性の合成物質は元の原料のような小さな、反応性の高い分子になって脱落するか、蒸発する可能性がある。第三に、その物質が焼却されると新しい反応性の化学物質が生まれる可能性がある。やさしい綿毛のビニール張りがゴミ焼却炉に放り込まれれば有毒なダイオキシンが煙突から立ちのぼる。この場合は焼却炉自体が実質的な化学実験室となり、消費者が捨てたゴミから新しい有機化合物を合成する。

こうした経路のすべてから、生物学的に活性な、合成有機化合物の大波が私たちに押し寄せていることがわかる。あるものは私たちのホルモンに介入し、あるものは私たちの染色体にひっつき、あるものは免疫系をだめにし、またあるものは酵素の働きを過剰に刺激する。もしも私たちのからだがこうした化合物を完全に良性の分解物にして排泄することができれば、それほどの危害を受けないであろう。実際はそうではなく、それらの多くは体内に蓄積してしまう。合成の有機物質はからだの内と外の世界にとって最悪のものとして私たちの前に立ちはだかっている。それらは私たちのからだと反応するほどに天然の化学物質に似ているが、簡単に出ていかないという点で大きく異なっている。

これらの化合物の多くは脂肪に溶けやすいので、脂肪の多い組織に集まる。パークロロエチレンやトリクロロエチレンなどの合成有機溶剤がそうした例である。この溶剤は他の化学物質（脂溶性）を特に溶かしやすいようにデザインされている。塗料では油性の色材をうまく保持する。グリース除去剤は、潤滑油のついた機械の部品をきれいにする。ドライクリーニング液は、人の脂肪と繊維についた油性の汚れを溶かすのに優れている。またこの溶剤は人の皮膚の脂肪を簡単に溶かすので、触れると皮膚からからだの中に容易に入ってしまう。さらに、肺に入れば、その膜を通してすぐに吸収されてしまう。一旦中に入れば、脂肪を含む組織に居座る。

脂肪を含む組織はいくらでもある。乳房は脂肪の含有率が高いことで有名であり、女性のからだの中に合成有機化学物質を貯め込む倉庫の役割をする。しかし、脂肪含有臓器としてそれほど有名でない組織でも化学物質を貯めこむ。例えば肝臓は驚くほど脂肪が多い。それから、骨髄はベンゼンが主として蓄積する組織である。また神経組織は脂肪の多い皮膜に包まれているので、脳にも驚くほど多い。多くの溶剤が脳の働きに影響するために麻酔ガスとして使われてきたことを考えてみよう。その一つがクロロホルムである。

クロロホルムは医学で長く使われてきたが、そこで使われなくなった後に、冷媒、農薬、合成色素の製造における溶剤、香料、希釈剤として使われ続けた。米国の生産高は現在年に三〇万トンで、スーパーファンド・サイトに挙げられている処分場の半数からこの物質が出ている。第九章で述べるが、塩素消毒した飲料水にも微量含まれている。クロロホルムは「おそらくヒトに発がん性」に分類されている。からだに留まる時間はかなり短く、半減期は八時間程度で、DDTの七年と比べればその短さがわかる（半減期とは分解や排泄により元の物質が半量になるまでの時間のこと）。このようにクロロホルムは蓄積性ではないが、余りにも普通に曝露されていることが問題である。水、食料、呼吸からわずかながらも常に取り込んでいると、ATSDR〔毒物疾病登録庁〕は言っている。

前にも述べたように、二十世紀の後半に、脳、肝、乳、骨髄（多発性骨髄腫）のがんが増加し始めた。これらの臓器は脂肪の多い臓器である。二十世紀の後半に同じく増えたものは、脂溶性合成化学物質である。ヒトに発がん性の物質（分かっている、おそらく、可能性がある、のいずれか）として分類されているものも多い。これら二つのそっくりな時間的傾向の間にどんな関係があるのかと問わねばならない。

戦争が作った化学農薬

DDTは一八七四年に合成され、第二次世界大戦に徴用されるまでは特段の目的もなくうらぶれていたが、ナポリで発疹チフスの流行があったときにその威力が証明された。私の父はその直後にこの占領都市に入った。父の記憶によると、ナポリは破壊され、人々は飢餓に苦しみ、不衛生で絶望状態だった。そういう彼らがチフスに罹り易いのは当然だった。チフスを運ぶシラミ、ノミ、ダニを駆除するDDTの威力はまるで奇跡のようだった。その後しばらくしてアメリカの爆撃機はDDTを搭載して太平洋の島々の蚊を退治する作戦を開始した。戦時中のDDT生産はすぐに軍事目的に必要な量を超えてしまい、一九四五年になると米国政府は過剰分を一般市民用に放出する許可を与えた。

歴史学者のトーマス・ダンラップとエドムンド・ラッセルの記録によると、この決定がDDTの使用目的を根本的に変えたという。一方で昆虫媒介型の流行り病に罹った戦争避難民を燻蒸消毒し、他方でこうした病気の恐れが全然ない国の食物供給を支配する目的で使用された。また、一方でマラリアの広がる戦場地域全体に殺虫剤の雨として降らせ、他方でロングアイランド郊外の消毒に使った。こうした使用目的の転換に際しては巧妙な広告が使われ、害虫退治に全く新しい方法が出現したと宣伝された。害虫のみならず様々な昆虫が、人々のイメージの中で、何がなんでも根絶しなければならない、許しておけない悪魔となった。昆虫と共に生きることはもはや受け入れられないこととなった。家庭の中の前線における新たな敵を悪者に仕立てるために。カブトムシの頭をアドルフ・ヒットラーにした宣伝まで登場した。

米国における合成殺虫剤の使用はこのようにして、一九四〇年代に始まった。DDTのデビューに、別の二つの殺虫剤が加わった。パラチオンとフェノキシ除草剤（2、4―D、2、4、5―T）である。パラチオンとその親類筋に当たるマラチオンは有機リン系農薬である。有機リンとは、リンの回りに様々な炭素鎖や炭素環がついている化合物である。塩素系農薬と同様に、有機リン系農薬も昆虫の神経系を攻撃するが、作用の仕方はDDTのように神経細胞間の電気伝導度を狂わすというよりはレセプター分子に介入するというやり方である。有機リンも有機塩素と同様に戦時中に輝かしい役割を演じたが、それは英雄というより、悪者、敵としてであった。ドイツの会社が開発した神経ガス、第一世代有機リン毒物は、アウシュヴィッツの収容所の人々でテストされた。

それに引き換え、フェノキシ除草剤は連合軍の兵器であった。第三章で既に見たように一九四〇年代に敵国の穀物を全滅させる目的で開発が始められた。米国のもう一つの兵器、原爆が戦争を終結させたので、この化学兵器は野外テストを行うことができなかった。二〇年以上の歳月が流れ、2、4―Dと2、4、5―

Tは再び戦場に投入されることとなった。すなわち、ベトナムの熱帯雨林におけるいわゆる「オレンジ剤」〔戦時の呼称〕である。その後米国はこれを農地の雑草除去と森林の下藪駆除のために使うこととした。一九六〇年には全米の除草剤生産高の半分を2、4―Dが占めるまでになった。草刈りの鎌はたちまちにして廃れた。

米国の農薬使用高の推移をグラフにすると、合成化学物質の生産高と酷似している。一八五〇年から一九四五年の間は、長い、ゆっくりとした上昇が続くが、突然砂漠から山頂が立ち上るように線が上に伸びる。殺虫剤の使用量が他に先行して増え、次いで除草剤が後を追う。殺菌剤がさらに遅れてゆっくりと立ち上る。これらすべてが一九四五年から一〇年以内に導入されて農業の害虫管理の九〇%を合成有機化合物が占め、戦前の害虫駆除法を完全に覆した。一九三九年には連邦政府に登録されていた殺虫剤は三二種類だったが、現在では八六〇種の生物活性化学物質が登録され、二万種以上の農薬商品がある。そして、全使用量は約一万トンと推定されている。

農業用が使用量の大部分を占めていて、一般家庭用は五%であるが、農村に住んでいない人々にとって家庭内使用は重要である。環境保護庁（EPA）の全国農園農薬調査によれば全米の八二%の家で何らかの農薬を使っている。ミズーリ州の調査では、九八%近くの家庭で少なくとも年一回以上使っており、三分の二以上が年に五回以上使っていると回答した。前庭と裏庭用の除草剤は全米で五〇%以上の家庭が使っており、ペット用のノミよけ首輪、スプレー、粉、シャンプー、浴剤なども同様であった。これらが使われる場所は私たちの身近であるために接触し易く、ベッドや服、カーペット、食品に入り込んでくる可能性が大である。屋内での農薬残留時間は屋外使用の場合より長い。屋外では、太陽光、雨、土壌細菌などが分解や除去を助けているが、屋内ではそれがない。靴の中に入った化学物質が家の中に持ち込まれると絨毯繊維の間に入って数年間もそこに留まることもあり得る。乳児やよちよち歩きの幼児が絨毯の上をはいはいして殺虫剤に触れたり、家の埃を吸い込んで曝露される農薬の量は食品中の残留農薬からの摂取量より多いと考えている研究者もいる。

いくつかの研究が、小児がんと、家庭での農薬使用との結びつきを指摘している。ロサンジェルスの小児がんは妊娠中または授乳中の両親の農薬曝露と相関しているということがわかった。デンバーの一九九五年の研究では、農薬を使った家の子供たちは、使わない家の子よりも軟組織肉腫が四倍以上多いことが示された。もう一つのケース対コントロール研究では、子供の脳腫瘍発生と数種類の家庭用殺虫剤使用との間に統計的に有意な相関があることがわかった。それらの家庭では害虫撃退用布片、リンデン含有シラミシャンプー、ペット用ノミよけ首輪、芝生の除草剤などが使われていた。これらの発見は、なぜ一四歳以下の子供に脳腫瘍がこの二〇年間に増えているかの説明の出発点になる可能性をはらんでいる。

もちろん、合成有機化合物の戦後のブームは農薬に限られるわけではない。化石燃料から作られる工業化学製品も同じときに爆発的勢いで登場した。こちらの場合は、第二次世界大戦はそれに先立つ数年間の動きを単に加速したにすぎない。

化学史研究者は二〇世紀の石油化学工業興隆の始まりを、一九世紀に鯨の絶滅を前にした日の近くまで遡らせている。ランプ用の鯨油の不足が灯油市場を出現させたというのである。灯油は石油の中の軽い成分である。第一次世界大戦中に輸入物資が封鎖されたために、戦争参加各国の化学工業界は新しい製品の発明を余儀なくされた。たとえばドイツは、チリ硝石の輸入が遮られた時に合成肥料を発明した。これと同じ製造法は爆薬を作るのに実に役立つことがわかった。一九九五年にオクラホマ市の連邦ビルを破壊した爆弾は肥料から作ったものだったことを思い出すことができよう。

化学物質を大量に作る力を得たドイツは、塩素ガスを化学兵器というすさまじい武器としてフランスの塹壕の中で使うことにした。塩素系溶媒もこの時期に作られた。戦争が終わると、米国内の新しい化学製品は高い関税で守られる一方、敗戦国は化学合成技術の秘密を戦勝国にさらわれ、戦勝国の化学工業に著しい富と名声を与えることになった。一九三〇年代頃には石油が新しい化学発明のための炭素源として石炭と入れ替わった。

しかしながら、合成有機化学物質が指数関数的に増えるという上昇の絶壁が始まるのは一九四〇年代以降である。第二次世界大戦の激しい戦闘が爆薬、合成ゴム、飛行機燃料、金属部品、合成石油、溶剤、医薬品等々を創り出していった。化学プロセスの数々の発明は第一次世界大戦のゆりかごの中で開発された。どろどろした重くて大きい石油分子からより軽い小さな分子を作るためのクラッキング技術のような基礎化学が、大規模な製造法として完成されテストされたわけである。戦争が終わると、戦時中の化学物質は巧妙な宣伝技術に助けられて市民のいる守備陣に送り届けられると共に、経済ブーム、住宅建設ブーム、ベビーブームが前代未聞の消費需要を創り出した。

景気後退を恐れる気持ちから国家の指導者たちは軍事用品を民生用に転換するよう奨励した。歴史家のアーロン・イーデは皮肉っぽく、「米国では、戦時需要に応じて巨大な大きさに成長した産業にとって、平和がカタストロフィーにはならなかった」と書いている。

エコロジーの観点から言うと、第二次世界大戦は、「炭化水素経済」とアナリストたちが呼んでいる経済から石油化学経済へ移行する触媒であった。この五〇年間に生まれた私たちにとっては、石油が天然化学という前任者を覆し、これに取って代わり、さらに廃てたという過程を包括的に眺めることは魅力的なテーマである。私自身、一バレルの石油から作られている化学製品のうちどれほど多くのものがかつて植物から作られていたかを知って驚いた。

読者もきっと私と同様、石油から合成される以前からプラスチックがあったということを知れば興奮するに違いない。それは一八七〇年代に植物から作られたセルロイドである。木材パルプから、片面が粘性の透明フィルムが作られたのは一九二〇年代であり、セロハンテープと呼ばれた。植物から作られる物質が昔は車のタイヤ、装置パネル、車のスプレー塗料として使われていた。このように発がん性物質の塩ビモノマーが最初に合成されたのは一九一三年であったのに、その生産が始まったのは第二次世界大戦後のことであって、その時には植物性資源の工業的利用のための研究が石油化学の重点化研究に置き換えられていた。自動車の内装から木綿繊維やパルプが駆逐され、石油製のものになった。

できれば、ホルムアルデヒドと大豆が一般的になったのはどうしてか考えてみてほしい。十九世紀にアジアから輸入された大豆はケバのあるさやの中に丸くて黄色い種を作る、背丈の低い豆科の植物である。最も古くて最も簡単な合成有機化学物質であるホルムアルデヒドは、炭素一個、酸素一個と水素二個からできている。この二つの物質ほど異なっているものはない。それが、私には両方ともとても親しみ深いものになってしまった。というのは、大豆は故郷のイリノイの大草原を覆っているし、ホルムアルデヒドは解剖すると決まった生物試料を保存するのに使う標準的な液だからである（生物の授業でホルマリン漬けのカエルを目の前にしたことがある人なら、その特徴的な臭いをすぐに思い出すだろう）。ヒト発がん性の可能性がある化学物質に分類されているホルムアルデヒドは、米国での年産量の多い方から五〇位までに常に入っている。一九九〇年だけで二・五億キロリットル生産されている。ホルムアルデヒドは死体防腐液としても用いられる。また布にパーマネント・プレスを施す時にスプレーされる。一九七〇年代には、ホルムアルデヒドを基本とする発泡材が家の断熱材として流行した。しかし、ホルムアルデヒドの生産量のほぼ半分がベニヤ板や圧縮合板のような木材用の合成樹脂に使われている。建築材や家具からその後蒸発して出てくるホルムアルデヒドは、重要な室内汚染源となっている。クロロホルムと同様、ホルムアルデヒドの問題は生物組織に蓄積することではなく、私たちがほとんど常に曝されていることと、発生源が多岐にわたることである。床のフローリング仕上げからしわにならないシーツにまで発生源は幅広い。

それではここで前記の謎に応えることとしよう。ホルムアルデヒドと大豆に共通する性質は粘着材として働く力である。ホルムアルデヒドが今のように大量生産される前は、圧縮合板やベニヤ板をくっつけるのに大豆樹脂が使われていた。大豆油は、消火泡剤、壁紙のりにも、また塗料、除色剤、ラッカーとしても使われていた。

その他の植物油も戦前の工業では中心的材料であった。トウモロコシ、オリーブ、米、ブドウの種、その他から抽出した油が塗料、インキ、石鹸、乳化剤、床塗りなどに使われていた。リノリウムという言葉はアマニ油を語源とした名前である。ヒマシ油は熱帯地方の豆科のヒマの木からきたもので、機械部品の潤滑用に使われた。

合成化学による置き換えはこの半世紀の間に起こり、私たちは無数の新しい発がん性物質（証明されたものや疑わしいもの）にさらされている。たとえば一九五〇年代には、金属の切断中や、研磨している間、部品を冷やすようになったので、工作する人はその間指や呼吸からこの合成切削油を取り込むことになった。パークロのような合成のグリース除去剤は切り終わった部品をきれいにするのによく使われる。これも有害廃棄物捨て場に含まれているのでゆくゆくは飲料水汚染になる。研究者は最近、こうした合成切削油が、製造中の不純物としてN―ニトロソアミンを含んでいて、労働者が曝露されていることを見つけた。一九七〇年代までに金属加工労働者のがんと合成機械オイルとの相関が注目されるようになった。

これまでは、N―ニトロソアミンは直接人のがんに関与することにはなっていなかった。なぜなら、普通より以上に曝露されたという集団がなかったからである。切削油を使用する労働者は、初めて被曝集団に認定されるという「嫌な名誉」を与えられるだろう。

「知る権利」法で化学物質の排出を減らす

一九四五年に始まった新規合成物質の誕生のスピードは、その使用と廃棄を規制する政府の能力をはるかに越えた。今一般市場では、四万五千から十万種の化学物質が出回っており、推定数として七万五千という数がよく引用される。このうち一・五%から三・〇%（一二〇〇から一五〇〇物質）が発がん性試験を受けている。合成化学物質の大部分は一九七九年より以前に既に市場に出回っていたものである。この年、連邦法の「毒物管理法（TSCA）」が新規物質の事前調査（レビュー）を義務づけた。というわけで、既に出回っている多くの物質、発がん性があるかもしれない物質は、試験もされず、環境測定もされず、規制もされていない。こうした基本的情報の欠落は、「有害であるとの証拠が欠落している」という文章で表現されることが余りにも多く、これを読んだ人に「この物質は有害ではない」のだという意味に受け止められてしまう。

農薬を規制する法律は「連邦食品・薬品・化粧品法（ＦＦＤＣＡ）」と「連邦殺虫剤・殺菌剤・殺鼠剤法（ＦＩＦＲＡ）」である。ＦＦＤＣＡが農産物に含まれる残留農薬のレベル、我慢できるレベルを決めている。つまり、生鮮野菜から動物飼料まで、食品中の残留農薬基準を定めている。ＦＩＦＲＡは、農薬を製造している会社に毒性試験を命じ、その結果を連邦政府に提出するよう求めている。ＦＩＦＲＡは改正されて、現在の科学的試験の要請が効力を発する以前の古い未試験の農薬の再評価を求めることになった。当初は一九七六年に完了することになっていたこの再登録手続きは今でも続行中で、何度も遅延したあげく、今度は二〇一〇年に完了する予定となった。その時まで、古い未試験の農薬は売ることも使うこともできるのである。これを批判して、これはあたかも自動車局が全員に運転免許を発行したが、数十年後まで路上試験の機会を与えなかったというようなものだと言う人もいる。米国科学研究評議会によれば、普通に使われている農薬のたった一〇％だけが適切な毒性評価が行われており、三八％は無効な評価で、残りの五二％はその中間であるという。

一九七〇年代八〇年代には、それまで広がり続けてきた毒物の廃棄用井戸の数に呼応するように、様々な「知る権利」法が噴出した。「知る権利」法グループに属する最初の法律は、職場における有毒物質を知る労働者の権利法である。第二のグループは、地域にある有毒物質について知る被害住民の権利法であり、最後に、日常的に環境に放出されている化学物質の量について知る権利法である。このような化学物質が環境に広く進入するようになって以来約四〇年の間は私たちにこうした権利はなかった。工場から放出される化学物質が何かということは特権的情報すなわち商売上の秘密と考えられていた。一九四〇年から一九八〇年半ばまでに生まれた私たちは、子供時代に何にどれほど曝露されたか、そのためにどんながんリスクを持っていると考えられるか、誰も確かなことはわからない。しかしながら、現在の被曝量については部分的ながら情報を持っている。

法律を作る議員と化学品製造業者が「市民は化学被曝について知らされるべきである」と静かに合意したためにできた法律は何一つない。むしろ、「職場の知る権利」法を巡る長い闘いにそのルーツがある。「地域の知る権利」法は、「危機対応計画と『地域の知る権利』法（ＥＰＣＲＡ）という法律にまとめられて一九八六年に工業界の強い反対をおさえて国会を通過した。この法律は、一九八四年にインドのボパールで起きた化学大災害に対する直接の反応であると共に、州や地方レベルでの市民の運動に対する反応でもあった。ボパールでは、ユニオンカーバイド社の工場から農薬原料が外部に漏れて周辺の家で睡眠中の数千人が殺された。救急医療の努力は、誰もどんな化学物質が漏れたのかを知らなかったために徒労に終わった。類似の化学物質放出事故がウェストバージニアの姉妹工場で起きた。そのすぐ後で議会はＥＰＣＲＡを通過させた。この法律の重要部分は一票差で通過した。

ＥＰＣＲＡの要は毒物排出一覧表（ＴＲＩ）である。がん疫学調査計画（ＳＥＥＲ）ががん患者の発生に対する登録制度であるように、ＴＲＩは発がん性物質とその他の毒物に対する登録制度である。この法律によって製造者は、六五四種の有毒物質について毎年大気、水、土に排出した全量を政府に報告することが求められる。政府はそのデータを公開する。しかし、汚染の公開という点から見て、TRIはいくつもの欠点を持っている。第一は完全な自己申告に基づいていることで、そのデータの信頼性をチェックする適切な方法がないことである。次に、消費者が手にする製品中の発がん性物質は含まれないこと、小さな企業は報告の義務を免れていること、報告が求められている企業の回答率はたったの六六％にすぎないこと、六五四物質という数字は私たちが使っている全化学物質のほんの一部に過ぎないこと等である。

さらに、求められる報告には渦巻き状の抜け道がある。企業側は廃棄物を使ってシェル・ゲームができる、すなわち、TRIはうまく外面を繕う余地を与えている。アナリストの中には、一九八七年から今までの間に環境への放出がかなり減ったというのは幻の部分も含まれていると信じている人もいる。たとえば、計量法の変更とか、非常に汚染の出易い工程を外注に出すなどがあると。経済活動の中の有毒化学物質の流れを追跡している研究者たちは、有毒廃棄物の排出量の減少が必ずしも廃棄物の発生量そのものの減少と平行していないと指摘している。すなわち、TRIを報告している企業が作り出している廃棄物は依然として多量のままである。では、その廃棄物はどこへ行っているのだろうか？　全物質の把握ができないのならば、（今はそれは必要とされていない）誰にも正確なことはわからない。

それでも、市民がEPAに対して居住地の毒物排出量のリストを求めることができるようになったのは歴史上初めてのことで、EPCRA法のおかげである。この情報を入手することは、今では市民の基本的権利と政府から認められている。

ある地域で工場からの汚染を減らそうとしたとき、この法律はどういう役目を果すか。いわゆる民間企業が有毒な化学物質を地域の大気、水、土に放出する際に、正にこの公共法に縛られるということを企業が明確に認識するという点が、この法律の最も重要な機能である。工場は環境を汚しているということを私たちは頭では分かっていても、こんな物質を出しているのだということが新聞紙上に名前と数量などで印刷されて示されるまでは、具体的な像が浮かんでこない。たとえば、ヒト発がん性が明確な物質、あるいは疑われている物質が何キログラム、どの会社から私が吸っている空気の中へ出ているのか、あるいは釣りをしたり、飲み水を取ったりしている川に出ているのか、などが示されて初めて実感が湧く。

ＴＲＩの最初のレポートは一九八九年にＥＰＡから出されたが、まさにこの効果があった。一年に何百万トンもの有毒物質が全国の大気、水、土に日常的に放出されていることがわかった。レポートを読んだほとんどの人がびっくりした。これは日常的な環境排出量を集める初めての試みで、その合計は疑いもなく私たちをうろたえさせるほどの量であった。ニュージャージー州の化学工業評議会の代表はこう言った。「正直に言おう。このデータが公開の情報になっていなかったら、我々の排出削減努力はおそらく始まらなかったであろう。企業のリーダーたちを含め、みんなの注目を集めたということが重要であった」。モンサントの広報官はもっと歯切れが悪かった。「この法律は信じられないような効果を持っている。……アイオワ州で最大の汚染排出者という地位に就きたい社長はどこにもいまい。」

一年目のＴＲＩでは全国の毒物排出量のたった五％程度が報告されただけだった。しかし、それでも毒物排出について口を閉ざしてきた歴史に終止符を打ったことの効果は絶大であった。自分の社名が排出者のワーストリストに載ったことを知った会社の中には、直ちに自発的な排出削減計画に取りかかったところもあった。地域住民の側も、非協力的な工場側に要求を飲ませるため、これらのデータを使い始めた。たまたまコンピューター名人であった市民活動家はＴＲＩの電子情報が入手できるように住民を助けた（家庭のコンピューターや少なくとも公共図書館のコンピューターで可能であった）。公共データ・アクセス株式会社が情報を地図上にプロットしており、ＴＲＩデータと死亡届のデータを重ね合わせることによって、環境汚染の酷い地域とがん死亡率が上昇している地域の相関が見られる。こうして、黒、白、灰色の地図が作られたが、それについては第四章で述べた。

電話帳の厚さ程になっている一番新しいＴＲＩによると、一九九四年度に全米で百万トンの有毒物質が環境に放出されている。そのうち八万トンが発がん性（ヒト発がん性とわかっているものと、疑われているもの）物質であった。

ふるさとテーズウェル郡と化学汚染

私の子供の頃のお気に入りの写真がある。私は三輪車にまたがって、間の抜けた顔で、頭には父の軍帽をかぶっている。この時背筋を伸ばしていたのは、ペダルを踏みながらカメラを構えていた父に挨拶をしようとしたからだ。一九六二年に、家の南側にあった前庭で撮ったもの。徴兵制ができてタイプライターに戻らなければならなかった一人の建築士、つまり大学生だった父が、自分でこのパティオを作り、ブロックを並べて家の前にあった六千平方メートルの放牧地まで、道をつけたのだった。

戦争が終わってから、その農家の娘と結婚した。彼女は生物学と化学の学士号を持っていた。彼はピーキンの東端に自宅を建て、芝生にはシルバー・メープルとホワイト・パインの並木を植えた。この並木が一度大きくなって屋敷を囲むようになる前は、この前庭からの眺めはすてきだった。東の方では牛が草をはんでいる。ちょっと恐かったけれど、私は塀の前に立ってその食べる様子を見るのが好きだった。赤紫の舌、ハエの黒いかたまり、草がかみ砕かれる音、そういうものが好きだった。

そのちょうど向こうに、崖の牧草地がある。そこはたぶんかつて大草原の丘が広がっていたところだ。今は広大なトウモロコシと大豆の畑である。私はトウモロコシの姿が好きだった。まっすぐに立って手を振っている緑の人のようだ。九月になると大豆が輝くような黄色に色づき、そして、私のクレヨンより鮮やかな赤褐色に変っていく。

「大豆は何色でしょう?」と私はおばのアンに聞いた。おばは私の家から郡を二つまたいだ向こうで農業をしていた。

彼女はビートをはずさなかった。「一ブッシェルが六ドルなんだから、黄金色よ」

父は毎朝西の方へ車で出勤した。三輪車から前庭のスクリーンを通して、私は谷にある三〇〜四〇の工場の煙突や冷却塔や蒸留槽を見ることができた。私は蒸気がつくる雲、煙の軌跡、神秘的なゆらゆら上る蒸気が好きだった。特に白とピンクに塗り分けられた煙突が大好きで、巨大なキャンディー棒を想わせるのだった。その煙は、エタノール蒸気とちょっと上流の火力発電所からくる石炭の煙だった。夜になると煙突は、飛行機用警告灯として点滅する柱となる。妹や私に父はこのシーンを「進歩、進歩」と言うのだった。

イリノイ州テーズウェル郡は二つの文化の故郷である。一つはトラクターの上の孤独な農夫に象徴されるもの、今一つは、ストライキに突入した工場労働者のピケラインに象徴されるものである。私の家はこの二つの文化の中間のような場所にあった。

農民の間に知られているテーズウェルは、かの有名なハイブリッド・コーンの祖先に当たる、レイドのイエロー・デント（黄色い歯）が生まれた場所だ。一方、工業関係者にとっては、ここは全国で最大級のエタノール製造会社、ピーキン・エネルギー社の広大な敷地（五一万平方メートル）のある場所だ。また機械製造としては、キャタピラー・トラクター、自動草刈り機、ブルドーザーの基地である。全国のキャタピラー経営事務所はペオリアのイリノイ川をこえて指令されている。一九五〇年からこの地域を研究している陸水学者がこのことをうまく書いている。「ペオリアからピーキンにかけての地域は、大量の工業水を必要とする高度工業地区である。その工業化地帯の周りをコーンベルトから成る肥沃な農業の平原が取り囲んでいる」

大草原が刈り払われる前にピーキンにいたのは軍隊だった。戦争と産業はしばしば共にダンスのステップを踏む。蒸留法と醸造法が、穀物を腐敗しない金になる商品に変えるための方法として始まり、それらの商品が東へ東へと輸出されていった。次に戦争中のアルコール需要が新しい巨大市場を作り、新しい製造技術が爆発的に発明されていった。ピーキンの蒸留塔の一つはアメリカ軍のアルコール供給に貢献していることが一九四一年にわかった。一九一六年にアメリカ陸軍は最初のキャタピラー・トラクターを発注している。これは前線補給と大砲と弾薬の運搬に使われた。第二次世界大戦中は仮設滑走路の埋設、道路建設、被弾貨物の除去、ヤシの木の切り倒しなどにキャタピラー機械が使われた。一九四五年度には全キャタピラー生産品の八五％が軍需用に海外へ出て行った。第一次、第二次両大戦と朝鮮戦争の間の活躍を集めた写真集『キャタ勢揃い』は今でもこの地方の本屋ではよく売れている。

十九世紀から二〇世紀への変わり目のころにもう一つの写真集がある。そこには、砂糖大根畑で働く子供たちが写っている。砂糖工場から出る真っ黒な煙を背景に子供たちの小さな白い顔が強いコントラストで写っている。砂糖工場は後のコーン・プロダクツ社となり、そこから、アグロ社のコーンスターチとカーロ社のシロップが生産された。一九二四年にスターチ工場で爆発があり、五二人の労働者が焼死した。一九八〇年にコーン・プロダクツ社はピーキン・エネルギー社となった。

一九九四年の九月、私はかつてビートの畑があったはずの場所を通ってイリノイ州の土手をドライブした。私の育ったところから三キロも離れていない場所だ。畑だった氾濫原は、今や、船のドック、積荷場、貨物列車、コンベヤー、エレベーター、ホッパーの大箱、ピット、はしけ、石炭の山、トレーラー駐車場、地下タンク、電線、廃車の山という眺めになっている。こういうものは、子供の頃はもっとずっと遠くにあった。労働組合の掲示板には「今我々は戦場に突入した」とある。環境のことには何も触れておらず、近くのキャタピラー工場の経営者が最近発表した労働条件について書かれていた。

この世には、「一体全体どこからもって来たのか?」と声に出して聞きたくなるような場所がある。ニューヨーク市の魚市場、野菜市場、生花市場ではこういう質問をしたくなる。テーズウェルもそういう場所だ。ピーキンのドックに時々来て、石炭や穀物や、鉄鋼や、化学物質や、石油製品を積んだはしけを見ている時がそうだ。「いったいどこへ行くのだろう?」

一部は答えることができる。穀物倉庫船やコーン製粉船やペレット飼料は南のニューオリンズへ行き、そこからアジアやヨーロッパに向かう。パワートンと呼ばれる石炭火力発電プラントは二六四キロ北のシカゴに高圧線を通して電気を送っている。一九四三年にこの発電所の黒い煙が六五キロも離れた飛行場の着陸を妨害したことがある。私が一五歳になった一九七四年にはこの発電所はイリノイ州で最悪の汚染発生者となった。トレース・ケミカルズ社は殺虫剤を作っているが、どこへ運んでいるのかは知らない。金属鋳物工場はブッシングという牽引用の巨大なシリンダーやドリルや鉱山で使うクラッシャーを作っている。キャタピラーの製品は世界中に運ばれる。私は一九八六年に東スーダンのナイル川に沿って南下するバスの窓からも見たし、軍施設の掲示板に見慣れたキャタピラーのロゴマーク〝C〟を目と鼻の先にも見た。

テーズウェルの谷にある他の会社についてはよく知らない。エアコ工業ガス、シェレックス化学会社、アグリコ化学社、鋳物工業などがあるが、よくわからない。ただ、キーストーン製鋼とスチール・アンド・ワイヤがスクラップ鉄から釘と有刺鉄線を作っているのは知っている。一九九三年にこの会社は敷地の下の地下水をトリクロロエチレン他の合成有機溶剤で汚染した罪で告発された。トリクロロエチレンはヒト発がん性が疑われている物質である。汚染を除去し、より安全な技術に切り換えると約束したが、今のところキーストーンはまだスーパーファンドの優先順位リストに載ったままである。

池の表面に広がるガソリンの油膜のように、私は自分の言葉の上に感情的な虚しさが広がるのを覚える。もちろん、歴史的過去の事実を個人的な経験と重ねて表現する方法はいくつもある。ボストンから病院を経由して戻ってきたイーストブラッフの少女の個人的な考えを書くのも一つの手である。何年か前その少女は何かの環境発がん性物質に曝露されたことが原因でがんになったと診断されて、その病院に行った。また、その女性が今なぜディスティラリー通りをドライブしているのかを説明する言葉もあろう。酸性の空気を吸いながら、一九世紀の砂糖大根畑と二〇世紀の有毒廃棄物捨て場を探しているその女性の言葉が。

「沈黙が広がっている。彼女にしゃべらせることはできない」

これは、あきらめや麻痺のためや沈黙のための沈黙ではない。この景色について深く詳しく語ること、あるいはこの場所で生まれたものの一人として、私自身を語ることは怖い。一般的で普通のことを余りにも例外的にしてしまうのではないかという恐れがある。私は故郷を守りたいと感じる。ここの市民は特別無知であるというわけではないし、邪悪でも近視眼的でもない。川からは遠く、市内は美しい。畑と工場群の中間には、すばらしい昔の隣人や美しい公園、地区の運動場、それなりに良い学校がある。ここにはイリノイ州のテーズウェル郡として特別なものも異常なものもない。どこでもそうだと思うが、除草からグリース除去まで農業と工業の仕事は第二次世界大戦を境に始まった化学技術によって変化した。これまた、どこでも同じだと思うが、多くは発がん性物質であるこれらの化学物質は、一般環境に入り込む道を見い出したのだった。また、ほかの場所でも全く同じだが、こうした化学物質の排出とがんの発生率との間に何か関係があるかどうかを知るための体系的な調査は行われたことがなかった。

「(化学物質の)放出があり、がんがあることはわかっている。しかし、この二つが関係しているかどうかは知らない」と、州のある毒性学者は一九九五年三月の地方新聞紙に語っている。この記事は次のように結論している。

何トンもの毒物排出が工場労働者と一般人の健康に与える影響が系統的に調査されたことはなかっ

たし、それを決定することは不可能かもしれない……。ペオリアとテーズウェル郡にある衛生統計は頼りにはなるが、毒物排出と健康問題との関係は明確ではない。

テーズウェル郡とペオリア郡の毒物排出一覧表に関しては、特別なことも異常なこともない。イリノイ州内七八郡のうちピーキン―ペオリア地域はTRIで一三番目である。しかしながら、この一覧表を初めて見たとき私は叫んでしまった。地区の工場から排出される毒物の量は、この制度が始まった一九八七年以来毎年数百ページのプリントとしてコンピューターからでてくる。たとえば一九九一年には、ペオリアとテーズウェル郡の大企業は六千トンの有毒化学物質を合法的に大気、水、土に放出していた。ヒト発がん性がわかっているものや疑われているものとしては、ベンゼン、クロム、ホルムアルデヒド、ニッケル、エチレン、アクリロニトリル、ブチルアルデヒド、リンデン、カプタンが放出されていた。カプタンは発がん性の殺菌剤で家庭内で使われていたが、使用の大部分については一九八九年に禁止された。TRIによると、一九八七年にピーキンの下水処理場には一一〇キロが流入していた。一九九二年の記録では一四キロが大気中に放出されている。

これは氷山の一角であるが、同様のデータはTRI以外の「知る権利」法の中にもある。たとえば、一九七二年まで遡る、TRI以前の毒物排出記録を私は持っている。私の目はすぐに発がん性物質（PCB、塩化ビニル、ベンゼンなど）に吸いつけられるが、その他にも恐ろしい、奇妙な物質名が並んでいる。印刷用インキ、ジェット機燃料、アスファルト固化剤、ダイナマイト、〔金属の〕削りカス、燃料油、凍結防止剤、焼却飛灰、石炭灰、除草剤、ボイラー油、それに「爆発性蒸気」。

さらに、特定の川に廃液を流す許可を得ているテーズウェル郡内の施設、二四ページにも及ぶリストも私は持っている。(廃液が流される川は、ファームクリーク……からイリノイ川……などと書かれている)。また、どんな方法にしろ有毒な物質を取り扱う許可を与えられている施設(地区の火葬場から自動車の車体工場まで)の名前がのっている三四ページのリストも手元にある。「知る権利」法は私に重量物移送記録も入手させてくれる。特に、この記録はテーズウェル郡に毒物が流入していることを示すものだから、この法律によって入手できる。たとえば、ニュージャージー州ニューウォークのサンケミカル社が一九八七年に一一〇キロの繊維状アスベストを運んできてピーキン・メトロ埋め立て地に捨てた、ということがわかる。テーズウェルは一九八九年と一九九二年の間に、有毒廃棄物発生量と遠隔地への搬出量を倍増させている。しかし、受け入れの方も州の中のトップクラスで、発生量の四倍の廃棄物を受け入れている。

テーズウェル郡の漏洩レポートというものが、化学事故の詳細を知らせてくれる。次のものはこのレポートに最初に収録された事故である。

日時——一九八八年一一月六日
場所——RTEストリート二四番
漏出物質——塩化メチル
漏出量——一、〇〇〇キログラム
漏出経路——大気に放出
事故状況——重量タンク、検査準備中、バルブの不注意な開放、本当の原因は調査中
事故処理——影響を受けたビルから二時間、一時的に避難、……バルブを閉じて放出は止んだ

国道24号は古いハイウェイである。西方向は、イリノイ川に沿って数マイル行けば、平地を越えてクインシーのミシシッピー町に伸びている。東方向は、ピーキンとインディアナの境界につながり、森の中にある私の祖父母の畑の四マイル南を通過する。私は国道24号に沿って点在する小さな町々について、どんな氷河堆石や運河についても説明できる。

塩化メチルは「おそらくヒト発がん性」に分類されている。バクテリアに突然変異を起こし、マウスに腎臓がんを起こす。また、先天奇形と、ラットの精巣の輸精管の萎縮を起こす。シリコン製品、燃料添加剤、農薬の製造に使われる塩化メチルは木酢アルコール分子に一個の塩素原子がついたものだ。一九八一年の年生産高は一六万四、二〇〇トンであった。国内の使用量は年に六・五%の割合で伸びてきた。塩化メチルの人間に対する影響を直接研究した例はない。

情報の洪水の真只中にいながら、知識がない。コンピューターが繰り出す何万何千という言葉の真只中にいて、沈黙が広がっている。

見つけろ。襲撃せよ。破壊しろ。第二次世界大戦の様々な前代未聞の結果の中でも、おそらくもっとも皮肉なものは、戦争が作り出した新しい化学物質の多くがエストロゲン様だとわかったことではなかろうか。人の体の中に入ったほんのわずかな量で、女性ホルモンであるエストロゲンをまねするとわかったことだろう。戦いと進歩のための最も男性的な武器が、生物学的には女性化を招いているとは！

この影響が起こるメカニズムは生物学的には複雑だ。あるものはホルモンを直接まねるが、あるものは、からだが自然のエストロゲンを作ったり代謝したりする機構を制御しているシステムを妨害する。そのほかに、男性ホルモン（アンドロゲン）を受け入れる場所を塞いでしまうものもある。ＤＤＴが戦争の勝利から帰還して市民社会に出現してから五〇年後の一九九五年に、この物質は再び新聞の見出しに姿を現した。ＤＤＴが変化してできる生成物のＤＤＥという物質がアンドロゲンをブロックするという新しい動物実験の結果が出たからである。

私たちのからだの酵素はＤＤＴを比較的速やかにＤＤＥに変える。といっても半量変えるのに七年半かかる。しかし次の段階はかなりゆっくりしているので、年々ＤＤＥを蓄積することになる。砂時計の底にゆっくり砂粒の山ができるような細い流れで。ＤＤＥ分子は人の胎盤を通過することもできるし、母乳に貯まることもできる。こうして、私たちの世代は若いのでＤＤＴを頭から直接かぶったことはないが、からだの中には確実にＤＤＥが蓄積している。進入のルートは少なくとも二つで、母親からとその後の食べ物からである。人と同様に動物たちも、ＤＤＥを排泄しやすい別のものに変える生物学的機構を備えていない。

この結果、男の子や大人の男に現れる障害は、停留精巣のような身体的欠陥や精子数の低下や精巣がんである。ＤＤＥの被曝が少女と女性の生殖発達にどんな影響を与えるのかはわかっていない。ただわかっていることは、ＤＤＥは男であれ女であれ私たちのからだの中のどんなものとも生物学的に違っているということであり、私たちのからだはこれを自然のホルモンのように、完全に代謝することはできないということである。米国でＤＤＴの使用を禁止してから二〇年以上たっても、なぜ私たちのからだの中をＤＤＥ分子が動き回っているか、という理由の一つはこれである。

ホルモン作用を破壊する化学物質について最も大きな心配は、先天異常に及ぶ可能性であり、野生生物の繁殖不能であり、人の不妊である。時にこうした議論は、エストロゲン様物質ががんに寄与している可能性についての、比較的静かではあるが長く続いてきた討論をほとんど覆い隠しているように見える。たとえばある種の乳がんは、エストロゲン存在下で進行することが知られており、それゆえに、乳がん患者にアンチエストロゲン剤を処方することが標準治療法になっているわけである。子宮、卵巣、睾丸、前立腺がんのようながんでも、ホルモンが関与しているとわかっているものや、疑われているものがある。このように、ホルモンに介入する汚染物質を特定していく作業はあらゆる種類のがんについて人々が話し合うために重要なことである。

内分泌攪乱とがんとの関連は新しい問題ではない。レイチェル・カーソンは『沈黙の春』の中ではっきりとこのことを書いている。しかしながら、数年前タフツ大学の研究室で不思議な事件が起こったために、このトピックに新たに関心が集まった。

細胞生物学者のアナ・ソトとカルロス・ソンネンシャインは、実験室内で困ったことが起こった際に乳がんとエストロゲンとの関係を詳細に洗い直した。乳がん細胞はエストロゲンが入っていないプラスチック・シャーレの中で激しく分裂を始めた。それはあたかもホルモンに刺激されたかのようだった。「これは何か汚染が起こっている証拠だわ」ソトは思い出す。「私たちは事故から発見したのよ」

ソトとソンネンシャインはその汚染を、血液を保存していたプラスチックの試験管までたどっていった。二人は汚染物質を精製してノニルフェノールであることを突き止めた。ノニルフェノールはプラスチックのひび割れを防止するために製造段階で加えられた合成有機化合物である。ノニルフェノールの分子が試験管から血液に浸み出していたのだ。その後の一連の研究の中で二人の研究者はノニルフェノールがエストロゲン様物質であることを示した。この物質は細胞中のエストロゲン受容体を活性化して、ある遺伝子の活性に変更を加え、細胞の分裂速度を変えたのである。ノニルフェノールは少なくとも培養皿の中での乳がん細胞の分裂速度を早めた。二人は、他の化学物質、一般的な農薬や界面活性剤、他のプラスチックなどのテストを開始し、石油化学で合成された様々な物質がエストロゲン活性を持っていることを見つけた。他の研究者たちも刺激されて同様の研究を始めた。およそ四〇種類の化学物質にエストロゲンをまねる力があることが突き止められた。

にわかに注目を浴びたこの事実により、至るところにあるがほとんど知られていない二つの化合物グループの生物活性能に光が当てられることとなった。プラスチック可塑剤と界面活性剤である。可塑剤はプラスチックをより強く、より柔らかくするために混ぜられる。界面活性剤は、たとえば、泥粒、草、壁表面など目標とする表面に活性物質がくっつきやすくするための補助として洗剤や除草剤や塗料に添加される。アルキルフェノール・ポリエトキシレート（ＡＰＥＯｓ）は家庭用洗剤に広く使われている界面活性剤である。一九四〇年代に使われるようになって以来、下水を通して広く放出されてきた。ニュージャージーの水道中にも検出された。ソトとソンネンシャインの発見を知ったイギリスの研究チームは、一九九四年に、ＡＰＥＯｓはわずかな量で乳がん細胞の増殖を促し、汚染された下水にオスの魚をおくと雌化させると報告した。米国でも多くの川から魚を集めて調べると、川に放流している下水のエストロゲン様物質に曝された場合と一致するホルモン異常が見られた。しかしながらイギリスでも米国でも完全には明確でない点があった。つまり、下水放流より下流の魚のメス化の全部がＡＰＥＯｓのような化学物質に曝露されたためとして説明できるかどうかという点が不明であった。新しく出てきた証拠によれば、少なくとも問題の一部は、女性の尿から出てくる自然のエストロゲンあるいは合成エストロゲンから由来していることを示している。そこで性を歪める下水についての研究は、洗濯機からトイレへと方向を変えている。フタレート(フタル酸エステル)類という可塑剤の名前が環境中に最も多い汚染物質として浮かび上がってきた。フタレートの中の少なくとも二種類がエストロゲン様であることがわかり、どちらも食品に微量入っていることがわかった。一つはプラスチックの食品包装に使われ、他の一つは、液体や乾燥食品、脂肪分の多い食品と接する用途の紙や紙ボードである。

フタレートの中には発がん性が明白なものもある。たとえば、DEHP(ジエチルヘキシルフタレート)はポリ塩化ビニル(PVC)に柔らかさを与える。DEHPは「おそらくヒト発がん性」であって、それゆえに赤ん坊のおしゃぶり、食品包装、玩具の使用が中止されてきた。DEHPは食品中に見つかっているが、特に卵、ミルク、チーズ、マーガリン、海産物の高脂肪のものに検出される。DEHPもノニルフェノールと同様、プラスチックの容器から私たちの体液に到達するので、輸血用の血液の中にも見つかっている。一九九三年の生産量は一〇万トンである。TRIのデータによると、一九九一年だけで千七百トンを環境に放出したか、他所へ移動させて捨てたかしている。

内分泌攪乱物質として知られている合成化学物質の約半数が有機塩素化合物である。すべてのエストロゲン様物質が有機塩素ではないし、有機塩素ならすべてエストロゲン様というわけでもないが、その重なりは印象的だ。さらに、有機塩素は実に大きなグループで一一、〇〇〇種もあると言われ、環境中で分解せずに長く留まる傾向があり、人の組織ときわめて強く反応し、また、がんと関係しているものも非常に多いので、この物質群を特別に考えることは大切である。

ここまで述べてきた化学物質の多くはこのグループに属している。リンデン、ＤＤＴ、ヘプタクロール、クロルデン、ＰＣＢ、ＣＦＣ、ＴＣＥ、パークロ、２、４―Ｄ、塩化メチル、塩化ビニル、ポリ塩化ビニル、ダイオキシン、クロロホルム、これらはすべて有機塩素類である。ベンゼン、ホルムアルデヒド、ノニルフェノール、フタレートはこれに属さない。

塩素と炭素の化学結合を持っている有機塩素は厳密な意味で人類の発明品ではない。二〜三の有機塩素は火山の爆発や山林火災でできるし、また、海草のような海の生物によって作られるものもある。しかしながら、ほとんどの塩素、ほとんどの炭素は、自然界では別々の世界の中で動いている。ヒトとほ乳類のからだの中でもそうだ。その二つの元素を強制的に結合させるのには塩素ガスが必要だ。

元素周期表で塩素は右の端に位置しているが、純粋塩素ガスは人間の発明品だ。それは塩水に電気を通して作られるが、工業的生産が始まったのは一八九三年のことだ。強力な毒ガス、塩素ガスは第一次世界大戦中に世に知られたが、その生産は第二次大戦までは生産はゆっくりと上昇し、その後指数関数的に急上昇した。この生産量の一％が飲み水の消毒に使われ、一〇％が紙の漂白に、そして残りの大部分が様々な炭素化合物と結合している。通常は石油から抽出された炭素化合物とくっつけて有機塩素化合物を作る。

塩素は原子の形で（イオンの形ではなく）は、炭素ときわめて活発に反応する。この性質のために非常に多くの異なった結合が可能になる。様々な建築様式の家のように、ある有機塩素は非常に小さく、単純で、別のものは巨大でゴテゴテしている。

最も簡単なものの一つはクロロホルムで、炭素一個に水素一個と塩素三個が車軸につながる四本のスポークのようについている。塩素一個、炭素二個、水素三個から成る塩化ビニルはより複雑だ。ドライクリーニング剤のパークロは炭素二個、塩素四個から成り、工業用のグリース除去剤のトリクロロエチレンは炭素二個と塩素三個から成る。これらとかなり違ったものはクロロフェノールだ。六個の炭素が六角形の環になっていてそこに何個かの塩素グループが結合している。除草剤の２、４－Ｄは二番目と四番目の炭素に塩素がついた六角形と一番目の炭素からヒラヒラする旗のようについた炭素の鎖から成っている。ＤＤＴはもっと複雑である。これは一つずつの塩素がついた二つの六角形から成り、二つの六角形は一個の炭素原子で一つに連結され、炭素原子からは塩素化した炭素のしっぽがぶら下がっている。

次にＰＣＢ類がある。ＰＣＢ類は複数形で表される。ポリ塩化ビフェニルという名のように、炭素の六員環が二つ直接つながり、その周りに複数個の塩素がつく。その付き方には二〇九の組み合わせがあり、したがってＰＣＢは二〇九種類になる。そのうちのいくつかがエストロゲン様であり、そうでないものもある。しかし、これを完全に調べ上げた人はいない。

有機塩素はグループとして、大気中と水中に長く留まる傾向がある。蒸発すれば風の流れに乗って飛ばされ、また再び帰ってきて元の場所に落ちるものもある。他方、何千マイルも流れていって、水や植物や土に落ちるものもある。そこから食物連鎖に入り込む。こうして、私たちのからだに入る主なルートは食べ物からと考えられている。

有機塩素化合物のすべてがわざわざ作られたものというわけではない。塩素原子がある限り、自然環境が望ましくない化合物を合成してしまう。自然界に落葉のような有機物があれば、この反応が進んで塩素化物ができる。パルプや紙の漂白過程で起こっていることがこの例であるし、塩素含有プラスチックの焼却中にも起こる。工場の中で別の有機塩素を製造しているときにも起こり得る。こうして2、4、5―Tの製造、プラスチック焼却、紙の漂白中にダイオキシンを発生させる。有効利用法が知られていず、意図的に製造されたことがないダイオキシンが、様々ながんと関係しており、今では米国に住むすべての人のからだの中に住みついていると考えられている。ダイオキシンは美しい対称性を持つ分子で二つの炭素六員環が酸素原子の二本の橋でつながっている。

有機塩素化合物から離れよう

二〇世紀の化学工業の発展は戦争の危急によって準備されたものだ。戦争のるつぼの中から、あらゆる種類の新しい化学物質が生まれた。有機リン神経ガスのようなものはまさしく悪魔的意図から生まれたようだ。その他は役立つからという理由で作られたのであろう。しかし、後に戦争が終わってから使われるようになった目的それ自体を目指して発明されたもののはほとんどない。そして、長期の健康影響について適切に試験されたというものもほとんどない。

第二次大戦退役兵の娘として、私は父がナポリで流行したチフスで死ななかったことを喜んでいる。しかし、一人のがん患者として、一人のテーズウェル郡生まれとして、また最も汚染された世代の一人として、静かな平和の繁栄の中でもっと頭を冷やした人々が優勢になっていないことを悲しく思う。平和だからこそ、注意深い考察と公衆の健康についての長期の視点が許され、必要とされるのに。また、こんなことを誰も問わないことを残念に思う。「これは私たちが続けたいと望んだ工業の道なのか?」「これが犬のノミや、木についたジプシー蛾を駆除するのに一番適切な方法なのか？」「これが子供のおしゃぶりとして最も安全な材料なのか？」「これがマーガリン入れの材料として最も安全な材料なのか？」それとも、こんな質問をする人には耳を傾けないのか。こうした質問はここにきてようやく聞いてもらえるようになってきた。一九九三年に全米公衆衛生学会はほとんどの有機塩素化合物を段階的に停止し、安全な代替策を講じるよう求める決議をした。この決議は、もう一つの権威ある団体「五大湖国際合同委員会」の勧告に沿ったものであった。合同委員会は残留性の有毒化学物質を、製造、使用、廃棄の後から規制する現在の政策をやめるよう勧告した。すなわち、「そうした物質はすべて人々の生活を悪化させ、生態系にとってもはや耐え難いことを認識し、論争の余地のないほどの科学的証拠があろうとなかろうと、急性・慢性の被害を与えていることが広く受け入れられていることを考えて、予防的戦略を採用すべきである」と述べた。

一九九四年の秋に、尊敬すべき疫学者のデイビッド・オゾノフは、五百人のがん患者が参加したボストン会議で演説し、こうした考えを支持することを明らかにした。

こうした（有機塩素）化学物質を大量に作る能力は第二次世界大戦以前にはなかった……。これらは一九世紀の産業革命の遺産ではなく、二〇世紀の化学工業の隆盛がもたらしたものである。これらは私たちの伝統から生まれたものではない。つまり、国民という織り布の基本要素である縦糸・横糸から織り出されたものではなく、逆に、最近の招かれざる新参者なのである。

私はすべての合成化学物質を禁止すべきだと主張しているのではない。セルロイドとヒマシ油の時代に戻れと言っているのでもない。セルロイドは燃えやすく壊れやすいし、ヒマシ油もそれ自体に問題を抱えているに違いない。しかしながら、人類の「発明する能力」は戦争行為に限定されるものではないと信じている。化学がこの半世紀の間に行ってきた道は、一つの道にすぎない。しかも、とくに想像力豊かな道ということですらない。

何年も前に放棄された化学プロセスを今一度救出することによって、いくつかの解決策が得られるかもしれない。たとえば、多くの新聞が大豆をベースとしたインキへ静かに転換を決定したようなことが、できる可能性がある。また、知識の新しい応用によって、別の解決策が得られるかもしれない。塩素を使わない紙漂白は可能で、米国でもヨーロッパでも小規模の工場では既に実現している。柑橘類をベースにした溶剤、超音波、昔ながらの石鹸、水、などが有機塩素溶剤に代わって、油汚れ落としや電子工業の洗浄に使われている。死体の腐敗防止の新技術と、葬儀に対する人々の考え方の変化によって、死体安置に使われるホルムアルデヒドが減るだろう。

また、ドライクリーニング工業で洗浄法を変えることはすぐにでもできる。「ドライクリーニングに限る」と指定されているほとんどの衣類は、じっさい、水と石鹸と改良型洗濯機できれいになる。洗濯機の中の湿度、攪拌法、温度をコンピューターでコントロールすれば良い（二酸化炭素ガスを加圧した液体は、衣類のクリーニング用の無毒な溶液として有望である）。たとえばボストン地区はこのような湿式クリーニングの発祥の地で、「毒物使用削減研究所」のパイロット事業が進行中である。私は最近この店に、毛皮のコート、絹のドレス、しみの付いた古い着物、それにたくさんのウール、カシミヤ、レーヨンのシャツを出した。全部きれいになって美しくアイロンがかけられて、しかも臭いのない状態で返ってきた。塗ったばかりのドア枠に触って、緑のブレザーの袖につけた白いペンキの縞はすっかりなくなっていた。何よりも、妊娠八ヶ月の店の経営者が、パークロに曝露されないで済むと、私に話してくれたことが一番嬉しかった。

米国で製造されているパークロの大部分が繊維工業とドライクリーニング工業で使われている。一九九二年だけで五六〇トンが大気中に放出され、四・五トンが川に、四トンが土に排出され、また、六トンが深井戸に直接捨てられている。パークロをリサイクルする工程では、汚れた泥とフィルターが発生するので、それは埋め立て地に捨てられ、やがては土壌を汚染する。微量のパークロは母乳、肉、食用油、果物、魚、貝、海草の中から検出されている。雨水、海水、河川水、地下水、水道水中にも検出される。六五万人以上の労働者が仕事でパークロに曝露されていると考えられ、九万九千人のニューヨーク市民が、高レベルのパークロを吸い込んでいると推定されている。その多くはドライクリーニング屋と同じビルのアパートに住んでいるか、オフィスで働いている人たちである。一九九三年の調査では、ドライクリーニング屋の上にあるアパートの八三%の部屋が、定められた健康基準以上のパークロで汚染されていた。

今こそ、別の道を探す時である。知る権利と調査する義務からスタートした流れは、行動する義務を私たちに求めている。

第六章　動物

がん細胞

輝く黄緑色の水の中で泳いでいる彼らはまるで丸い池に浮かぶコウモリのように見える。私はがん細胞の顕微鏡写真を何度も見てきた。腫瘍細胞の列からできている地図の中にきれいにがんが育ち始めているものなど、テカテカ光った医学誌の写真で見たことはあるが、生きているがん細胞を見たことは一度もなかった。〝生きている〟がん細胞は、コウモリのように見えた。

「では一つずつ調べてみましょう」

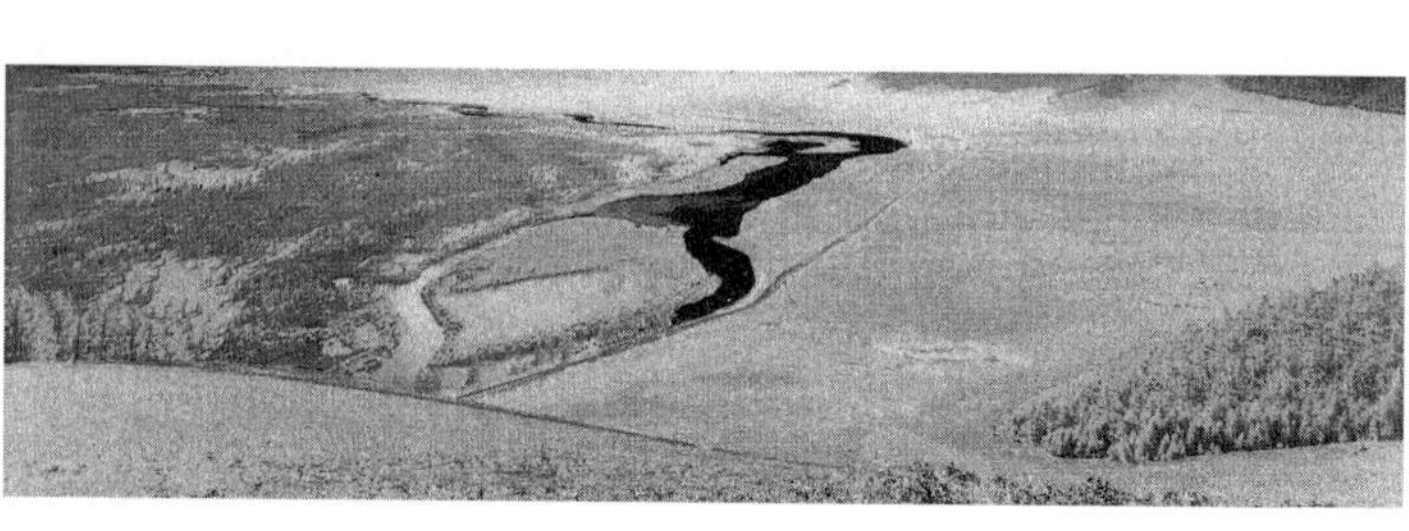

一つのシャーレをはずして、次のシャーレを置く、そしてもう一度顕微鏡を覗く。今度見えたのは、水面に落ちる木の葉のようだ。あるものは大きく固まって一緒に動き、別のものは小さなまとまりになっている。

「いいね、次は三番目のシャーレ」

今度は視野のどこにもかしこにもある。島のモザイクのようでもあり、突き出た半島のようでもある。めちゃくちゃなキルトの切れ端を湖に落としたようでもある。瀬戸物のかけらに絡まった蔓草のようでもある。生きたがん細胞を一口で言い表すことはとてもできない。集合体であろうと、単一であろうと、がん細胞は人見知りのために、あわてふためいて逃げる動物よりももっとこんがらかっている。その動物の名前からこの病気の名前は来ている。天球の黄道上の星座の名前でもある。がん、発がん物質（因子）、悪性腫瘍の語源はギリシャ語のカルキノス、すなわち蟹座である。

比べるように指示された三つのシャーレの中身は、ヒトの細胞株MCF—7から取ったエストロゲン感作性乳がん細胞だった。最初のシャーレはコントロール、つまりその細胞培養地は細胞を育てる養分の入ったスープであってエストロゲンは入っていない。三番目のシャーレは逆の意味のコントロール。その培養地にはもっとも強力なヒトエストロゲンのエストラジオールが接種されていた。それが成長率最高のシャーレである。定義からして、エストロゲン感作性乳がんは、エストロゲンが存在するときにもっとも早く成長し、MCF—7は、この法則をもっともよく示す模範細胞として知られている。

第二番目のシャーレは、中間的な成長をする細胞で、違いがはっきりとわかる。この培養地には微量の有機塩素農薬のエンドスルファンが編み目状に塗りつけてあった。この実験は、一九五四年に導入されて今や広くサラダ用作物に使われているエンドスルファンがエストロゲン様作用を示すかどうかを調べる実験の一環であった。あたかもホルモン〔エストロゲンは女性ホルモン〕をまねるように、エンドスルファンはがん細胞を刺激して分裂、増殖を促している。

エンドスルファンのこの能力は女性自身のエストラジオールよりはずっと小さい。けれども、これと同様の研究からエンドスルファンが他の外因性エストロゲンと協調して働く可能性がわかった。すなわち、直接、間接のエストロゲンとして働く、体にとっては外来性の化学物質と協働するという可能性である。たとえば、もし一〇種のエストロゲン様化学物質を、通常の一〇分の一ずつ混ぜて培養地に接種すると、MCF―7細胞は増殖を起こす。玉石をうがつ雨だれのように、弱いエストロゲン様化学物質の量では一つ一つはあまりにも少ないためにその効果を及ぼすことはなくとも、それらが一旦組み合わさると大きな影響を与える。さらに、外因性エストロゲンの中には自然のエストロゲンと相互作用してその作用を増幅する力を持つものがある。これが正しいとすれば、個々のエストロゲン様化学物質への曝露に関して〝安全〟レベルというものは存在しなくなる。(外因性エストロゲンが体内に入ってからの分子レベルの道筋については第十一章で述べる。)

外因性エストロゲンが相加的に働くことは、生物学者のアナ・ソトとカルロス・ソンネンシャインが見つけた。私は彼らの実験室をボストンのダウン・タウンに訪ねた。ノニルフェノールがMCF―7細胞を刺激し増殖させることを発見した一九九一年以来、彼らはエストロゲンをまねることと、その乳がん発症に対する意味について研究を続けてきた。ソトとソンネンシャインは、エストロゲン様作用をする物質がプラスチック添加物のノニルフェノールだけでなく、様々な農薬にもあることを突き止めた。エンドスルファンのように、今でも私たちが使っているものもある。ディルドリンやトキサフェンのようにすでに禁止されたものもある。

トキサフェンのように脂肪に溶けやすく、頑固に分解しない農薬がエストロゲン様であると証明されたことは特に怖いことである。一九七七年に動物実験で発がん性が見つかって、一九八二年に禁止されたトキサフェンが、米国で殺虫剤として広く盛んに使われたのはそんなに遠い昔のことではない。この物質は、綿の実につく穀ぞう虫を殺す化学兵器として選ばれ、使われた量は尋常ではなかった。一九五〇年に北アラバマの綿花畑には平均一平方メートル当り七グラム撒かれた。レイチェル・カーソン自身、トキサフェンを「無差別殺魚剤」と非難しており、『沈黙の春』の中で南部の川や農村の池でクラッピーやバスやサンフィッシュが死んだ様子を詳しく描写している。皮肉なことに、DDTの後の蚊と同じように殺虫剤を撒いた後にかえって穀ぞう虫の数が増大し、不人気をかこったのだった。

トキサフェンの悪影響が野生動物にまだ続いているという事実から、ソトとソンネンシャインは乳がんとの関係を心配した。アザラシの繁殖能力が下がったのはトキサフェンと関係があり、北極サケとバルト海サケの肉の脂肪中にはなお蓄積が続いているという生物学者の報告が出されると、二人はこの物質の乳がん細胞試験をしようと決心した。二人は、トキサフェンがMCF—7細胞を分裂させるだけでなく、その濃度が、現にあるサケの中の濃度程度で分裂がよく起こることを発見した。

ソトとソンネンシャインの仕事は、このように細胞生物学と野生生物学の共同に依っていた。細胞生物学が生命の最も小さな単位を拡大するレンズを通して見つめ、野生生物学が動物の世界を観察するのである。このやり方では、ボストンの実験室内で乳がん細胞の増殖速度の変化したことが、何千マイルも離れたところにすむ海洋ほ乳類の繁殖不能の理由を説明する助けとなったのであり、その逆でもある。動物から得られた証拠が人間の乳がん発生率の上昇の理由を与え、また、がんを促進する物質への曝露経路についても示唆を与えたのである。

乳がん細胞ＭＣＦ―７を残した女性

しかし、少しの間顕微鏡の方に戻って、ＭＣＦ―７という名の細胞をもっと見てみることにしよう。これは誰の乳がんから取ったもので、その人の運命はどうなったのだろう？

この答えを見つけるのはやさしいことではない。医学の研究者たちは、自分たちの実験に組織細胞を提供したがん患者たちとの間に都合のよい距離を保っている。ＭＣＦ―７を使った研究結果はおびただしい数の論文となって出版されている。細胞の様々な特徴を詳しく描写する場合ですら、その論文はそのヒト細胞の起源についてはほとんど何も述べない。

ここに私の知っていることがある。うまく取り出されて、確立された乳がん細胞株というものは、ＭＣＦ―７を含めて、すべて生きているということである。つまり、その細胞は適切な養分を与えられる限り永久にシャーレの中で再生産を続けるということである。シャーレの中では、がん細胞も含めてほとんどのヒト細胞は分裂を有限回数繰り返した後、死ぬ傾向を持っている。なぜある型のがん細胞が不死であるのかは誰にもわからない。この不死のがん細胞は世界中に売られていくので、多くの研究室が同じがんから取った細胞に基づいて長い間研究を続けることができる。がん研究者にとって不死の細胞は、ベーカリーにとっての発酵スターターのようなものである。

ＢＴ—２０、ＶＨＢ—１、ＭＤＡ—ＭＢ—２４１、ＣＡＬ—１８Ｂ、Ｔ４７Ｄといった名前がＭＣＦ—７以外の有名な乳がん細胞株である。ＭＣＦ—７はその中で最も古く、最も信頼性があると考えられている。王国のコインと表現した研究者もいる。その名前は二〜三の興味深い糸口を与えてくれる。ＭＣＦとはミシガン州がん財団のことで、世界中の研究室にこの細胞を売っているデトロイトの組織である。〝７〟という数字は、細胞を提供することに同意した乳がん患者のからだから取った細胞が自己増殖するようになるまでに七回の実験が行われ、七回目でこのがん細胞は永久不滅になったことを示している。

「それは、がん細胞が何回も採取されることを意味するのですか？」と私は電話に向かって聞いた。細胞採取は痛みを伴うのかしら？　などとその場面をイメージしようと努めた。

「そうです。その通りです。」

ミシガン州がん財団のジョー・ミッチェルは言った。

私はＭＣＦ—７を提供した女性の名前はフランシス・マーロンだということを知った。がんと診断されたとき、彼女は修道女だった。エリー湖の西岸のデトロイトとトレードの中間にある小さな町、モンローにあるメアリー修道会の〝純潔な心〟に籍を置くシスター・キャサリン・フランシス尼だった。不思議なことに、私はそこに行ったことがある。〝メアリーの純潔な心〟は社会問題に関わってきた長い歴史を持つ。私は一九九二年にそこで開かれた五大湖の有機塩素化合物の汚染に関する会議に参加したのだった。私は彼女の乳房の細胞を見ただけでなく、彼女の住まいの廊下を歩き、その食堂で食事をしたのだ。

シスター・キャサリン・フランシスは一九七〇年に乳がんで死んだ。古い新聞切り抜きには、「彼女は中背でやや骨太の女性だった。赤毛で灰色の目、繊細で美しい特徴的な手をしていた。」と書いてあった。一九四五年にこの修道院に来る前は、二五年間、ポート・ヒューロンにあるミュラー真鍮会社で速記者として働いていた。母親と姉は乳がんで彼女より先に死んでいる。父親は結核で死んでいた。最終的にＭＣＦ―７系列となったがん細胞は、彼女の胸郭にたまった水から抽出されたものだ。

一九九五年、全国乳がん会議で私は尊敬される仕事をしてきた有名な研究者を紹介された。夕食が終わると私たちは彼の最近の実験について話し合った。私はどのがん細胞を使っているのか彼に尋ねた。

「ＭＣＦ―７ですよ。これは非常によく研究されている細胞株です。」

「彼女は修道女だったこと、ご存知でしたか？」

長いポーズがあった。私は、彼にとって意外な情報に彼がどう反応するか探ろうと彼を見つめた。彼は瞬きを何回かし、そしてコップの氷水を二～三口啜った。

「じゃあ、ＭＣＦというのは彼女の名前？　イニシャル？」

彼の声は低く優しかった。

「それは違うの……。」

私は今これを書きながらＭＣＦ―７の名前を命名し直すことを提案する。その名前はＢＦＭ―７としよう。すなわちフランシス・マーロンの不朽の胸、そして七回目の試みという意味に。そして聖典にはこう書いて広く知らしめよう。

「これは私のからだです。あなたのために切り取りました。私のことを考えながら扱って下さい。」

早くからわかっていたヒト発がん性物質

科学でアッセイと言えば、生物学的あるいは化学的材料（物質）の評価を指す。たとえばエストロゲンは子宮の細胞とヴァギナの細胞分裂を刺激する物質と定義される。このようにエストロゲンの働きを評価する伝統的なアッセイは、評価のためにメスのラットかマウスに与えて、一定期間の後にその動物を殺し、投与しないメスと比べて性器が肥大したかしないかを調べることになる。

こうしたアッセイは複雑で、混乱もあり、お金がかかる。そのため環境化学物質がホルモンをまねる効果を持っているかどうかをテストするスクリーニングは日常的に行われることはない。ここで問題は、培養皿の中のヒト乳がん細胞の増殖がアッセイとしてラットの代わりに使えるかどうかである。これまでのところ、動物アッセイと乳がん細胞株アッセイの間の一致は高い。たとえば、農薬のエンドスルファンは乳がん細胞を増殖させるだけでなく、オスのラットのテストステロン（男性ホルモンの一つ）のレベルを下げ、その睾丸を萎縮させる。これらの結果は一致を示している。

環境中の発がん性物質を決めるには、まだ人についての研究と動物アッセイの併用が標準手法となっている。ある化学物質とあるがんのつながりを示す最も強力な証拠は疫学から得られるが、疫学では正確な曝露レベルが得られないことが多い。この点で動物アッセイは疫学よりも有利であることは明らかである。重要で基本的な因子のほとんどをコントロールすることができるからである。実験動物はタバコを吸わず、州外に移動したり、仕事を変えたりもしない。一定の食餌、一定の飼い方、一定の生殖を保持させることができる。問題の物質への曝露量も一定にすることができる。また、ゲッ歯類の一生は短く、ラットにしろマウスにしろ、その集団の誕生から死まで追跡することができる。人間の場合には、被曝から発症までに二〇年から三〇年を要することもある。さらに、動物アッセイは、ある物質が市場にはいる前にテストすることもできる。それに対して、疫学研究は何か被害が起こった後で初めて行われる。疫学は死者を数えることに依拠している。

こうした理由から実験動物を使った発がん性の証拠は人に関する研究の証拠に先行することが多い。現在「ヒト発がん性」と分類されている化学物質の三分の一は最初動物試験で見つけられた。もし動物アッセイが完全であれば、またもし動物に発がん性である物質から人を遠ざけて曝露されないようにできれば、この比率はもっと上がるに違いない。つまり、人が化学物質に曝されて、その発がん性を証明するために死ぬことはなくなるだろう。

動物での発がん性試験の歴史は、工場労働と密接に関係している。一九一八年に二人の日本人が、労働者の間のがん発病の原因と疑われていたコールタールをウサギの耳に塗って皮膚がんを起こした。その後研究者たちはマウスの実験を続け、一九三〇年までにコールタール中の原因物質をはっきりさせた。

一九三八年に、今では古典となっている一連の実験で石炭から合成された化学物質を投与したところ、芳香族アミンという物質が犬に膀胱がんを発生させた。この結果は、色素合成労働者の中に膀胱がんが多い理由を説明するのに役立った。一八五四年に藤色色素のモーブが発明されると、衣服や皮の染色に使われていた天然の植物性色素は合成色素に置き換わっていった。二〇世紀の初めまでには、この労働者の間の膀胱がんは天を突く勢いで増え、犬の実験結果がその謎を解くのに役立った。しかしながら、ＩＬＯ〔国際労働機関〕は犬の実験結果を待つことなく、一九二一年に芳香族アミンはヒト発がん性であると宣言した。

何十年も後に、タイヤ工業の労働者、機械工業の労働者、金属工業の労働者がやはり膀胱がんの犠牲になり始めた時に、前の犬の実験が、そのわけを理解する先鞭となった。芳香族アミンは架橋反応促進剤としてゴムに添加されており、また、旋盤用オイルにさび防止剤として入れられている。

犬と色素とのオリジナル研究を行った人はウィルヘルム・ヒューパーだけであり、彼の仕事は『沈黙の春』の中でレイチェル・カーソンが展開したがんについての章の基礎をなしている。ヒューパーの論文は、タイプ書きの自伝も含めてすべてメリーランド州ベテスダの国立医学図書館の一室に収蔵されている。明るい春のある日、私はそれを見、考えながら一日を過ごした。その動物試験は残酷さを彼にもたらした。彼の仕事の結果を押さえ込もうとする様々な試みを今読むと、私たちの文化的知覚が歴史的にどう変化してきたかを学んでいる気持ちがする。ヒューパーは会社側の研究者だったけれども、立ちはだかる岩のような壁、嫌がらせ、告訴の恐れ、研究費のカット、解雇、緘口令などに耐えた。今の私たちは、発がん物質に犬を曝露させることの倫理性を考えるかもしれないが、化学プロセスがこのような動物実験に依存しなければならなくなって、企業秘密の公開につながることを恐れる産業界にとっては大きな脅威であった。

実験動物を使って発がん性の試験を普通に行うようになったのは一九七〇年代初めのことである。一九九三年現在で、国際がん研究所〔ＩＡＲＣ〕は約千の化学物質を評価した。千というのは産業で使われている全化学物質のほんの一部であるが、この評価の結果一一〇物質が、ヒト発がん性（確かに、あるいは、おそらく）であると決定された。ＩＡＲＣは、動物実験と、ヒト発がん性について明確な立場をとっている。「ヒトについて適切なデータがない場合は、実験動物において発がん性の十分な証拠があれば、これは人にも発がん性のリスクがあると考えることが生物学的に、もっともらしくかつ分別ある判断である」としている。

米国のＥＰＡ〔環境保護庁〕は、物質のヒト発がん性を五つのカテゴリーに分類するのに動物試験の結果と疫学研究の結果を組み合わせて用いている。グループＡは「ヒト発がん性とわかった」物質である。これに分類されるためには疫学のデータだけで十分強い証拠がなければならない。グループＢは「おそらくヒト発がん性」物質である。この物質は動物試験で、がんに関する十分な証拠があるとともに人の研究からも限定的ながら証拠が得られているものである。グループＢとされたことは、人のケースについて必要な研究がまだ行われていないことを意味することが多い。グループＣは「ヒト発がん性の可能性がある」物質であり、すべての物質についてある程度の動物実験の証拠が存在する。グループＤはデータがないので分類を決定できない物質である。グループＥは発がん性がない物質で、どんな実験動物についてもがんが起こらなかったものである。

「わかっている」「おそらく」「可能性のある」、この三つの形容詞のついた発がん性物質、グループＡからＣに属するたくさんの化学物質が今でも製造、販売、排出、埋め立て、輸入、輸出、その他の使用が許されていることは、分別のある人々にとっては驚くべきことである。私もその一人である。このような物質の発がん性が示されたら速やかに人間社会から自動的に追放されたら、どんなに愉快だろう。実際はそうなっておらず、代替品に課される倫理的内容があまりにも多い。

無知をなくす対策として、私は二年毎に発行されるＮＴＰ〔国家毒性学プログラム〕の報告書を推薦したい。

このプログラムは米国の厚生省に属し、報告書は『発がん性物質に関する隔年報告（以前は毎年であった）』である。この報告書は、法律によりNTPに義務づけられている。その内容は、⑴発がん性物質とわかっているか、合理的に関与が疑われる物質のリスト、⑵米国内に住んでいるかなりの人々が曝露されている物質のリストである。私の本箱ではTRIの隣に立てかけてあって四七三ページ、約二〇〇物質について書かれている。

こうした物質リストとして、ベンゼンのように生産量の多いものについて作られたものがある。ガソリンの添加物として鉛が禁止されると、ベンゼンがそれに代わった。したがって私たちは車にガソリンを入れるたびに必ずベンゼンに曝露される。ベンゼンはヒト発がん性とわかっている物質である。

NTPの発がん性物質リストには、昔からわかっていた発がん性物質で禁止されたがまだ存在しているものも入っている。たとえばPCBだ。全世界の生産量の三分の一は今一般環境中にあると考えられている。ゆっくりゆっくり爆発する小さな多数の爆弾のように、油性の液体を含む廃棄電気製品（電気変圧器、テレビ、古いフレンチ・フライヤーなど）が、その液体を土や水に垂らしている。そこからPCB分子は空中に上り、風に運ばれて、地球上のあらゆるところに再降下する。そして、また食物連鎖に入り込む。アメリカ人はほぼ全員が体脂肪中にこの物質を持っている。動物性の卵、肉、魚、貝などの食品からこれを取り込んでいる。ゲッ歯類の実験で、PCBは肝臓がん、脳下垂体がん、白血病、リンパ腫、腸がんを起こした。一九二九年から七七年まで生産が続けられたPCBは「おそらくヒト発がん性」である。捨てられた器具からどんどんPCBが流出してくるのだから、人の被曝は今後も続くと考えられている。

前述の報告書にはっきりと説明されているように、発がん性物質は、そうでないものとは違う管理を受けていて、社会のどこにあって、どこに移動させたかを監視する特別な規制がある。発がん性物質の公式リストを作成することを第一歩として、次に政府は調査と評価のプログラムへと進む。しかしながら、このリストが存在していることは、発がん性物質を取り引きすることが今も完全に合法的な行為であることを意味する。

もちろん私たちはこのことを百も承知である。もしかするとガスボンベのラベルに「ノズルからちかちかするガスを吸い込まないように警告する」と書いてあるのを見た人さえいるかもしれない。だが、私たちはどんな規制だろうと完全に実行されることはないことも知っている。また、規則を守っていても事故は起こること、規則が施行される前に多くの化学物質が環境に出てしまっていることも知っている。たとえば一九九二年にマサチューセッツ州ケープ・コッドの公立学校が再開されるとき、ディルドリンが学校の周りの土から検出されたために開校が延期された。この汚染の程度をつかむ努力をしている最中に、調査員らは学校がＰＣＢでも汚染されていることを見つけた。少なくとも州の規則で認められる値の二千倍汚れていた。この四つの公立学校はマサチューセッツの軍の保有地（厳重に管理されている場所）に建っていた。

おそらく最もびっくりするのは芳香族アミンではなかろうか。労働現場で見つかった最初の発がん性物質である芳香族アミンは今でも私たちの社会にある。たとえばベンジジンは、ヒューパーの犬の研究後四〇年たった現在でも商業利用されている。ベンジジン系色素に関する調査は一九八〇年から国立労働安全衛生研究所によって行われ、次のように報告された。

ベンジジン系色素は主として皮、繊維、紙工業で使われているが、美容師、手工芸、一般の人にも使われている。これらの色素の製造原料であるベンジジンは膀胱がんを起こすと、工業側も政府も認めている。それは、動物実験および人の調査の両方に基づいている。……短期的曝露でも長期的曝露でも労働者の膀胱がんの発生と関係している。

一九九四年の報告には

ベンジジンは米国内ではもはや商業目的では製造されていない。生産されているベンジジンはすべて特定された使用に供せられており、厳格な労働現場管理の下、閉鎖系で取り扱われなければならない。……一九七七年より以前の国内生産量は毎年数百万キログラムであった。

一九九六年の報告には

ベンジジン系の色素（あるいはそれで着色された製品）の中には今なお輸入されているものがある。廃棄物の中にベンジジンが検出され、水底の泥にも見つかっている。大気中にも小さな粒子として存在していて、雨や重力で再び地表に降ってくる可能性がある。

このレポートの調子はきわめて客観的な叙述なので、そのためだろうが、読んでも現実感がない。おそらく、痛み、手術、化学療法、患者支持グループ、再発、ホスピス・ケア、苦痛軽減処置、等々のがん患者とその人を愛する人々が口にする言葉がないせいだろう。私はこのレポートを読んだ時、患者であふれる泌尿器科の待合室と検査室で彼らを待ち続けている鉛筆大の内視鏡がステンレスのトレーに並んでいるのを想い浮かべた。私は自分が膀胱がんの検査の間、尿道をこの内視鏡が上っていったことを覚えている。また、私の前の順番は神経質そうな赤毛の女性だったことも覚えている。私が外来手術室から歩いて出てくると、その人は公衆電話口ですすり泣いていた。私には彼女に何が起こったのか決してわからない。

ヒト発がん性の評価法

発がん性の評価をするには、典型的な試験法で約八百匹の実験動物が必要である。まず二種類の異なった動物を選ぶ。通常はラットとマウスだ。そしてオスとメス毎に四つのグループに分ける。三グループには、高レベル、中レベル、低レベルの投与をし、第四グループは曝露のないコントロールとする。各々のグループは、性別、種別におよそ五〇匹になる。その次に、目的の化学物質を呼吸から、食餌から、皮膚から、その動物の一生にわたって与え続ける。実験終了時に研究者は動物にできた腫瘍のパターンを曝露グループと非曝露グループで比較し、違いがあるかどうかを決定する。

ヒトに対する発がん性を確立するのに動物アッセイを使うためには、二つの科学的飛躍を信じなければならない。一つは一種類の動物にがんを起こすならば、別の種類の動物にも起こすとすること。これは、種間外挿と呼ばれ、この飛躍には確固とした基礎的証拠がある。ヒトに発がん性のある物質のほとんどすべては、少なくとも一種類の実験動物にがんを起こさせている。その逆が常に正しいという推論をしているわけである。化学物質がゲッ歯類に起こすがんの部位を多い方から一〇選ぶと、そのうち五つが米国国民のがんのトップテンに入る。これなどは非常に際立った証拠である。その五つとは、肺がん、乳がん、膀胱がん、子宮がん、および骨髄造血細胞のがんである。

ここでもう一度女性の乳がんを考えてみよう。これは全哺乳動物で定義できるがんである。ラットやマウスの乳房と人の乳房はほとんど共通性がないように見える。つまりマウスは一〇個も持ち、人は二個だけである。しかし発生学的、解剖学的類似性は驚くばかりである。生命の初期段階では両方とも細い管の束からなる未熟な乳腺組織を持ち、それらの乳管と呼ばれる構造が、乳首に向かって広がっている。乳首は基本的に篩(ふるい)である。反対の端では一つ一つの管がカヌーのオールのような形になっている。これが末端突起である。女性ホルモンの指令が来ると、この管が分かれ始める。その間に、オールの形をした突起の方は乳を出すように設計された小葉の固まりに変形する。脂肪のクッションが管と小葉の両方を取り巻き、全体が果樹の実の形に似てくる。この過程はすべてのほ乳類のメスで、基本的に同一の設計図にしたがって展開される。

女性が乳がんになる時は、腫瘍はたいてい管の内壁に作られる。ラットやマウスの場合と同じである。しかしながら、種間差異も存在する。ほとんどのマウス系列で、乳がんはエストロゲンとは独立であるのに対し、ほとんどのラットでは、エストロゲン依存性である。人の女性の場合にはどちらの乳がんにもかかりやすい。こうした違いがあるために、がんのアッセイは一種類以上の動物が使われる。

ラットにがんを起こす化学物質の七五%はマウスにも起こすというように種間の一致は大きいけれども、完全ではない。さらに、種間の解剖学的差異があっていっそう複雑になる。たとえば、マウスは口で息ができない。ラットも含めゲッ歯類は鼻でだけ息をする。それに対して人間は口で息をすることも多く、特に悪臭がする場合はそうする。だから空中浮遊粒子への曝露について動物実験を当てにすることは危険である。ゲッ歯類は鼻に高度な防御システムを持っていて化学物質のフィルターとしている。おそらく、そのフィルターのために副鼻腔と咽頭のがんリスクが高くなっているだろう。それに引き替え、ヒトでは化学物質が副鼻腔をすり抜けて直接肺まで到達するので、他の組織の曝露リスクが高まるだろう。

それでも、一つの種を他の種のがん予測のために用いるという考えは、分子生物学から新たな支持が得られている。分子生物学はからだの細胞の内部で起きているミクロな機構に焦点を当てている。細胞分裂の制御とか、グルコース分子からのエネルギー取り出しなどの段階をバラバラに分けた基本的プロセスを見れば、人も含めた動物王国の全メンバーに共通している。こうした働きは、ほとんど同じ酵素系で行われており、ほとんど同じ遺伝子で支配されている。化学的な発がん要因はこうしたミクロな構造を直接攻撃して、すべての生物にとっての基本プロセスに介入することが多いので、種を越えて同じ種類の細胞妨害を起こす傾向がある。同一の環境汚染物質に曝露された動物と人とは同じ遺伝子変異を持つことが多い。メスのガチョウに悪いものは、オスのガチョウにも悪いのは当然で、さらには、ラットにも、マウスにも、魚にも、銀行員にも悪いのである。

第二の飛躍は、動物に高濃度曝露で行なった実験室研究の結果を低レベル曝露の人間について外挿することができるから、動物アッセイはヒト発がん性評価に適しているという仮定である。この外挿の合理性は簡単である。曝露させる動物の数は環境中でリスクを受けている人の数に比べれば小さいので実験では高レベル曝露を使わなければならない。仮にごく低レベルの物質でアメリカ人の一%にがんを起こさせる力があるならば、二百万人以上の国民がそれによって殺されることになる。しかしながら五〇匹のラットの一%といえば一匹にもならない。そこで実験に用いる曝露量は、影響が観察できるように、人が受けている量よりも多い値を使うことになる。

動物アッセイはヒト発がん性の可能性を簡単に決めるようにデザインされた、イエスかノーで判定する道具である。様々な曝露レベルに対応する定量的な情報を得るように企画されてはいない。曝露と発がん性との関係を説明できるかもしれない場合でも、追跡研究は行われないことが余りに多い。そんなことをしていたら、まだ試験を待っている何万種もの使用中化学物質はいったいどうなるのかというのである。試験が行われていないので、私たちはからだの中に数多くの発がん性物質を持っていると推量することしかできない。ＮＴＰは一九九五年までに四〇〇あまりの化学物質について動物試験を完了した。この結果に基づいて、現在商業利用中の七万五千物質のうち、五％から一〇％より少ない程度がヒト発がん性だろうと、研究者たちは推定している。五％から一〇％というのは三七五〇から七五〇〇種類に当たる。現在ヒト発がん性と特定されて、規制されている物質は二〇〇より少ない。

ベルーガ鯨と私の膀胱がん

大学の教養課程から専門課程に進む夏のこと、私は移行上皮がんと呼ばれる型の膀胱がんと宣告された。私が持っているものはヒューパーの実験用の犬が共通に持っていたものと同じである、またセントローレンス川のベルーガ鯨が持っていたものとも同じものである。

オンタリオ湖から北東に進むとセントローレンス川はカナダのケベック地方を抜けて傾斜を強め、トランペットの先端が広がるように北大西洋に向かって一挙に注ぐ。南にはノバ・スコティアが、北にはニューファンドランドが立っている。川の流れが海の潮と出会うところは、セントローレンス湾の首の部分で、世界でも最も深くて長い入り江である。約五百頭のベルーガ鯨、かつてここにいた数千頭の群の生き残りが、この境界領域に住んでいる。この入り江には、南カナダと北東アメリカの最も工業化された地方を渡ってきた支流の水も入っている。

ベルーガは小さい、歯のある鯨である。皮膚は真っ白。

ベルーガの移行上皮腫瘍が最初に見つかったのは、一九八五年に岸に流れ着いた死体の検死中であった。近くにあるアルミニウム精錬所の労働者の間に、この型の膀胱がんが増えていることが見つかっていたので、工場排水が流れ込んでいるセントローレンス川のベルーガにも見つかったことは大変注目を浴びた。

普通、血尿、あるいは尿中に認められる血液が膀胱がんそれ自体の存在を示す。鯨はそれをどのようにしてわかるのか私は知らない。たぶん臭いでわかるのかもしれない。私自身は、ドライブインの食堂で早番が終わった時、ひどい血尿がやってきた。ケチャップの瓶とシロップの小瓶を持って最後の一回りをした後で、休憩室に立ち寄った。水洗トイレのバルブをひねりながら、私は凍りついてしまった。私のおしっこはさくらんぼのジュースのようであった。私はそこに長い間突っ立っていた。

それから私はビートを思いだした。薄切りした赤いビート。ランチのために特別作られ、昼休み中にたくさん食べてきたビート。ビートがおしっこをピンク色にしたのかしら？　アスパラガスは刺すような臭いを尿に移すことで有名であった。他のものだってこれで説明できるのではないか？　私は落ち着きを取り戻した。

私はビートを食べまいと誓った。三週間後、私はパンケーキ・ハウスの夜勤から帰ってきて、ウェイトレスの制服を脱ぎ、バスルームへ行った。水洗トイレのバルブをひねる……すると、トイレの中は血でいっぱいだった。美しい濃い赤だった。私は救急室へと車を走らせた。

ビートのせいと考えた私は間違っていたのだ。

セントローレンスのベルーガの群を襲ったがんはいくつもあり、膀胱がんはその一つだった。一九八八年に獣医のチームが川の汚染地帯でこの一〇ヶ月以内に打ち上げられた一三頭のうち四頭の死体に腫瘍を見つけた。さらに、一頭のメスの未熟な乳腺が異常な増殖をしていた。ダクタル・ハイパープラシア〔管の過形成〕と呼ばれるこの状態は、メスが乳がんにかかりやすい大きなリスク因子と考えられている（鯨はほ乳類で、乳房を持つ。ベルーガでは、ヴァギナのどちらかの側にあり、乳首だけが見えていて、乳腺そのものは脂肪層の下に隠れている）。座礁した二四頭の検死報告は一九九四年に出版された。一二体から二一の腫瘍が見つかっている。その腫瘍のうち六つが悪性であった。研究者たちは、「このように腫瘍の発生頻度が高いのは、直接的な発がん作用か、腫瘍発達への抵抗力を弱めるかのいずれかによる汚染影響を示すものと言えよう」と結論している。両方の可能性が最近注目を集めている。

今日までに見つかったベルーガのがんは、膀胱がん、胃がん、腸がん、唾液腺がん、乳がん、子宮がんである。腸がんの発生が特に多い。一九八三年以来座礁した七三頭のベルーガの中で一五頭がどこかにがんを持っていて、その三分の一が腸にあった。汚染の少ない北極海のベルーガにがんは報告されていない。

セントローレンス湾のベルーガ鯨はがんよりももっと悪いものを持っていた。彼らは生殖（繁殖）の問題を抱えていた。一九七〇年代からベルーガの漁は禁止されていたにもかかわらず、その数が増えることはなかった。ＰＣＢ、ＤＤＴ、クロルデン、トキサフェンに焦点を当てた化学分析をした結果、すべてのベルーガの脂肪にこれらが溶けていることがわかった。中には、この世の生物の中で最も高濃度のものもあった。この四物質はすべて発がん性であると同時に内分泌攪乱物質である。すべて数十年前に禁止されている。そしてすべて化学的にきわめて安定である。

ＰＣＢとＤＤＴとは違い、クロルデンとトキサフェンはセントローレンス湾で使われた歴史はない。しかし、この二つの物質は入り江の水と底泥から見つかった。おそらく昔大量に使われていた合衆国の南部から風に運ばれてこの海まで来たのであろう。セントローレンス湾の広さは五〇万平方マイルで、この広い範囲に雨と共に落ちた汚染物質は、遅かれ早かれ入り江の方へ打ち寄せられることになる。

曝露のルートはもう一つある。ベルーガ鯨はうなぎが好物である。うなぎは秋になるとオンタリオ湖から暖かいサルガッソ海に移動する途中で、氷の張った深いローレンス運河を通る。ベルーガがマイレックスで汚染されているのはうなぎを食べるせいかもしれない。マイレックスは今では禁止されている有機塩素農薬で北米フシアリに対して使われていた。ローレンス川下流では水中にも底泥中にもマイレックスは放出されず、入り江に住む動物ではベルーガ以外からはほとんど検出されない。しかし、ローレンスうなぎの肉からは出ている。うなぎがやってくる元のオンタリオ湖ではマイレックスの発生源が二つある。ナイアガラの近くの農薬製造工場と、昔マイレックスを大量に漏らしたオスウェゴ川である。こうした汚染地区と、そこから八百キロメートルも離れた場所に住むベルーガ鯨との間に、うなぎが運び屋の役目を果たしている。

うなぎはとても奇妙な生き物だ。サケのように、産卵のために何千マイルも移動し、そのために淡水と海水をまたいで旅する。しかしながら、うなぎの旅はサケと逆向きである。一二年から二〇年の間、湖や川で過ごし、それから海へ向きを変えて、そこで卵を生む。大きさといい形といい柳の葉のような姿をした生まれたばかりのうなぎは、一年をそこで過ごした後、川や湖に戻ってくる。生まれた場所から、どんな毒物を持って帰ってくるのか、ほとんどわかっていない。楕円形の静かなサルガッソ海は、メキシコ湾流が時計回りに流れるあたりにある。バミューダ諸島がその真ん中にある。北アメリカ、ヨーロッパ、アフリカの淡水からすべてのうなぎはここに産卵にくる。サルガッソは、潮流の渦の中心に位置し、大西洋から特に合衆国とカリブ海沿岸から海草や何らかの破片がここに集積する。海のゴミくずの一種であるDDTや廃油ボールのような化学汚染物もゆっくり、ゆっくりここに集まってきて、エズラ・パウンドがかつて「藻類の貯まり海域」と呼んだ場所に合流する。

私は隣のベッドの人に優しくしようと努めた。他に誰もいないのだから。二人とも手術から戻って回復中であったが、彼女の方がピーキン地方の女性として典型的な状況下にあった。車を突っ走らせる酔っぱらいの若者たち。彼女はたった一人の生き残りだった。彼らの事故は新聞のトップ記事となった。看護婦が彼女に事故のことを話したがらなかったので、私は新聞を大きな声で読んであげた。私はたっぷり時間をかけて彼女を観察した。

病室の外では私たち二人の生活は全く別のレールの上に乗っている（少なくとも私の考えでは）。私は、彼女と一緒にここにいることになった道筋を考えてみた。私は、酒や麻薬、テレビ、ジャンクフードをどこにも行けない切符のように見なす、地域のエルク・クラブ〔ライオンズクラブの地域版〕奨学金の獲得者、えとこのお嬢さんで、夏の休みにだけ街に帰ってくる人。だけど、今はもう学校が始まっているはずなのにまだここにいる。ここの病院で二人を一緒の部屋に入れたのは何か悪意のある感じがした。けれども、隣のベッドにいるあの人と違って、誰も私の状態について説明する人はいない。新聞は、彼女は死ぬことはないだろうと書いていた。私の方はどうだろう？

私は薄手の毛布の下で足の状態を調べた。私の手の影がシーツに映った。毛布とシーツの間に曲がりくねったカテーテル・チューブがはっていた。あの人は私を見ている。そして手を血の気のない顔に当てた。彼女のボーイフレンドも兄も死んだ。

「私ねえ、ちょっとの間パーティに行くのやめようかな」

何か笑うことと泣くことが同義語のような瞬間だった。彼女の身に起こったことは気の毒なこと。私の身に起こったことも気の毒なことであった。私たちは笑い出した。

「私はねえ。パーティに行き始めることにしようかな」

ベルーガは地域の問題でもあり、地球的問題でもある。河口周辺を取り巻くように立地しているアルミの精錬その他の工業はよく知られた強い発がん性物質のベンゾピレンでその水域を汚してきた。

ベンゾピレンは意図的に製造されることはめったにない。六角形の輪が三個つながったその頂点にさらに六角形が二つ並び、合計二〇個の炭素からなる分子で、木材からガソリンやタバコまで、あらゆる種類の有機物を燃やしている間にできる。またコールタールの中にもあり、これを分留して私たちのよく知っている化学物質が作られている。その一つはクレオソートで木材の防腐剤である（真夏に電柱から臭ってくるのがそれだ）。もう一つはピッチで、屋根やアルミの精錬に用いられる。コールタールそのものが発がん性物質であることはわかっているが、人間はいつもコールタールという混合物の形で曝露されているので、ベンゾピレンがヒト発がん性かどうかは決められない。しかし、動物アッセイは明白である。そこで、ベンゾピレンは「おそらくヒト発がん性」に分類されている。

ベンゾピレンは単純で直接的な方法でがんを起こす。ほとんどすべての生物は、有毒な化学物質に侵入されるとこれを解毒し代謝する一群の酸素分子を持っている。この酸素グループがベンゾピレンに出会うと、この侵入分子に酸素を与えるのが破壊の第一段階である。しかし、運命のいたずらで、この酸素供与がベンゾピレンを解毒するどころか、活性化してしまう。こうして変化した分子はDNAのどこかに引きつけられて強く結びつく力を持つことになる。すなわち、生物の遺伝子が入っている染色体分子のどこか取りつく。このように化学的に結合した外因性分子はDNAアダクトと呼ばれ、DNAの一部の構造を変え、遺伝子変異を起こす力を持つ。もし、それが修復されなければ、この型の損傷はがん形成につながる決定的な段階となりうる。

生物のDNAに結合したアダクトの数がベンゾピレンに曝露された量のよい目安と考えられている。座礁したセントローレンス・ベルーガの脳組織から取ったDNAは驚くほど多くのアダクトを持っていた。その数は、実験室のバイオアッセイが反応を起こすほどのベンゾピレンの量に曝露された結果であることが動物実験で示された。これと対照的にカナダのより自然な入り江に住んでいるベルーガではDNAアダクトが見つからなかった。

さて、ここで、私が病院から退院して帰ってきて、ルームメートの部屋のドアを開け、むき出しのマットレスを見た瞬間まで辿り着いた。私は秘密の城の主になった。お気に入りの鏡台をバスルームに持ち込んですえ付けた。内視鏡によるチェック、細胞検査、その他の医学検査のために三ヶ月毎に病院に戻っても、私は誰にも自分の行き先を話さなかった。検査と検査の間隔はおよそ一学期、一シーズンに近かった。こうしたシーズンの繰り返しが終わった。私は試験結果を待った。完璧な成績でパスした。私はカレッジを修了し、専門課程に進んだ。私は草の勉強をやめ、木の勉強を始めた。慢性の膀胱の病気に耐えた。私は結婚した。

乳がんと同じく、膀胱がんもいつでも再発の可能性がある。何年間も鎮静していて、時には一〇年以上のこともあるが、そして密かにまた現れる。診断後五年たったら、「命のために年に一回」というのが、膀胱がん患者に細胞顕微鏡検査を勧める国立がん研究所のガイドラインである。

私の担当医たちはおおむねこれに賛成のようだった。毎年静脈腎盂造影（ＩＶＰｓ）を受けることのリスクと利益についてはもっと疑問が出ていたはずだ。ＩＶＰｓは次のがんの芽が膀胱より上の方にできていないかをチェックするために腎臓を含む泌尿器系全体のＸ線像影が必要である。ＩＶＰｓではかなりの放射線を浴びる。私はこの矛盾を自分のからだで試していることになる。移行上皮腫瘍は、その攻撃性にしたがって〇から四の段階に分けられる。ある病理報告書によれば私の腫瘍は第一段階で、別の報告書によれば第二段階となっている。

手術から五年経ったので、私の検査は年に一回になった。私はもう医学システムにがんじがらめにされることはなくなった。この変化は本当に私を楽にしてくれた。データ収集が必要な研究対象のように、自分のからだの内部の様子を考えることが当たり前のような生活だった。

私はすぐにコスタリカでの研究職員となった。そこで私はゴーストクラブ〔幽霊カニ〕の野外研究に参加するようになった。とても繊細な生き物で、熱帯雨林の端に位置する太平洋岸に沿って浜の穴に潜っている。研究の結論を出すころ、私は飛行機で飛び立つ前の夜、生々しい夢を見た。海の側を歩いていて、白っぽいオレンジ色のカニを見つける。大きい。岸に打ち上げられた鯨のように大きい。カニは死にかけていた。私はその側に下りて行った。カニは大きな曲がった脚(腕)を自分のからだに巻き付けた。その甲羅を越えて私の腕に届いた時、私は彼を抱擁し返した。ちっとも怖くなかった。映画の終わりの画面のように大きな文字が空に現れた。文字がつながってグレース(優しい)という言葉になった。仙人のように、電光石火の速さで走る動物の動きを追おうとして、熱帯の太陽の下で、日々を暮らしている私たちのような人間の中では、この夢は全く、おかしいものだった。(スタイングラーバーさん、ゆうべ何か節足動物と一緒に寝たんですか?)私は家に帰るまで、この夢をがんの再発の可能性をモニタリングしてきた五年間が終わったことと結びつけてはいなかった。

つまり、私がここで言いたいことは二つ。一つ目は仮にがんが決して再発しないとしても、その人の人生は全く変わってしまったこと。二つ目は、私が医学検査を受けていた間に、誰一人として私が育った環境の状態がどうだったかと聞いた人はいなかったということ。私のように若い女性が膀胱がんになるなんてことはきわめて珍しいことなのに。私は、染色剤を使う仕事をしたことがあるか、あるいはゴム工業で働いていたことがあるかと一度だけ聞かれた(私の答はどちらも否)。この質問以外、私の病気の原因につながるような可能性を探ろうという関心を示した医者はいなかった。看護婦も、医学技師も。私の方からその問題を持ち出したときですら。

膀胱がんが次第に着実に増えてきて、それがいくつかの生活スタイルと関連していると言われるようになった。特にタバコの喫煙。それからいくつかの職業。染色剤とタイヤ製造の労働の他に、ビル管理、機械工作、鉱夫、印刷工、美容師、塗装工、トラック運転手、ドリル・プレス工、機械オペレータも含まれる。イングランドのある小さな工場で、ナフチルアミンの蒸留をしていた一五人の労働者全員が膀胱がんになった。一九八四年には、ペンシルバニア州クリントン郡の住民に多くの膀胱がんが見つかった。この辺りでは二万平方メートルの有毒廃棄物捨て場があり、芳香族アミンとベンゼンで汚染されていた。別のパターンもある。米国の男性の膀胱がん発生を見ると、郡内に化学製造プラントのある郡で有意に高くなっている。また、マサチューセッツ州の調査では飲料水中からのパークロの摂取量と膀胱がんとが関連していた。このことは第四章で触れた。台湾では、子供と青年の膀胱がん死亡者を調査したところ、この気の毒な人たちはほとんどすべて、三つの大きな石油プラントあるいは石油化学プラントから三〜五キロの所に住んでいたことがわかった。若い女性の膀胱がんのケース対コントロール研究で、この病気が進むリスクは放射性ヨウ素を使った甲状腺治療を受けていることと有意に関連していた。

家で飼われている犬の膀胱がんについて、興味深い傾向が見られる。ペット犬の膀胱がんの移行上皮腫瘍が、ノミ・ダニ浴を直接受けていることと有意に相関していた。特に、犬が肥満の場合と他の殺虫剤に触れている場合は顕著であった。膀胱がんになった八千匹以上の犬について調査したところ、この犬たちは工業化されている郡に住んでいることとはっきり相関があり、人間の膀胱がんの地方分布と同じ姿を示した。

一九九〇年にベルーガの未来に関する国際フォーラムが行われ、そこで保護派の「カナダエコロジー主張」のレオン・ピッパードが次のような質問をした。

セントローレンスのベルーガはアルコールを飲み過ぎたのですか？　タバコを吸いすぎたのでしょうか？　それともセントローレンスのベルーガは、栄養が悪かったのでしょうか？　……なぜベルーガは病気になったんでしょうか？　教えて下さい。……あなたは人間には何か特別の免疫力があると言うのですか？　ベルーガだけが影響されているのでしょうか？

野生動物のがん標本

ワシントンDCのスミソニアン研究所の一角にある国立自然博物館は、憲法通（コンスティチューション・アベニュー）りに面してキャピトル・ヒルとワシントン・モニュメントの中間辺りに位置している。ある日そこのホールが旅行者と学童たちで混雑していた。彼らの目当ての中心は、飾り立てた透視画の中で凍結フレーム・アクションのポーズを取っている動物たちだった。それの一つ一つは剥製術と風景画のすばらしい組み合わせでできていた。こういうものの多くに、テディー・ルーズベルト探検の時代に殺された動物が使われていた。アフリカ・サバンナの開拓時のライオンは、人の餌食になるとは夢にも思わずのそのそと逃げ、シマウマはばかげたことにハンターに向かってわざわざ縞の背中を曝した。彼らは間に合うように気がつくだろうか？　草で囲まれた箱の中で、ドラマが繰り広げられている。攻撃しようとしている動物のマネキン、音でびっくりさせ、侵入者と向かい合っている。あるいは角を見せびらかしている。ショーケースに入れられたトロフィーの世界では、今でも自然が活動の場所である。

この展示から離れて二階の袖に行くと、自然が全く違って見える部屋が並んでいる。そこは、下等動物のがん登録事務所である。これはスミソニアン研究所と国立がん研究所の共同プロジェクトである。（私がここを訪れた後、ジョージ・ワシントン大学の構内に移転した。）ここでも、来訪者はガラス越しに保存された動物を見ることができる。標本動物はすべてガラス瓶の中に浮かんでいて、そのがんは薄切りにされてスライドに固定されている。肝臓がんを持つ魚、皮膚がんにかかったサンショウウオ、生殖器のがんを起こしているハマグリ。これまで、動物は毒物による侵害を受けて死んでいくものとして、それほど深く心配されてこなかった。

一九六四年に、病理学者で開業医のクライド・デイウェが、メリーランド州ディープ・クリーク湖のホワイト・サッカーが肝臓がんになっているのを見つけた。これが野生の魚群の中にこの病気が見つかった最初であり、デイウェは心配した。魚のがんは以前にも一つや二つは報告されていたけれども、養殖池の外で魚群の中にこれほど多数の肝臓がんはかつて見られなかった。魚だけでなく他の種にも何かが起こっているのではないか？

次の年、デイウェの提唱で野生動物のがん研究を助けるための登録制度が発足した。冷血性脊椎動物（魚類、両生類、は虫類）と無脊椎動物（サンゴ、カニ、ハマグリ、マキガイ、カキなど）のがんを登録する制度である。野外生物学者ががんを持った動物を発見したら、それを生きたままでも冷凍してでもここへ送るか、記録を作るために保存することもできる。学者でなくてもよい。じっさい、多くの動物を送ってきたのはこのことを心配する一般の市民だった。数にして六千四百個体、種類にして約千種類の動物がこうして送られてきた。

データ収集を三〇年以上続け、その間動物実験も行った結果、いくつか重要なパターンが浮かび上がった。少なくとも、下等動物（特に魚類に起きている）はまず環境汚染に結びついていることが示された。すべて、そうであった。こうしたパターンから引き出されるのは、私たち高等動物に対する緊急のメッセージである。

第一に、がんを持つ冷血動物の特徴は、水の底で何かを食べていることである。川や湖や海の入り江の暗い底は間違いなく汚染の最も高いところであることがわかっている。工場は何年間も川に何百トンもの発がん性が疑われる物質を流している。これに加えてモーターボートが排ガスをまき散らし、毒物が周辺から雨水と共に流入する。それに、大気中の汚染物質も降ってくる。水中の細かい粒子にくっついて、重力で底の方に引っ張られ、化学物質はゆっくりと底に貯まる。海の掃除屋である魚と岩くずを食べる軟体動物が最も汚染される。彼らは同時に最もがんに冒されている動物である。底泥が汚染されているほど、川や湖や湾や入り江の冷たくて暗い底の方で、獲物を捕っている動物たちの間にがんが多くなることを、研究者は見つけた。さらに、この底泥から抽出したものを健康な魚のウロコに塗ったり、卵に与えたり、実験室のクリーンな水槽に入れたりすると、魚のかなりの数ががんになった。

魚のがんが人間のものにそっくりな傾向として二つある。がんの発生頻度がこの三〇年間にかなり増加したことと、がんの分布が環境汚染地域にかたまって（クラスターになって）いることである。魚が死んだ場合に誰も死亡届を出すわけではないので、がんの発生率とか一〇万匹当りの死亡数とかを示すことはできない。その代わりに捕獲数の中のがん個体数で計る。人の疫学のように、ある同じ範囲内で同一時期に同じ病気を持つ動物の個体数（数は多く取る）で示す。

登録局長のジョン・ハーシュバーガーによると、魚の肝臓がんの発生頻度は上がっており、一九四〇年以来の有機合成化学物質の生産急増と一致しているという。北米では少なくとも二五ヶ所の淡水、海水域で一六種の魚に肝臓がんの発生が見られる。それに反して、汚染の少ない地域にいる同種の魚には、がんは事実上存在しない。北米の魚に見られるある種の皮膚がんは発がん性化学物質と関係していることがわかった。その他調査中のがんは、五大湖のイエロー・パーチの精巣がん、ウォールアイ、ノーザンパイク、マスクエンランゲの結合組織がんなどである。

世界中の海水魚の肝臓がん発生頻度の研究では、三大陸の一二種類が影響されていることを明らかにした。すべてのケースでこの病気が汚染化学物質と関係しており、非汚染海域では事実上発生率ゼロであった。ミシシッピー州の湾岸研究所のウィリアム・ホーキンスは、登録局のスタッフと協力して魚のがんの研究をしている。「私たちは、この魚たちが私たちの環境について語っていることに耳を傾けなければならない」「魚が何かがんになったとしたら、それはいつもほとんど必ず人間の活動の結果だ」と彼は言う。

エコトキシコロジー〔環境毒性学〕の新しい分野がさらなるパターンを明らかにしつつある。別の研究プロジェクトとして、この線に沿った研究が、特に生態系に放出されてきた特定の毒物への曝露を証明する染色体上の〝遺伝子上の標識〟を探索している。外から入ってきて束の間作用した化学物質が遺伝子のコードの中にそのイニシャルを彫り込んだので、その印を私たちは読むことができるというわけである。セントローレンス・ベルーガの染色体の中に見つかったDNAアダクトはこういう標識の一つである。この標識は定量化することができる。この場合には遺伝子そのものが、その生物が受け取った発がん性物質の量を計る道具となる。現在までのところ、この手法が使えるのはほんの少数の化学物質についてだけである。そのような化学物質では曝露が多くなればなるほど発がんの割合が増える。この関係は、特に魚の肝臓がんの場合に強いように見える。

こうした発見は私たち人間にとって直接的な意味を持つ。遺伝子は著しく保守的で、魚が他の脊椎動物から分かれてから四億年もそのままを保持してきた。「動物が発がん性物質に曝された場合、ネズミや人がやられたと同じ遺伝子がマスでもやられている」とオレゴン州立大学の生化学者ジョージ・ベイリーは言う。「がんはがんだ。我々が細胞レベルで見ている限りは。」実験室内の水槽では、人やネズミにがんを起こす物質が魚と軟体動物にもがんを起こしている。さらに、その物質の代謝も同じであることが多い。しかし、一致は完全ではなく、多くの例外がある。たとえば、ロブスターはがんにならない。ロブスターは染色体の損傷を防ぐ一つの方法として、体組織中の発がん性物質を捨てることができるらしい。

野生生物中のがんの出現、特に魚の肝臓がんは、環境中の発がん性物質の存在を示しているだろう。実験用の動物とは違い、私たちとよく似て、汚染されたところに住んでいる野生生物は、一生、様々に混じり合った低レベルの化学物質に曝露される。炭坑で、有毒ガスが出た時に突然死んで鉱夫に警告する有名なカナリヤのように、がんになった野生生物は、環境検知器である。すべての野生生物がこの条件にあっているというわけではない。動物によっては伝染性ビールスによってがんになるものがある。どの動物が環境発がん性物質のための最もよい指標となるかという問題は、生物学者の間でかなり注目を集めている。

カメは、環境ホルモンの存在に対する良い検知器になると思われる。成長後のカメは、他の脊椎動物と比べて感度が高くはないが、胚のときは、環境中の化学物質の効果を劇的に示す特徴を持っている。すなわち、性の決定を変える。このことは、胚の発達の間に環境のわずかな変化が性を変える可能性を意味する。温度がこの効果を持っているが、化学物質もその力を持っている。レッド・イヤー・スライダーの卵にＰＣＢを塗るとオスからメスに変わる。その上、これは非常に低い濃度で起こる。そのレベルは工業国に住む女性の母乳中に現在検出される程度のレベルである。カメは、ホルモンに敏感な乳がんについて私たちに何かを告げているのではないか？

カレイにがんをつくる

マサチューセッツ州のディア・アイランドはボストン湾にある。そこは昔は島だったけれど、今は島ではない。一九三八年にハリケーンで海峡が砂で埋まって、ディア・アイランドは半島の末端の突起となった。以前には軍の基地と牢獄であったディア・アイランドは、現在では世界最大の下水処理施設のあるところで、ごく最近さらに拡大され、設備も強化された。その施設のゲートにつながる長い舌のような道路は、ボストンのローがん空港に着陸するジェット機の飛行コースの真下に当たる。静かな場所というわけではない。しかし、私はそこが好きで時々行く。この道の回りにはこぎれいな、こじんまりとした家々が並び、自転車に乗って辺りを疾走する子供たちの一団を見ると、ちょっとノーマンデイルを想い出す。このアイランドは一六三四年にボストンに授与されたもので、かつては鹿が氷の上を渡ってきていた。

車を止めて港に向かって立ってみれば、あたかも飛行機の着陸を見るようだが、平たいウインター・カレイが集まって固まったようなディア・アイランド全体を見渡すことができる。

最もおかしな格好の魚はどれかと聞かれたら私はカレイに投票するだろうと思う。カレイは、生まれた時はふつうの魚と同じだが、左目が移動を始め、顔を横切って、最後に右目に相対してでんと落ち着く。顔の上半分は下半分と九〇度ずれてしまう。その後カレイは目のない左面を下にして底の方の泥の中で暮らす。皿のように、ほとんど動かない。水の底の方で暮らす他の生物とは違い、泥の水にいるのはカモフラージュのためだけであって、獲物をねらうためではない。寝そべって待ちかまえている捕食者のカレイは、海ミミズその他の餌食を襲撃するために、不用心にもその隠れ家から周期的に飛び出す。こうした動きは水面からは見えない。それに、ディア・アイランドのウィンター・カレイは高率で肝臓がんに冒されているという事実も見えない。しかし、ここのカレイのがん出現率、および、それが港の化学汚染と結びついていることは、下位動物のがん登録ファイルに基づき最もよく分析されている。港から遠く離れた、きれいな水域のウィンター・カレイには腫瘍は見られない。港湾内の汚染された底泥に関する立派な研究が二つある。それは、コネチカット州のブリッジポート湾に関するもので、ボストン・ハーバーにすむウィンター・カレイのがんについて環境汚染面から説明できることを支持している。一つ目の研究では、ブリッジポートのブラックロック・ハーバー（ロングアイランド・サウンドにある）から取ってきた底泥に、汚染されていないカキ（成長したもの）を曝した。港の水にカキのかごをつるしておく方法で、実験室内と、野外の両方で行われた。ブラックロック・ハーバーの底泥はＰＣＢから農薬まで様々な毒物で汚染されていることがわかっている。二つの実験とも、カキのからだの中に汚染物質が貯まってきたし、がんもできた。汚染のない底泥に曝したカキはがんにならなかった。

第二の実験では、ムラサキイガイが、ブラックロック・ハーバーの底泥に曝された。体内に汚染物質が取り込まれたところで、これをウィンター・カレイに与えた。カレイは、腎臓がんと膵臓がんになるとともに、肝臓に前がん症状が見られた。汚染されていない底泥中のムラサキイガイを食べていたカレイにはがんはできなかった。

私たちがん患者は水中のがん生物と連帯したい

私は、カレイが寝そべっているベッドが、あのスミソニアン・ジオラマの明るい内部のように、私たちの目にはっきりと見えたらなあと思う。私たちの見ることがほとんどない生物種が直面している問題は、簡単に見過ごされる。特に底の方に棲んでいる冷血〔低温〕動物たちがそうだ。だから、私は、上の方の暗がりにピカソ式のおどけた顔をくねらせて、下の方の白い部分をハーバーの汚れた底泥として、そこに直接、常に接しているようなジオラマにしたらいいのにと思う。

私はこの望みから一つのアイデアを膨らませた。がんを持った人々ががんを持った動物が棲むと言われているいろいろな水域に旅をする巡礼者になるというアイデアである。つまり川や海の堤に集まって、共につながれた者たち同士共に考え合うのだ。そこで私は、レオン・ピッパードがベルーガ会議で発した質問からスタートするのだ。「あなたたちは、人間には何か特別の免疫があると思っていますか？」

私は可能な旅程表も作ってみた。ディア・アイランドの突端を起点として、北のマインにあるコブスクック湾に向かう。そこではソフトシェル・ハマグリの三〇％以上が生殖器がんにかかっている。この昔の原生繁殖地ではハマグリとその他の海の動物が2、4―D、2、4、5―Tに曝されてきた。この農薬は近くのブルーベリー湿地から流入したものと、商業用森林への空中散布から移動してきたものである。マイン大学の動物学者、分子生物学者のレベッカ・ファアン・ベネーデンはこの入り江のハマグリに発生したがんのパターンを研究している。彼女はがんの発症につながる一連の分子反応を発現する遺伝子変化を見つけようとしている。彼女の研究は非常に急がれる。というのは、この郡の女性の子宮がんと乳がんの割合が全国平均より高いからである。「相関があるかもしれないし、ないかもしれない」と、ハマグリと女性と農薬のデータを示しながら彼女は言う。

「少なくとも研究はしなければならないのよ」

次に私たちはデュワーミッシュ川の河口につながるプーケット・サウンドに向かって大陸を横断する。ここの水に棲んでいるイギリス舌平目の肝臓がんの話はウィンター・カレイのそれとそっくりである。分子疫学者のドナルド・マルンスと仲間はデュワーミッシュの下流の舌平目を捕って、DNA損傷を調べた。この川はPCB、ベンゾピレンで汚染されていることがわかっている。DNAの損傷は様々で程度もひどいものであった。じっさいここの魚はワシントン州のよりきれいな川で捕った舌平目よりもDNA変異の程度が数百倍も大きかった。幸い、他の研究によれば汚れた川から魚がきれいな川に移動すればDNA損傷は修復し始めたのでがんになるリスクもおそらく減るだろう。

私たちの旅はバージニア州のエリザベス川の南支流へと続くだろう。そこは、小さな普通の魚、マミチョグの故郷である。オスはハンサムで、深緑あるいは鋼青色で白と黄の斑点と細い銀色の帯を持っている。メスは、オリーブ色である。ウインターカレイやイギリス舌平目などの回遊魚とは違ってマミチョグは留魚で、一生同じ場所から餌を捕り続ける。私たちは支流の両岸に集まる。片岸には材木処理工場がある。そこからはクレオソートの残渣が川底から大量に検出されている。川のこちら側では、マミチョグの三分の一が肝臓がんにかかっている。対岸の方の底泥はそれほど汚染されておらず、マミチョグに肝臓がんはない。

バージニアから今度は北に向かい、オハイオ州のブラック・リバーがエリー湖に注ぐ辺りにある鉄鋼工場に旅する。一九八〇年代初頭に、ここのコークス製造所（石炭を精錬所で使える燃料にする）の配水管近くに棲んでいたブラック・リバー・ナマズが高率で肝臓がんになっていることがわかった。その施設は一九八三年に閉鎖された。一九八七年になると底泥の汚染は劇的に改善されて、ブラウン・ブルヘッド・ナマズの肝臓がんは七四％も減って、正常な肝臓を持った魚の割合は二倍に増えた。この研究の結論として、研究者たちは、「汚染源がなくなりさえすれば、何もしなくても自然の回復効率はすばらしい」と驚きを表している。これこそ私たちが、川の長さほどの旅の間ずっと望んできたことだ。

最後に私たちはフォックス川まで辿り着く。この川はウィスコンシンから流れてオタワの街中でイリノイ川と合流する。そこは私の故郷から約一二〇キロ上流である。フォックス川から集めた魚、ウォールアイ、カマス、ブルヘッド、コイ、ホグサッカーなどが持っていたがんは初めて見つかったものもあった。しかし、私は原因と思われている古い工業立地に行こうとは思わない。その代わり私たちは二一〇メートルの高さのバッファローロックに登ってみようと思う。フォックス川とイリノイ川との合流点からちょうど二～三キロのところにあってイリノイ川に接しているその岩山から見下ろせば、川の谷全体が眼下に見える。

ちょうどディア・アイランドと同じ大きさのバッファローロックの生態系は、一九三〇年代に鉱石の発掘があって、きわめて有毒な頁岩や黄鉄鉱を土壌の上に落としたので荒らされてしまった。すべての生物、鉱物も植物も死に絶えた。何十年もの間、ここは酸性物質を流れに注入し続ける、とがった岩山の風景のままであった。

一九八三年に芸術家のミッシェル・ハイザーがバッファローロックの回復を支援するよう使命を与えら

れた。ハイザーは古いアメリカ原住民の築山に触発されて、ブルドーザを使って三〇フィートの溝を五つの川に動物の形に彫った。アメンボ、カエル、ナマズ、カメとヘビである。この土の彫刻の一つ一つは百メートル以上の長さで、今ではその頂上に草が生えている。ナマズのひげに登ったり、アメンボの脚に沿って歩いたり、ヘビの頭の上に寝そべったり、そこで草に触り、空気を吸うことができる。

私はヤグルマギクのように青い空の、ある九月の午後を選ぶことにしよう。がん患者たちと、以前のがん患者たちは、かつて荒廃がありいま回復が行われたこの場所で、このモニュメントの動物たちの背中に集まって、私たちが見てきたすべてのことについて話し合おう。

第七章　土

特別の日

母が言うには、屠殺日はお祭りのようであった。五人の娘全員が着飾るための準備は何週間も前から始まり、祖母が一人一人のドレスを縫った。ここで母は声に力を入れて、それは普段着ではなく、本当のドレスアップ用のドレスだったのよと言う。彼女たちは、屠殺を手伝いその肉の分け前に与るために来るはずの男たちを祝福した。

叔母のルーシーに言わせると、屠殺日は憂鬱なことが起こるのだった。夜明

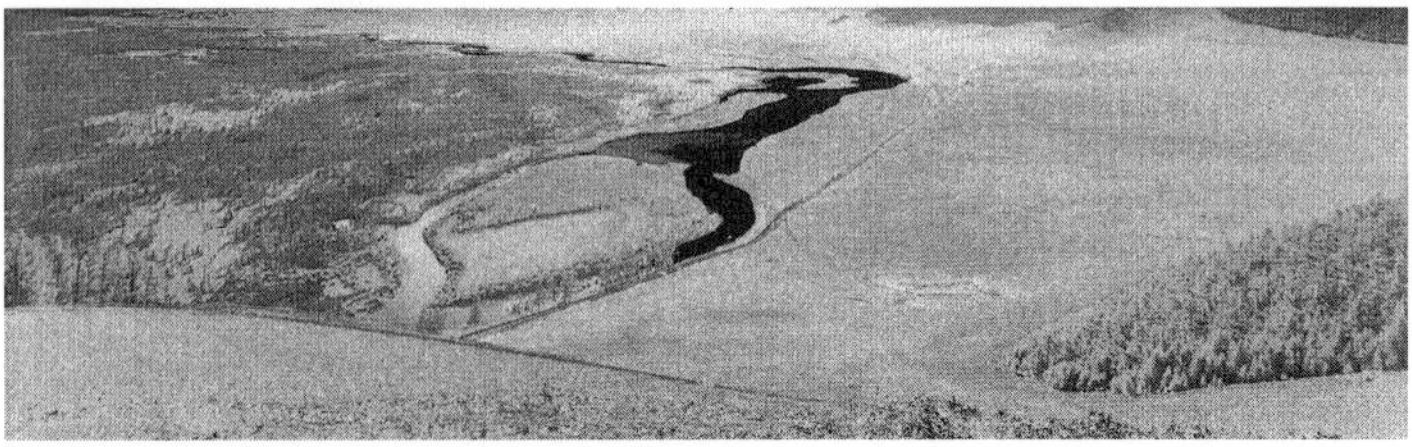

け前から庭には湯を沸かすかまどと大釜、台所には包丁や見慣れない大きな道具が並ぶ。彼女はつま先立って家の中を巡り耳を澄ましたこと、そして最後に銃声を聞いたことを思い出す。ルーシーは、屠殺日のドレスがあったという話を固く否定する。

叔父たちの話には少女たちのことは出てこない。叔父たちの解釈では屠殺日は男の祝日であった。息子たちは父親たちに従う。豚を撃つ。彼らは秘密の知識を分かち合う。そして彼らは豚の睾丸を食べる。

農場での豚屠殺の話、歓喜に満ちた下品な食べ物、特別の衣装、銃の発砲など、私やいとこたちなど次世代の子供たちに繰り返し語り伝えられて、絶えることがない。私の母はソーセージを作る話を詳しく描写してくれるので、その話が私は一番好きだった。母は釜ゆでにされた豚の皮から毛をむしり取るところから話し始めて、女性たちがやがてソーセージとなる部分の内側をきれいにする描写にかなりの時間を使う。それから、大叔父のサンダーのかけ声と共にソーセージがプレスされる様子を話して終わる。豚肉を突っ込んだ腸詰めをいつ、どんな風にねじって、つながった鎖を作るか、そのやり方をサンダーほどよく知っている人は他にはいない。五ガロンの素焼きの壺に螺旋状に詰めて、溶かしたラードでフタをする。こうしてソーセージは農家の地下倉庫で冬を安全に越すことができた。

とにかく、こうしたイメージはすべて、大豆、粉、穀粒、米、シリアル、パスタなどの入った大きな容器がなぜ私の小さな、都会のアパートの戸棚に並んでいるのかを説明しているのだ。私の台所では何かがいつでも沸いていたり泡立っていたりする。あたかも、大家族がここで食事をした日のように。私は山ほどの買い物をするのが好きだ。ぎっしり並んだ食品、そのいっぱいの重さと大きさが好きだ。フルーツ皿に果物、かごの中に青物、カップボードの中にタマネギの袋、流し台の下にジャガイモ、壁のフックにニンニクの輪……。ニンジンには泥が付いている程良い。畑に生えていたときのように見せるのが好きだ。私はソーセージの壺はもっていないが、老サンダー叔父が腰をかがめて強い圧力をかけているのを想像するのが好きだ。叔父の肩あたりにクリスマスの灯の列のように豚肉の環が長くなって行くのだった。

除草剤が変える農村風景

『沈黙の春』が出版されて以来、米国の農業は様々な面で劇的に変化した。一つだけ挙げれば、農家の数が急に減少した。今のイリノイでは一九六〇年の数の半分になっている。そして、私の郡は、最後のとりでとして豚肉の最大生産量を誇っているのに、それを支えている農家はたった一、〇〇八戸である。米国の農地の半分以上が今では地主ではない人によって耕作されている。たとえばいとこのジョンがセイブルック近くで耕している五二〇万平方メートル以上のほとんどが借地である。農地風景もいっそう画一的になってきた。家畜の飼育が作物を育てることとは別の企業となるにつれて、耕作用の家畜は納屋から消えた。その上、一つの畑で育てられる作物の多様性も減ってきた。この三〇年以上でイリノイの果物、野菜、干し草、小麦、カラス麦の収穫量はすべて減少した。果樹、牧草、野菜などの畑と林もかつてないほど広いトウモロコシと大豆畑に変わり、この二つは負けず劣らずの耕地面積となっている。

こうした変化のすべてから、耕作は徐々に遠くで行われる活動になってきた。肉、ミルク、卵などの食品が私たちの知らない遠くから近くのスーパーマーケットにトラックで運ばれて来るので、自分たちの食べ物がどこで、どんな風に、誰によって育てられたものかがわからなくなってきた。そして、食べ物の作り方を説明できるような人々も周りから消えてしまった。私たちの周りから農業についての話が消えたことは、農業統計には含まれていない。しかし、それはきわめて現実的な変化である。

私は前に述べたような会話に囲まれて育ったことを幸せだと感じている。単に私の母が代々農家という家の出身だからというだけでなく、自分が道路脇のレストランでウェイトレスをしていたので、こういう会話が多く耳に入った。朝に雨が降っていると畑に出た農民たちはレストランに来て、しばらくそこにいる。ある人はただコーヒーを注いで聞いているだけだ。別の一団が朝の仕事に向かう前に、早い時間にやってきた。手品師のように忙しくさばかなければならない時間帯は午前四時から五時の間だ。最後の遅番労働者たちはまだボックスに座っていて、早出の農民たちがどやどやと入ってきて、カウンターの前に列を作る。労働組合の契約の話が、天気と作物の値段の話に混じり合う。窓の外では夜明け前の暗がりが灰色の光に変わるにつれてトウモロコシと大豆の畑がゆっくりと姿を見せる。

二〇年後、私は二人の甥を連れて、昔私がパンケーキとチリ・マックの皿を運んでいたここへ、コーヒーを飲みに来ている。今では農民の姿は見えない。物憂げな会話の間に沈黙がある。

別の物差しで変化を計ると、農薬の依存に傾いていく危険な傾向をレイチェル・カーソンが本に書いて以降、農業は驚くほど少ししか変わっていない。じっさい、ここまで書いてきた変化の多くは、直接にしろ間接にしろ、農業が『沈黙の春』に描かれた化学物質依存の道をさらに深く歩いてきたために起こったことである。

第二次世界大戦以後に農業に導入された合成化学物質は、労働の必要性を減らした。大体同じ時期に単位面積当たりの収益は真っ逆さまに下落した。この二つの変化が農民への圧力となって家族の生活費を稼ぎ出すためにもっと農地を広げる方へ駆り立てた。そして農家当たりの平均農地面積が増加した（あるいは、叔父のロイの言葉では、「あの頃は、州の半分を耕すか、さもなくば耕すことなんか忘れることだった」）。一種類の作物に特化するよう農民たちに奨励する連邦農業プログラムが、害虫駆除の化学物質の使用量をさらに増加させた。そして、こうした化学物質の使用それ自体がさらに生態系の変化を招いて、よりいっそう多く化学物質を使うことを余儀なくされる新たな段階に至った。

たとえば雑草を駆除する除草剤の使用が増えるほど、作物のローテーションがやりにくくなった。ローテーションは作物を順次農地全体で回す回転舞台のようなもので、トウモロコシ、カラス麦、牧草、そしてトウモロコシのようにすれば一つ毎に土壌中の物理・化学が少しずつ違った風に変化する。土の中の除草剤は冬の間中少し残っているので、化学的に弱い作物を次のシーズンに植え付けることはできない。そこで除草剤に鈍感なトウモロコシが毎年毎年同じ畑に植えられることになる。逆に、作物のローテーションがなくなると、昆虫の害が増えて殺虫剤の使用を招く。害虫の繁殖パターンが作物の変化のために狂わされることがなくなるので大発生につながる。アルファルファは、トウモロコシ、その他の穀類とローテーションしているときは動物に害を与えずに雑草を押さえる効果を持っている。が、これを使おうとする需要はほとんどない。簡単にすき返すだけで多くの雑草や害虫を駆除することができるのに、大部分の広大な畑では、表面土壌が風で飛ばされないように浅く耕すか全く耕さない方式に農民は縛り付けられている。

農薬依存が逆襲をうける

昆虫学者の中には、殺虫剤は常に生態学的麻薬であるという人たちがいる。その理由は、どんな化学物質依存にしろ、日常的に使うことは必ずや目標としている問題をさらに悪くし、固定化すると思われるからである。悲しみをアルコールに引き込めば、いっそうの悲しみを生む。殺虫剤で害虫を根絶しようとすれば、いっそう強力な害虫の大発生を刺激する。

昆虫が化学物質をはねつける力は驚くばかりであるが、それは何通りかの方法で行われている。遺伝子耐性を発達させるという単純な進化の現象がその一つ。たまたま生まれながらに特定の殺虫剤を解毒する能力を持っていた数匹の昆虫（あるいは、行動習慣かからだの構造で毒から自らを守る能力のあった虫）が、次世代の先祖になる。他の仲間は化学物質で殺されるからだ。繰り返し薬を浴び、何世代も過ぎれば、この少数派が多数派に転じてゆく。彼らは、全集団がある程度殺虫剤耐性を与える遺伝子を持つまでに膨らむ。量が多くなったり、種類が多様になれば、より強力な化学兵器が害虫駆除には必要になる。

一九五〇年には、農薬耐性を示す昆虫は二〇種類以下であった。一九六〇年には、レイチェル・カーソンは一三七種の昆虫が少なくとも一種の農薬に対して耐性を持つと書き記しており、この数字の中に雪崩の初期鳴動を聞くべきだと主張している。一九九〇年には殺虫剤耐性をもつ昆虫およびダニの種類は五〇四になった。

化学兵器攻撃にびくともしない害虫を創造したという点で、除草剤の物語は殺虫剤の物語を繰り返したのだ。除草剤耐性の話は『沈黙の春』にはない。当時はまだ除草剤が使われていなかったからだ。今日、草の科学者たちは二七三種の耐性種を見つけている。一九八〇年代後半から始まった除草剤耐性種の爆発的増加を辿った最近の研究を行った科学者たちは、「新しい駆除技術の短期的勝利が長期的敗北のたねにつながった」と結論せざるを得なかった。

望ましくない生物を農薬で全滅させようとするキャンペーンによって自滅に至る道は、その他にも二つある。その二つは進化というよりもむしろ生態学的な力の結果である。第一は復活と呼ばれ、化学物質撒布によってある層が多数殺された後、すぐにより数が多くなってうなるように復活してくるある種の害虫の気味悪い能力を指す。これは耐性を獲得するに要するよりもずっと早く起こる。第二は、全く新しい悪者が出現するもので、いわゆるセカンダリー害虫と呼ばれて、以前には農業の脅威となったことのない昆虫が関係しているのが普通である。両現象は、昆虫の天敵と寄生生物が中毒死することに帰せられる。

この二つの明白なミステリーに対する説明は子供の謎の中にある。すなわち「敵の敵は友達」である。不幸なことに、現行の主流のやり方を続ければ、化学中毒は全生態系に広がり、害虫の天敵もまたその一部になる。このやり方では、私たちは同盟者を助けるよりは妨害している。昆虫学者だけに知られてきた無数の昆虫と共に、カブトムシ、カマキリ、トンボ、糸トンボ、その他ほとんどの家庭の庭で親しんできた昆虫も皆私たちの同盟者だ。たとえば小さな目立たないスズメバチの仲間は自然の害虫コントロールに重要な役目を果たしている。彼らの生活習慣は植物を食べる昆虫のからだに小さな穴をあけて卵の固まりを産み付け、幼虫は宿虫を高速でかみ進むマシンとなり、宿虫は最後はミイラになる養育器だ。羽化に当たっては若い寄生虫はからを食い破って外に出、相手を見つけてまたサイクルを繰り返す。

このような役に立つ昆虫のすべてが、餌の生物と共に農薬の中毒になる。もっと不幸なことには、天敵の多くは害虫よりも農薬の毒に対して弱い。そして彼らの位置関係はそんなに速くは変わらない。本質的に、農薬は昆虫の餌の体系に打撃を与え突然害虫が激増するかもしれない落とし穴を掘っている。食虫動物や寄生虫の圧力から逃げようとすると、セカンダリー害虫への道めがけて、以前には無害であった生物がすぐに生まれる。いまや、農薬を使うのは危機を一時的によけるだけであって、化学物質依存症の条件を作り続けている。

農業生態学者、コーネル大学のデービッド・ピメンテルは穀類をめぐる小さな、目に見えない、相互作用のネットワークを理解することに生涯を捧げてきた。そして、化学物質で害虫を駆除することの影響をいくつも予言してきた。たとえば昆虫を捕食する生物の多くは犠牲となる目標を探して攻撃する戦略に基づいているが、残留殺虫剤の影響を受けるとこの行動が変わる可能性がある。また、天敵は死んで数を減らすが、昆虫を封じ込めることはできなかったことがわかる。このように致死量よりは少ないレベルであっても化学殺虫は、効果的に働いている生物学的駆除機構を損なう恐れがある。ピメンテルは、殺菌剤もまた、昆虫大発生のきっかけになりうることを見つけている。畑の土を管理するために撒布した毒物が、菌の病気で弱っていた害虫を助け健康にする薬となってしまう場合があった。殺菌剤のために感染症が治った害虫は生き延びられて大喜びというわけである。たとえば何回も殺菌された大豆畑はキャベツ尺取虫とハンショウマメケムシという収穫量をひどく減らす二種類の害虫の数を増やす隠れ家になっていることがわかった。このようにして、ある一つの毒物（殺菌剤）が別の毒物（殺虫剤）の必要性を喚起してしまう。

生態系の相互作用が化学毒物で攪乱されると、二次的に雑草のほかに害虫も創ってしまった。除草剤はきわめて広く使われてきたので、以前には少数派であった日陰を嫌う草が主な問題として浮かび上がってきた。このケースでは、捕食の敵がいないのではなく競争相手がいないことが問題を起こしている。除草剤によって生まれた硬い、目の詰まった土といっぱいの太陽光線が、光を好む草のための理想的条件も創り出した。光を好む草の成長は幅広の葉から落とされる陰によって阻止されてきたが、その陰がなくなったので、草の結実がすぐに始まり、熟し、種ができ、さらなる除草剤の使用が必要になった。

私がここに書いていることは、単なる暴露というようなものではない。耐性の獲得、復活、そして二次害虫ができるという概念は、この数十年の科学では入門書的なことだ。事実、大学のある教科書ではダーウィンの進化論を説明するのに、農薬耐性の例を引いている。破壊という悲劇を通して、目に見えない生態の世界の働きが明らかにされたこの過程は、農薬依存の農業というものが、反面教師として重要なことを示している。こうした教科書の原則はほとんど修正する必要がなく、ここでも繰り返すことができる。農薬を使用することは色々な面で不合理であると認識されはじめ、また、改革の必要性が数多く叫ばれているものの、農薬の使用量は増え続けている。それにつれて、害虫のために失われる作物の量も増え続けている。

合成殺虫剤が第二次世界大戦の終結と共に農業に導入されて以来、害虫による作物被害率は二倍になった。すべての農業が基本的に有機農業だった一九四〇年代には七％であったのに、一九八〇年代の終わりには一三％になった。高い収穫量がこの喪失を埋め合わせているので、今でも短期的には農薬に依存するほうが経済的である。しかし、害虫が常に農薬で退治されてきたわけではないのは明らかだ。ローテーションで育てられたトウモロコシは害虫が付きにくいという例がある。一九四五年には米国のトウモロコシ畑にはほとんど殺虫剤が使われていなかった。農業省によれば、その年害虫による損失は全収穫の平均三・五％だったという。現在ローテーションが行われる畑は半分以下に減って、トウモロコシは農薬の最大使用者になった。殺虫剤の使用量は千倍にもなったのに、収穫の損失は平均一二％である。

最近の研究が一つある。国内の特別な地域における農薬使用の変化を調べるために、研究者たちは様々な農業統計を集めて分析している。彼らが調べたサンベルト、小麦ベルト、コーンベルトの三地帯はだいたい農薬に頼っているが、特に除草剤と殺菌剤が一九六〇年代以降大きく伸びてきて、使用濃度（面積当り）も使用範囲（使用農地の割合）も共に増大した。多くの場合こうした増大は一九九〇年代の初めまで続いた。これは、農薬の使用は次第に思慮分別あるものになってきたという一般的認識とは逆であった。しかしながら、増大の速度は一九八〇年代に一定になり始め、殺虫剤の使用量は実際に減り始めた。その理由の一つには一九八二年にトキサフェンが禁止されたこと、二つには新しく合成された殺虫剤は以前よりわずかな量で毒作用があるものになったこと、三つには農家の中にもっとエコロジカルに昆虫を制御する方向へ移った者があったことがあげられる。

サンベルトの野菜畑と果樹園は最も農薬曝露頻度が高いことがわかった。特に殺虫剤と除草剤が多く使われていた。殺菌剤はナツメヤシ、モモ、ブドウ、トマトに多く使われていた（面積当りの活性成分の重さで計って）。他方、ナシには最も多くの殺虫剤が使われていた。トウモロコシは除草剤使用リストの一八位にすぎなかった。しかし、米国のトウモロコシ畑はあまりにも多く、この作物だけでこの国の全除草剤の五三％も使っている。トウモロコシと大豆を合わせると、除草剤使用の四分の三を占めている。全農薬中の割合としてみても主要な部分となっている。つまり、コーンベルトの除草が、農業化学兵器の第一目標になってきたということである。

大豆とトウモロコシ

トウモロコシ畑と大豆畑は非常に違った場所である。

大豆畑は粗末な感じだ。慎ましく始まり、慎ましく終わる。なぜそうなのか、私には説明できないが、ちょっと悲しくもある。大豆畑を歩くと、私自身までいっそう悲しくなってしまう。大豆はデリケートな植物である。クローバー、エンドウ豆、アルファルファなど他の豆類と同じように、葉に柔らかい毛が生えている。すっかり成長したときには、腿の高さ以上には伸びない小さな灌木のようになるが、その後、シーズンの終わりころには、目立たないよじれがアジアウインのようなその起源を現す。その慎ましさにもかかわらず収量の高い様々な大豆には筋骨たくましい男の名前、ジャックとか、バーリソンとか、ファローとかがつけられ、さながらコンドームのブランドのような響きである。

イリノイの大豆の開花は真夏で一本の木から六〇から八〇個のさやがとれる。さやは毛羽立って(ほとんどゴワゴワであるが)、膨らんでいる。一つのさやには平均三個の丸い、薄黄色の豆が入っている。シーズンの最後には大豆の木の一本一本は区別できなくなる。深緑から輝く黄色にそして何とも言えない赤褐色の影のようなものに変わり、お互いの境がぼんやりしてきて、全体として地面に向かって沈み込む。そして、そこに入って寝そべってみたくなるような茶色の原を形成する。

トウモロコシ畑はこんな風ではない。トウモロコシには何となく活気がある。みずみずしい緑の広がりから鋭く立ち上がって、人の形を思わせるような一本一本がきちっとした列に並ぶ。こんなところから活気を感じる。耳、房、糸、茎といった各部がはっきりしていて、風景を変える力が備わっている。夏の終わりころには、遮るもののない水平の一本線だったこの辺りの道は両側をトウモロコシの固い壁で囲まれた滑走路となる。しかし、この見方は一面的だ。トウモロコシがどんな風に空間を占めているかを本当に理解するためには、このスクリーンを突き抜けて、畑の奥深く踏み込まなければならない。トウモロコシ畑の中を歩くと、隠れているなという感じが非常にする。そして妙な考えが襲ってきて、パニックになるかもしれない。大きな湖で泳いでいる時に突然岸からすごく離れてしまったことに気がついた時のように。ふっと緊張感が抜けて方向感覚を失うような気分は、確かに草丈が人の背よりずっと高いというところから来ている。七月下旬になれば、この景色も終わり、長い繊維質の葉がからだに触れることもなく、畑を歩いていくことができる。さらに、緑のうちでさえ、トウモロコシは絶えず音を出している。それはシューッというような音で、雪が降るような音とは違う。「トウモロコシの成長を聴く」とは、尊敬の表現であって、退屈の表現ではない。

トウモロコシは、風によって存在が確かめられるような草である。絹糸で包まれた耳は雌花で、一本の草には一〜三個の耳がある。赤みがかった金色の房から飛び出した花粉が、畑の上に雲のように舞って、耳から出て波打っている絹糸の先端に着陸する。これが成功するかどうかで、全収穫高が左右される。一本一本の絹糸はトウモロコシの芯につながっている。迷路のような糸をくぐってその先端に着いた花粉は、染色体を糸の根元まで送り込み、そこで受精が行われる。一個の耳は約六〇〇粒を持ち、一平方メートル当りに約一本が植えられているので、広い畑では受精のプロセスが、あちこちで独立に数え切れないほどの回数起こり、成功する。

最も収量の多い品種はハイブリッドである。したがって、種を取るためのトウモロコシ畑は二つの異なった品種が一畝おきに植えられる。「雄の列」と呼ばれる畝のトウモロコシは花粉のドナーで、その房はつけたままでよい。他種との交配を確実にするために、隣のトウモロコシは去勢される。房は成熟前に引き抜かれ、以後この畝は「雌の列」と呼ばれるようになる。この作業は十代の「房抜き屋」を投入して行われる。彼らは歩いてこの作業をするか、小さなかごのついた機械に乗って作業する。どちらにしても退屈な長たらしい仕事であることは間違いない。それでも、いいお金になるので、長い暑い数日間トウモロコシの草から生殖組織を取り除いて土に放り投げるという作業を続けることができるのだろう。

大豆以上にトウモロコシがイリノイを特徴づけている。「トウモロコシが育つ天気」というのは暑くて、太陽が照りつけ、かつ湿度の高い日のことだ。こういう条件は大豆にもあるだろうけれど、誰もそんな呼び方はしない。一八〇〇年代の後半に中国から導入された大豆は、イリノイの農業にとっては比較的新しい参入者だ。今日でこそ世界の大豆生産の一〇%をイリノイ州が生み出しているけれども、まだこの作物を私たち自身の神話に組み込むほどにはなっていない。

その一方で、トウモロコシ寓話は多い。私の母は特にうまくそれを話してくれた。たとえば、「真っ赤な膝」の物語を考えてみよう。

母はまだ小さな子供だったころ、新しく買ったばかりのトウモロコシ畑を走り抜けていた。彼女は転んで、トウモロコシの茎の切り口で膝をぱっくり切ってしまった。祖母は病気がちだったが、肉に筋張った破片が突き刺さっているのを見て、それをそっと引き抜いた。母の膝の内側から「小指ほどの長さ」の茎のくさびがでてきた。おてんばの子供をたしなめる方法として、この話は大成功だった。妹と私は、そのことを言われるだけでその場に立ちすくんでしまった。事実、今でも私はトウモロコシ畑を駆け抜けるという考えにビクッとする。

トウモロコシと大豆は、大体同じ時期に、コンバインと呼ばれる基本的に同じ刈り取り機で収穫される。しかし、ここでも作業は非常に異なった感じを与える。トウモロコシはほとんど暴力的に、いやそれ以上乱暴に扱われる。コンバインの長い歯がトウモロコシ畑の畝に入り始めると、まず茎が振動し始め、葉が激しく波打つ。次にぐいっと引き抜き、後ろに放り投げられて、姿を消す。視界からどこかに消えて、ドライバーの足元に落ちる、螺旋のキリ、チェーン、シリンダー、ヤスリ棒、フルイ、スクリーン、そして扇風機がトウモロコシの耳を取り外し、穂軸から粒を取る。そして残りのゴミを畑に飛び出させる。その間、後部窓からは金色の粒の厚い流れが出て、ホッパーをいっぱいにする。

遠くからは大豆の収穫は平和そうに見える。繊細に回転する鎌の棒がさやと茎と葉を吸い取るように切って、コンバインの隠れた箱の方に移す。（そこでは同じ機械の別の部品がさやから豆をはずしている。）赤く光る殻のシャワーがゆっくりと元の土に戻っていく。しかし、こののどかな外見の下に高い賭けの心配が横たわっている。大豆は地面の近くにうずくまっている。機械の中にちょうどうまい大きさの石が入ってしまうと、もう七メートル大のコンバインは働かなくなる。さらに、大豆のさやは何度も濡れたり乾いたりすると収穫までもたない。いとこが大豆を作った時、こう言った。

「一〇月の運の悪い日にちょっと雨が降ると、やられてしまうんだ。」

トウモロコシの一ブッシェルは約二五キロで、大豆は約二七キロ。イリノイ州のトウモロコシ畑は平均一四九ブッシェル分。大豆は四三ブッシェルだ。一九九六年の秋、トウモロコシは一ブッシェル当り二・

六九ドルで大豆は六・八〇ドルで売れた。

光合成を阻害する除草剤

敵の名前がある。ベルベットリーフ、エノコログサ、オナモミ、アカザ、タデ、ブタクサ、アサガオ、シロザ、洋種チョウセンアサガオ、バシクルモン、トウワタ、イヌホオズキ、フォール・パニカム、シャッターケイン、ハマスゲ、カナダ・アザミ。雑草は皆独自の生き様を持ち、イリノイのトウモロコシ畑と大豆畑で繁殖している。カナダ・アザミは地下茎をはわせて新しいシュートを出す多年草である。ドックレバーは普通の方法で増えるけれども、繁殖の賭けを振り分けている。棘のあるイガの中にある二つの種のうち一つは、春に双子になり、他の一つは土の中でじっと待ち、一年後に芽を出す。シロザ、エノコログサ、ブタクサは、学者が驚くべき繁殖力と称するごとく、年がら年中種の雨を降らせる一年草である。この三種の種はコーンベルトの畑で最も普通に見られる。そこの土には一平方メートル当り六〇〇から一六万個の草の種が含まれている。

かつては、畑の雑草と戦う方法は、鋤く、ならすという耕作法だった。このために様々な道具（弾力のある歯のついた真鍬（まくわ）はごく一般的）をトラクターの後部に取り付けて、畑を引きずり回した。退治しにくい草に対しては、この耕作を何回も繰り返して、地面より上に出た部分をつみ取り、根絶やしするまで行った。一年草に対しては実ができる前に刈り取る戦略がとられた。しかし、一九七〇年初頭以来、機械的に除草する方法についての研究は実質上ストップした。代わってすべての除草研究は化学的除草剤について行われるようになった。そのほとんどは、雑草に有害で作物には害の弱い化学物質を合成することに向けられた。最近では、遺伝子組み換え技術で除草剤に耐えられる作物の開発が行われ、その結果としての化学除草剤がより多く使われるようになるだろう。

イリノイ州の農業統計局によれば一九九三年にはトウモロコシと大豆畑の九九％に除草剤が使われている。化学兵器を使う習慣はもう害虫駆除にはないと考える人がいるといけないから、ここで一般的に使われている農薬の名前を挙げておこう。兵器、殺害、断固、三頭筋、刀、弾、切り刻む、勝利、封じ込め、短刀、投げ縄、射手、船首、ランボー、騎兵大隊、駆け足、突入。

これらの除草剤は様々な中毒作用で草を殺す。あるものは植物ホルモンに介入する。たとえば最初の合成除草剤である2、4―Dは栄養摂取速度よりも速く成長させる。だから、2、4―Dを浴びた草は奇妙にねじれて萎縮する。茎が膨れて曲がる。組織が破れると、病気を起こす菌や何かが入っていってとどめをさす。一九九三年にはイリノイ州大豆畑の一三％、トウモロコシ畑の一四％に2、4―Dが撒布されていた。他にタンパクを作るアミノ酸産生を停止する除草剤がある。その他に、植物が太陽光を利用して水と二酸化炭素から糖と酸素を作るプロセスを直接攻撃するものがある。これはトリアジン系除草剤で、トウモロコシ畑と果樹園、芝生で最も頻繁に使われているほか、綿花、サトウキビ、モロコシでも使われている。このグループの除草剤アトラジンは米国の農業で一、二番目によく使われている。

トリアジン類は一九五〇年から使われてきたが、植物を殺す力の背後にあるメカニズムはごく最近までわからなかった。今ではこれらの除草剤は、葉緑体の中の連鎖反応を阻害することがわかっている。葉緑体は小さなカマボコ型宿舎のように葉の表面に散らばって、色素クロロフィルの宿る場所ともなり、また光合成を行わせる細胞マシンの止まり木ともなっている。

光合成の中心は一つのアクセプター分子から別の分子に電子を手渡すことにある。これは、水の入ったバケツを消火隊に手渡すのに似ている。この電子は、水の分子からはぎ取られるのであるが、この解放プロセスが酸素発生につながっていく。光合成が働くためには、電子は反応中心に届かなければならない。この部分にアトラジン除草剤が介入する。反応中心にあるタンパクとアトラジンが結合することによってバケツを消火隊に届ける行動が妨げられる。この必須の電子がなければ、連結反応全体が停止してしまう。有害な酸素がどんどんできて、「過剰な放射化励起」が植物の葉緑素の中に発生する。葉緑体は膨れて破裂する。奇跡とも言える光合成、そして「私たちに酸素を供給する唯一のメカニズムを閉ざしてしまう化学物質」という風景の未来を想像すると、この農薬の使用には疑問がある。アトラジンを土に直接撒くと、根に吸収されて、葉に転送される。アトラジンは植物の内側から中毒を起こさせる。トリアジンは水に溶けやすく、それゆえに他のいろいろな場所にも移動しやすい。

光合成を禁じるこの能力は、アトラジンが農地を離れたからといって止むものではない。残留アトラジンは中西部の表層水の九八％から検出されるだけでなく、地下水からも見つかっている。アトラジンはプランクトン、藻、水生植物その他、淡水の食物連鎖の基礎となっている葉緑体を持つ生物に対して著しく毒性のあることが示されている。環境保護庁（ＥＰＡ）によれば、「野外測定の結果、トリアジンとその代謝物は、実際の環境濃度で有害な効果を起こすことが示された。これは指針に基づいて行われた実験で予測された影響濃度よりもずっと低い濃度である。」

トリアジンは米国の中西部と北東部の二三州で雨滴の中にも見つかっている。北ミネソタ州のアイスル・ロエール国立公園のような原生地帯でも見つかっている。トリアジンの雨が降る森や草原に対する影響はまだわかっていない。トリアジンが草原の原生植物の生長を阻害することはわかっている。トウモロコシも成長し終わった草はこの除草剤に抵抗性があるけれども、結実時はきわめて敏感である。

もし光合成阻害がただそれだけの問題であったとしても、コーンベルトでトリアジンが広範囲に使用されることは十分心配に値する。しかし、トリアジンは私たちのからだに飲み水や食品中残留農薬として入ってきて、作用する力がある。三種類のトリアジン、シアナジン、シマジン、アトラジンは「ヒト発がん性の可能性がある」物質に分類されている。アトラジンは内分泌攪乱物質であることもわかっているので、ドイツでは使用が制限されている。しかし米国では全トウモロコシ畑の三分の二（イリノイでは八一％）に使われている。シマジンは果物と芝生に使われている。果物としては、オレンジ、リンゴ、プラム、オリーブ、サクランボ、モモ、クランベリー、ブルーベリー、ストロベリー、ブドウ、ナシに使われる。一九九四年までに、水泳プールと風呂の藻退治にも採用されるようになった。しかし、EPAが「このような使用は子供と大人に、がんについてもがん以外についても容認しがたい健康リスクを与える」と決定してから後は使えなくなった。一九九五年にシアナジン製造業者は自主的に生産停止に向かうことに同意した。四年間で段階的に停止するもので、食品や飲み水を汚染してきた除草剤の発がん性に対する懸念に応えたものだった。しかし、それまでの間、シアナジンは綿花畑、モロコシ畑、トウモロコシ畑の広葉性の雑草退治に使われてきた。一九九三年時点でイリノイのトウモロコシ畑の二一％にこれが使われていた。

トリアジン類は現在、乳がんと卵巣がんにどう作用しているかが詳しく調べられているところだ。動物実験からもヒト疫学からも証拠が挙がってきている。たとえばアトラジンはある種のラットに乳がんを起こし、生理の周期を著しく変える。しかし別のラットでは起こさない。研究者たちは今、どの系列のラットが人の乳がんのモデルとして最も正確なものになるかを調べている。また、アトラジンはハムスターの卵巣成長細胞の染色体を破損することも示された。この損傷は、イリノイの公共水道水中の濃度と同程度の、わずかな濃度で起こる。しかし、研究者たちは、水道水中の濃度が、人の組織が受けている曝露レベルなのかどうか、まだわからないと言っている。「この研究結果はアトラジンに汚染された水を飲むことによるリスクをさらに調査すべきだということを示している」とこの論文の著者は書いている。イリノイ大学の細胞遺伝学者、A・レーン・レイバーンだ。動物実験では、排卵に作用する脳下垂体ホルモンを誘導するので、男性ホルモンの代謝を阻害することが示されている。一方、大西洋の向うの北イタリアでケース対コントロール研究が行われてきたが、トリアジン類除草剤と女性農民の卵巣がんとの相関が示されている。

ここで述べた研究とその他の結果も踏まえて、ＥＰＡはこれら三種のトリアジン類について特別な総点検を始めた。六三ページに及ぶ「公式見解書」は懸念される主要領域を述べているが、その一つは食物への残留が見つかったことである。これはやっかいな問題である。私たちは、オレンジやリンゴなどシマジンを多く使っている野菜や果物を食べるほか、肉、牛乳、ポーク、卵などは飼料としてトウモロコシが使われているために汚染され、これを食べている。トウモロコシのようにトリアジンに強い作物は除草剤分子を分解するであろう。しかし、その分解がどれほど完全なのか、分解後の生成物が発がん性であるのかないのかは不明である。食物連鎖で人の食物まで到達するトリアジンの動きを解明したＥＰＡの報告は、限定形容詞と否定詞が多く、失望させるような表現で満ち満ちている。

こうしたデータは不確実さを伴い、……このデータからは推定された全リスクのうちアトラジンに帰すべき割合は不明だが、検知されるほどの残留量がある場合、常にリスクを低めに見積もることにつながる。……農薬登録者は、放射性ラベルを使わない食品検査法では全トリアジン環の残留量を計る分析法を開発することができなかった。

言い換えれば、葉緑体を破壊するタイプの化学物質をアメリカの農業に導入して以来三〇年以上が経過しているのに、この薬を撒いた畑からとれた作物を食べている私たちのがんリスクは、まだ決められない。土から浸透した水からのリスクについても同様である。

農薬残留基準は私たちを守らない

レイチェル・カーソンが『沈黙の春』を書いた頃、食物中の農薬残留許容レベルは〝耐えうる（耐容）基準〟と呼ばれていた。この耐容限界値が連邦政府によって定められ、個別ベースで規制されていた。一つ一つの食品は、その生産に使われる一つ一つの農薬について別々に耐容レベルが決められるものとされていた。しかもこの仮定は、用いられる化学物質について不適切な知識に基づいていることが多かった。当時、農薬の大部分は非常に新しかったのである。その後の研究によって、これらの化学物質に課せられた規制値まで汚染された食物を摂ることによる健康リスクは、最初に考えていたよりも深刻であることがわかった場合もある。こうした結果から耐容基準は順次下げられることとなった。時には農薬自体が取り消されることにもつながった。

カーソンはこのシステムはそもそもの始めから欠陥があったと主張していた。事後の調整で耐容レベルを下げるやり方では、安全でないレベルの農薬に何ヶ月も何年も人々を曝すことになる。さらに、一つの食品中の一つの農薬に「安全」レベルを設定するという考え自体が意味のないことだと彼女は断言した。その方法は私たちが多数の食品から多数の農薬を取り込んでいる状況が考慮されていないという理由からであった。その上規制の施行が痛ましくも不適切で予算も不十分であった。連邦政府は、州間をまたがって移送される食品についてのみ、違法な残留を検査する権限を持っていたが、それにしても検査されるのはごく一部分にすぎなかった。

連邦政府は、耐容レベルを超えていることを指摘してラベルを張る規制法しか持っていなかった。このラベルは、「我々の食物を意図的に毒するものであるので、このものを警察に保管させよ」という意味にすぎない。しかしこれが、第二次世界大戦後の一〇年間に生まれた私たち世代が子供だったころ行われていた食品安全システムであった。

今でも基本的には同じシステムである。一九九四年時点で耐容レベルが設定されている件数は九三四一である。この大部分は生鮮食品中の残留値を規制するもので、残りは、加工食品中に濃縮される残留農薬に適用されるものである。現在はＥＰＡがこのような規制値を定める責任を持っているが、その値を法的に強制する責任は食品医薬品行政庁（ＦＤＡ）が引き続き持っている（しかし、肉と鶏の残留農薬に対する権限は農務省が持っている）。

一九九三年、米国科学研究評議会は、現在の食品規制値では子供と乳児に対して余りにも多い残留農薬を認めることになると結論した。評議会の報告書によると、耐容レベルは二つの理由から子供を保護できないという。第一は、それらが健康だけを考慮して定められたものではないこと、あるいは健康を優先して定められたものではないことである。法的な規制値は、事実、通常の農業の状態で起こりうる最高の残留濃度を測定するように設計された野外試験の結果から決められていた。

第二に、想定されている安全性の余地は、大人が食べた場合に大丈夫というものであったこと。しかし、子供の場合は食品の種類がきわめて少ないので、一品についての摂取量が多くなる。たとえば離乳後の幼児は平均の大人の一五倍もナシを食べている。そして、既に見てきたように、ナシは売られている果物の中で最も農薬を多くかけられているものの一つだ。また子供というのは、取り込んだ汚染物質の活性化、解毒、排泄が大人とは非常に異なっている。第三に、子供時代の農薬被曝は、後の被曝よりもがんになる危険性を増大させたり、免疫機能を狂わせる率が高くなる可能性があること。こうした理由から、米国科学研究評議会は一九九三年に、子供たちに独特の生物学を考慮した耐容レベルを確立するための新しい「健康に基礎をおいた取り組み」を要請した。空気、ほこり、絨毯、芝生、ペットなどの食品外農薬被曝をも含めるよう求めた。

ベビーフードだけはかなり低い農薬残留耐容レベルが定められていたが、それにもかかわらず、米国内で売られている主なブランド製品のすべてから農薬は検出されている。ある最近の研究によると、国内の雑貨店で買った八種の別々のベビーフードから一六種類の残留農薬が見つかった。このうち五種類はヒト発がん性の可能性のあるものだった。

カーソンが懸念していた規制の強制力の欠如は今でもなお続いている。一九九四年に議会の調査機関である総合検査局は、食品政策に関する連邦システムは細分化され、矛盾だらけで、農業の食品中残留から私たちを守ることに失敗していると報告した。残留農薬が法に違反する道はいくつかある。耐容レベルよりも高い量が存在すること、農薬登録されていない化学物質が食品中に存在すること、耐容レベルが取り消されていて存在してはいけないことになった後も食品中に存在することなどである。農薬が検出される米国の食品は三五％にも上るが、合法的な残留値を含むこの割合は、確かかどうか論争の余地がある。

例として生産を考えてみよう。一般の人が食べる果物と野菜の三・一％が法律で定めた耐容レベル以上の農薬を含んでいるとFDAは報告している。環境作業グループ（EWG）という研究団体はこの推定をもっと高くに置いている。EWGはFDAの検査データを調べて、FDA当局が報告したものよりもずっと多くの違反事例をFDAの化学者たちは検出していることを見つけた。それに基づけば、実際の違反は五・六％である（ほとんどFDAの二倍）。そして農薬の種類は六六種で使用が禁止されているものも多く入っていた。エンドウ豆は約二五％の違反率、ナシは一五・七％、リンゴジュースは一二・五％、ブラックベリーは一二・四％、グリーン・オニオンは一一・七％の違反率であった。これに対してFDAは、EWGが見つけた違反事例の多くは本来的に技術的なものであって、「規制面から見て重要ではない」と主張した。いずれにしてもこうした数は、一％以下というわずかな食品のテストからFDAが捕捉したほんのわずかな違反事例を反映しているにすぎない。残り九九％は何のチェックもなく州の間を自由に行き来している。これらのサンプルが全食糧供給を代表していると、どうすれば言えるのか。この不確実性をさらに混乱させているのは、法の遵守を調査するために用いられている検査方法が、現在使われている農薬の半分程度しか捕捉できない低い感度だということだ。

一九九一年に農務省自身が生鮮野菜と果物中の農薬残留データを集め始めた。その最新報告書によれば、もっと感度の高い試験法を使って、七、三二八サンプル中に一〇、三二九の農薬を検出したという。実際の違反率は国内産物で一・三%、輸入物で二・四%だったという。報告書の見開きには、「このデータは我が国の食料供給は世界でも最も安全であるという事実を補強している」と書かれている。

このパーセンテージは確かなように見える。しかし、果物と野菜はたまにしか食べないロブスターとは違う。毎日五ないし九種の果物と野菜を食べなさいと勧めている現在の栄養指針に沿って食べれば、すぐに数パーセント跳ね上がってしまう。政府の栄養指針を守る消費者は二〇日ごとに一ないし四種の残留農薬を摂取していることになる。あるいは、一年間に一八ないし七二の農薬提供を受けることになる。この計算には、肉、乳製品、卵、魚、穀類から入ってくる違法な残留農薬はもちろん含まれていない。

「違法な」農薬の「合法的」残留という形で食品中に入り込んでくる道もある。このうちいくつかは輸入品である。他に、ずっと前に禁止されているのに環境中に長く留まっているので食品中や穀類には入り込んでくるという場合がある。また最近禁止されたけれどもまだ在庫が廃棄処分されていないために入り込んできているものもある。ＥＰＡは使用を取り消した農薬の供給停止までに二年間の猶予期間をおくのが普通で、それを使った作物の市場への移動を禁じる措置に対しても同じ猶予が与えられる。あるＥＰＡの役人によれば、一〇〇以上の「違法な」農薬が現在も「合法的」耐容レベルを与えられているという。

食品中に農薬が入っていることを人々が心配したため、一九九六年の夏に食物品質保護法が施行された。

合法的な許容残留の量と型を改訂する作業の中で、この法律はファウスト的契約を山のように積み上げた。

プラスの面を挙げれば、この法律は一九九三年の米国科学研究評議会の勧告を受け入れて、耐容レベル設定に際しては乳幼児が特に弱いことを考慮することとしている。これらは現在は基本法に格上げされている。この法律は政府に農薬の内分泌攪乱テストを求めている。その上、すべての耐容レベルを一〇年以内に評価し直すこと、その再評価には複数の曝露ルートを勘定に入れることを求めている。

どんな方法を用いるにせよ、この悪魔と戦うのは間違いなく極めて高くつく。新しい法律は発がん性農薬が加工食品中に混入することを厳しく禁じてきた古い法律をひっくり返した。一九五八年に成立したデラニー条項と呼ばれる古い法律はこの数年間おおっぴらに罵られてきた。この条項を適用しようとすればEPAは一ダースに及ぶ農薬の使用を禁止しなければならなかった。しかし、そうはならず、加工食品の規制権限をFFDCAに移すことによって、これらの農薬をデラニー規制から救ったのである。

絶対的な、しかも公然と破られている発がん性農薬の禁止に代わって、私たちが今度手にした法律は食品中の発がん性物質を合法化し、「安全」と定められたレベルに制限するというものである。

食物連鎖とピラミッド型濃縮

残留農薬の話では果物と野菜が中心になりやすい。それはおそらく、私たちの多くが農業と関係を持たずに遠くにいてナシやキュウリやブドウを手にすることができ、スプレーガンや、スプレーノズルや撒布器を容易に想像できるからであろう。しかし、魚の中の農薬濃度といわれても、果樹園や畑やブドウ園からの霧が水路の上に落ち、川を流れて湖に入ることを必ずしも想像しない。そこから、汚染されたプランクトンが原生動物に食べられ、それが昆虫の幼虫に、ハヤに食べられ、サケやスズキやマスまで食物連鎖を遡って想像することもしない。しかし、淡水魚は、人間が違法な農薬に曝露される重要なルートである。一般会計検査院は一九九四年に、魚の中に残留する五種類の農薬について特別懸念していると発表した。それは、DDT、クロルデン、ディルドリン、ヘプタクロール、マイレックスである。

肉や卵や乳製品と共に魚がなぜ私たちの農薬摂取の重要なルートなのかを理解するには生態学的な思考が必要である。因果関係を辿るためには、私たちは地下水に入り、川を下り、大気の流れに乗り、名前を聞いたこともない生物をも貫く複雑な食物連鎖に入って行かなければならない。生態学的に言えば、一つの食物連鎖は一つの方向に化学エネルギーを受け渡す一連の生物から成る。その鎖の一つ一つは正式には、栄養段階と呼ばれる。その底辺には生産者、すなわち太陽光からのエネルギーを食物に変える植物プランクトンがいる。ここからスタートして他の生物は化学エネルギーを手に入れることができる。最初の消費者はこの植物プランクトンを直接食べるものであり、二番目は一番目の消費者を食べる。このように順次進む。一つの栄養段階から次の栄養段階に移行したエネルギーの約九〇%が熱として放出される。

生物濃縮という現象がこの流れから生まれる。きわめて多くの栄養エネルギーが失われることから、鎖の各段毎に生物は少なくなっていく。生き延びるためには、生物は鎖の下段の生物をより多く食べなければならない。

ここのところで生態学者はメタファ（隠喩）に切り替えて、バイオマス（生物質量）のピラミッドを持ち出す。どの段でも二段目の全生物質量は一段目の全生物質量よりも少なくなるので、当然最下段の生産者よりも少なくなる。もし化学物質が分解し難ければ、各生物の中の汚染濃度は食べる毎に蓄積が進むことになる。こうして有機塩素農薬のような化学物質は、ピラミッドの上の方の数の少ない生物のからだの中にどんどん流し込まれていく。ソースがゆっくりと煮詰まるように、毒物が濃縮していく。

ピラミッドと鎖をしっかりと頭の中に入れると、三つの不思議な事実が説明可能になる。第一に、なぜ乳幼児が特にリスクが高いのかがわかる。母親が食べた食物中に含まれていた脂溶性の残留農薬が母乳に分泌される。基本的に母乳を飲む子供は私たちよりも食物連鎖の上段に位置する。多くの場合、人の母乳は市場に出回っている食品に対して設定されている制限値よりも高い残留農薬、化学物質を含んでいる。

第二に、野菜は直接農薬散布されているにもかかわらず、私たちが動物性食品の方からより多く残留農薬に曝露される理由がわかる。私たちが食べる動物の肉のどの部分をとっても、草や穀類中より多くの農薬を含んでいる。じっさい塩素系殺虫剤の摂取で最も大きな寄与分は乳製品、肉、魚、鶏である。一九九一年に、米国科学研究評議会は、コロラド州の牧場でサンプリングした家畜の血液の半数以上から農薬が検出されたと報告した。共通して検出されたものはヘプタクロールである。同様にFDAの全栄養調査という、調理、加工済み食品中の汚染を定期的にモニターしているプログラムでも、数々の食品、特に動物性の食品中に常にDDTが見つかっている。

第三に、塩素系農薬の使用が始まったころに生まれた私たちの世代が特に大きなリスクを持っているのはなぜかがわかる。一つの生物から次の生物へと受け渡されるにつれて、分解しにくい農薬は生物濃縮される。長い間実施されてきた全栄養調査によれば、米国の加工食品中に残留農薬が最も高かったのは一九六〇年代と七〇年代である。この二〇年間に肉体の形成を経験した私たちの世代は他のどの世代よりも(前も後も)子供時代の食事から多くの農薬を摂取している。一九六五年と七〇年の間のDDT平均摂取量は、一九八二年と比べて二三倍であった。食品中のディルドリンのレベルは一九六〇年が一九八〇年の二〇倍であった。最近、乳幼児の脆弱性を考慮して耐容限界を設定するようにと決められたけれども、これを昔に遡らせて今の大人に適用することはできない。

農薬使用のつけ

かつてレイチェル・カーソンは私たちの食物生産システムの中に発がん性物質が基本的要素として入り込んでいる時代に暮らすことは、いかに奇妙なことかと書いていた。これは今でも奇妙なことである。しかし、私たちの苦しみはほとんど解決されていない。実際は部分的な答や完全な解決策は私たちの回りにあるのに。

たとえばアイオワ州では大豆農家グループが、日陰を利用して雑草を管理する耕作システムを導入して、発がん性の除草剤を完全に追放した。このグループは自分たちのことを「アイオワ実践農民」と呼んでいて、州の平均よりも収穫が多く、お金も相当節約している。

ネブラスカ州では、農民で作家のジム・ベンダーが一人で普通のトウモロコシと大豆畑を化学物質を全く使わない農耕法に変えた。彼の成功の秘訣は、植え付けの時期を遅らせること、穀類の種類を増やして回転させること、家畜を組み込むことであった。彼の著作『未来の収穫』は、農薬漬けの日常から逃れて、なお収入を確保したいと思っているコーンベルトの農民たちのハウツー・マニュアルとなっている。

一九八九年に米国科学研究評議会はこうしたオルタナティブ農業の試みを調査して、報告書を出した。結論は、米国の農業は、収穫量と利益を減らすことなく、また値段をむやみに高くしないでも、もっと自然な形に移行することができ、健康と環境を相当守ることができるというものだった。これに続く研究ではその結論が確認された。このころに行われた世論調査では、農民も消費者も、大多数が農薬による健康と環境への影響を心配しており、農民たちは、もしその方向に誘導する刺激策があれば、毒の少ない方に切り替えたいと表明していた。また、三人に一人の買い物客はすでに有機農法で作られた野菜と果物を求めていると言い、値段がもっと安ければ、そうしたいと言った人はさらに多かった。こうした客の意向は店の収入に反映していた。過去二年間、いずれの年も有機農産物の売り上げは二〇%も上昇した。

この方向に進む速度を速めるにはいくつか方策があり得る。一つは、生態学的害虫管理法の研究を推進すること。二つ目は、その方法を用いた農家に賞を与えることである。第三には、農薬が本当に高くつくものだという集団的認識を持つよう奨励することである。

作物の直接的売上高で考えれば、従来の農薬使用がまだ利益を生む。しかし、毒物のコストは農家が薬屋に支払う額よりもずっと高い。つまり、井戸が汚染されれば給水車を派遣しなければならないし、湖や川の魚を食べないように釣り人に警告も出さなければならないし、農薬をこぼした土や水を浄化する必要もある。その他に農薬のコストに含めるべきものは、ミツバチなど受粉昆虫が失われないようにする努力、州間をまたがって売られる食品中の耐容レベルを改訂したり、それを執行すること、飼料中の残留農薬を検査すること、がん患者を治療することなどである。こうした費用のほとんどは最終的に地方公共団体が背負っており、間接的ながら無制限に農業関係者に注ぎ込まれている。私たちが自らをよく見つめ、私たちの食物生産システムの現場を評価してみれば、こうした費用を考えに入れる必要のあることはわかる。しかしこれを数字にすることは難しい。

たとえばノースカロライナ州は最近五年間に及ぶ州内の地下水中の農薬調査を完了した。その結果は決して安心できるものではなかった。特に危ないと思われている地域の井戸は五本に一本が汚染されていて、二ダース以上の農薬が検出された。中にはもう遥(はる)か昔に禁止されたものも含まれていた。この調査を実施するための費用は百万ドルを超えた。ピメンテルは、米国の年間農薬費用は八〇億ドルとしているが、「農薬のために人命が失われたり、がんになったりすることの費用をいくらと計算すればいいのだろう？」と自問している。

アメリカの農業が化学物質依存から乳離れすることは易しくはない。たとえばイリノイ州では、「拡大するか、止めるか」という過去の農業の姿勢が農業規模を非常に大きくしてしまったので、雑草駆除の方法を化学除草剤から機械的に耕す方法に単に置き換えると、深刻な土壌流出問題を引き起こす。そのため農民たちは、土壌が流れ出すのを見るのか有毒な農薬を散布し続けるのかのおぞましい選択しかないままに捨て置かれる。そこで、オルタナティブの提示なしに、有毒な二〜三の農薬を単に販売できなくすることは、少ない農薬という武器を持った農民をかえって化学依存に駆り立てることになる。こうした問題は、多くの有機農民たちが成功しているように、どうにもならないわけではないが、解決するためには非常な努力が要るだろう。

いとこの大豆収穫

大豆畑に出ていたジョンが、エミリーが最後の畝のコンバイン作業中に石をひっかけてしまったと、大声で言っている。コンバインの部品は今も動いているように見え、耳をつんざくようなエンジン音は同じように聞こえるのだが。私たちはしばらく調べていたが、操縦室の方に戻って機械を左右に振ってみた。普段はエミリーがコンバインを動かし、夫がワゴンを前後に動かして豆を貯めるのだが、二人はしばらく場所を交換した。

操縦室が静かになったので私と二人のいとこはお互いに話をすることができ、家族の噂をし、両親たちの風変わりな行動を笑い合った。この種の同乗は余りお勧めはできない。室内のゲストは邪魔で安全の障害である。ジョンは私に石から目をそむけているようにと言った。

私たちはしばらく黙っていた。鎌の列が動くところは、大型の船の外輪が回るようで目が回ってしまう。天気がこのままなら夜中までに豆を全部取ってしまえるだろうと、エミリーは考えている。私はまだ残っている何千平方メートルもの畑を見ている。向こうにはトウモロコシ畑も見えている。この広さをどうやって収穫するのかしらと、私は考えている。携帯電話が鳴った。今日は雨だというブルーミントン近くの友人からだ。大豆の値段が一ペニー下がったという。この天気は北のほうへ移動するように見える。

私たちが湿った地面に降りるときは、コンバインの頭を少し下げる。ジョンが豆の上に伸びている雑草を指差す。明るい色のエノコログサ、つややかなシロザ、ベルベットリーフの華のような花穂など。彼は草にとても敬意を払っている。草たちはここに居るのだから、誰かがその使い方を示さなければ、と言う。彼が農薬を使っていない証拠を示す草が、ここには何種類かある。ジョンとエミリーには五人の子供がいる。害虫の管理法についての情報は大部分農業用品屋からきているが、ジョンとエミリーはもっと環境に良い農法をやりたいと強調する。

ホッパーがいっぱいになったことを告げる警報がなった。ジョンは頭を振る。「エミリーは私がどうして最終ラインを終わったところで中身を落とさなかったのかと言うんだ」。私たちは今度は一粒も収穫しないで引き返さなければならない。これだから効率が悪いと、エミリーは考える。

彼らが育てている穀物はすべて輸出される。エミリーの表現を使えば、川に売るのだ。例えばトウモロコシはトラックでピーキンのドックに運ばれ、そこから船でニューオーリンズへ行く。その先は誰も知らない。農民たちは作物を食べる人から引き離され、消費者は育てた人から引き離されている。

ジョンがホッパーを空にした後で、エミリーが二人の方に歩いてきた。彼女は小言を言う代わりに、笑顔をみせて私にプラスチックの袋を手渡した。

「これはトーフ豆なの」と、機械の上から彼女が怒鳴る。「昨日コンバインしたところ。今これは日本に送られるところよ」

私は近づいて手にいっぱいすくった。普通より少し大きくて丸く、さっきワゴンに積んだ豆より色が薄かった。ジョンは、自分とエミリーはトーフというものを食べたことがないけれど、君はあるか？　と聞いた。

じっさい、私はボストンの食料棚に真空パックの豆腐をいくつか持っている。「それってどんなもの？」とジョンが叫ぶ。その豆で満ち溢れた農場に立って、私は深呼吸して大豆の味を説明しようと試みる。

第八章　空気

消えてなくなる最後の一点

イリノイ州の大気について私が言いたいことは、非常に存在感の大きいことである。ここでは大気、空気が私がかつて住んだどんな場所よりも際立つのだ。何かより深く、より広く、より存在感がある。

一人の美術の先生が小学校に赴任してきた時、私は空気を見ることを初めて学んだ。彼女はいろいろ教えてくれたが、その中でも〝消えてなくなる最後の一点〟という考えほど私に大きな意味を与えたものはない。〝消えてなくなる最

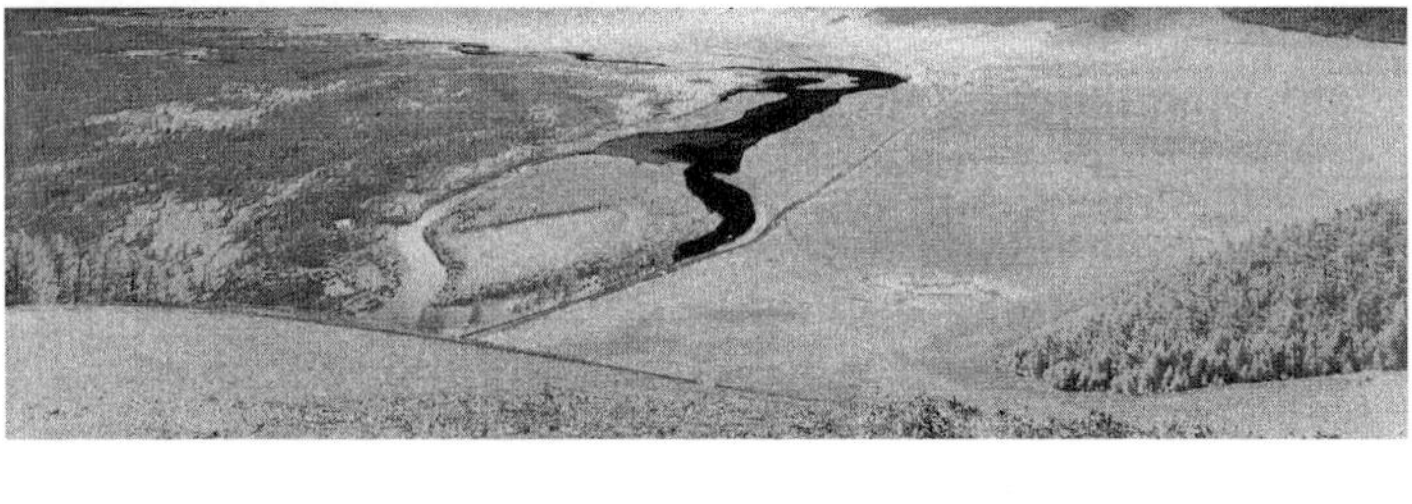

後の一点〟とは何本もの平行線が神秘的に集中していく、水平線上の見えない場所のことである。また、単に何処かある点を選び、それから家や道を遠近法で描く、こうして私は空気を描くことができた。これは大発見だった。それにイリノイの風景にはこんな風に、あらゆるものが消滅しようとしているように見える場所がいくらでもあった。鉄道トラックに穀物を積むエレベータ。すき返された畑。高圧線の銀色タワーと巻き付いているケーブル。じっさい、空気にとけ込もうとしているすべてのもの。

これより前には一度も描こうと思ったことがなかったもの、それが空気の変わりゆく特徴である。田園地帯のイリノイでは、ものの見え方は何と空気によって変わることだろう。大空の茶色の一点は、半マイルほどに近づいてくれれば、円を描いて舞う鷹に変わる。チラチラ見える黒い粒は黒いハンカチになり、次にカラスの羽に変わる。道路わきの死体と見えたものは絨毯の切れ端に変わる。

紀元前五世紀にギリシャの哲学者で医学者のエンペドクレスは、大気は空虚ではなく生きている物質であると宣言した。千年後に彼の公理はスイスの薬学者のパラケルススにより復活した。パラケルススは、空気には彼の呼ぶ「空気の精（シルフス）」という基本的元素が入っていると主張した人物である。私は記録的寒さの中をイリノイ州中部に向かって車を走らせながら、この二人の学者について考えている。氷点下、それもかなり下の温度で、危険な寒さのために機器の働きが思わしくなく、車は滑らかに走らず、ラジオは毎時間換気をするよう警告している。私は外へ出るべきではなかったのだが、最も動きのない景色を見ること、空気の構成分子が最低速度で振動しているところを見ること、何メートルもの地下まで凍った中に種を含んだ土を見ることはとても重要だと思ったのだ。

エンジンをかけっぱなしにして、私は車から降りて、凍って石のようになっているトウモロコシ畑に立った。空気だけが生きているように思えた。息を吸うと痛みがあり、吐く息はすぐに凍った。空気の精は名前の通り、すぐにスカーフと衿の間に隙間を見つける。手袋と袖口の間にも。私は完全な防寒服で立っているのに、数秒の間に裸にされてしまう。この元素がこれほど目に見えないことはかつてなかった。消えて、なくなる最後の一点辺りの物体まではっきりと、永久であるように見える。数マイルの空気によっても何も変えられていない。

地球蒸留による化学物質の旅

ホワイト・マウンテンは、イリノイから遠く離れたニューハンプシャー高地の向こうに、曲った王冠のように横たわっている。その最西端の頂点のムーシローク山が、生態学の学生になじみの樹々が並ぶ一帯の上にそびえている。この一帯の名はハッバード・ブルック実験林。ここで研究者たちは、全生態系のゆっくりとした栄養循環を追跡するため、大規模で長期間の野外研究を行う。窒素、リン、カルシウムの生態学的経路についての知識は大部分この樹林で行った研究から導き出された。酸性雨についての最初の研究もここから得られた。

一九九三年にエール大学の生物学者、ウィリアム・H・スミスが率いる研究チームが有名なハッバード・ブルックの林床から重要な発見をした。腐植土と新しい落葉がDDTとPCBを含んでいたのだ。一平方メートル当たりDDTは〇・一グラム、PCBは〇・二三グラム含まれていた。もっと驚いたことに、ずっと以前に禁止されたこの二つの化学物質はサンプルを採取したその地域では使われたことも販売されたことも、製造されたこともなかった。

ムーシロック山の近くから採取された土と葉は、ツンドラに覆われた頂上までの全域で、このように汚染されていた。伝えられるところでは、汚染レベルは上に行くほど高く、西側斜面の方が大きかった。このようなパターンは大気からの降下で説明できる。

スミスたちは、ＤＤＴとＰＣＢは優勢な風によってハッバード・ブルックに運び込まれたと考えた。しかしながら、その主な源はどこかということは不明である。暴風は米国の農業地帯、工業地帯をも越え、ニューイングランドまでも頻繁に吹き抜ける。ある地域の空気の塊が埋め立て地、ゴミ捨て場、農地から半揮発性の難分解性分子をこのような遠くの原生林まで運ぶということは、ありそうなことだ。

また、地球の気流が運搬の媒体となる可能性もある。未知の宇宙人のように、これらの化学物質は他の国からも反対側の半球からも掃き入れられる。東北アメリカの雨水の溜まり易い湿地で行われた研究からこの可能性は支持された。この特殊な自然地域は汚染物のすべてを土や表層水からではなく大気から受け取る。そのため、こういう土地は大気からの降下物を示す歴史的地勢学的な生きた地図の役を果たしている。また、ここのピートは有機物をほぼ完全に保存しているので、そこは生きた図録の機能も持っている。こういう湿地から取り出されたピートは、新鮮な、化学変化していないＤＤＴの蓄積の様子を示している。米国内ではもはやＤＤＴの使用は許可されていないので、研究者たちは湿地のＤＤＴは今でも生産使用が続いているメキシコから気流に乗って運ばれてきたとの説を出した。その他におそらく中米からも運ばれてきているだろうと考えている。

北イングランドの湖にも、風についての興味深い物語がある。エストウェイト・ウォーター湖は、工業地帯や住宅地から遠く離れているのに、湖底にはＤＤＴとＰＣＢがある。この水域からボーリングで取った底泥コアと化学的に決定された年代から、大気降下物の歴史が調べられた。湖底の位置によらずどこでも、両化学物質のレベル変化は国内の生産量、使用量を反映しており、一九五〇年代後半と一九六〇年代にピークを持っていた。しかしながら、一九二九年と一九五四年の間のサンプルはバラバラの量のＰＣＢを含んでいた。英国ではこの当時ＰＣＢの生産がまだ始まっていなかったので、これは奇妙な発見であった。この古い底泥にＰＣＢが存在するということは、米国あるいは中央ヨーロッパから大気によって長距離移動したことを示している。

地球規模の大気流の役割についての証拠は世界中の木からも発見された。一九九五年のある調査から、ＤＤＴ、クロルデン、エンドスルファンを含む二二種類の有機塩素農薬が世界の七〇ヶ所から集められた樹皮から見つかった。樹皮はきわめて脂質に富んだ組織で、大気中の脂溶性汚染物質を容易に吸収する。米国の中西部あるいは東部の農業地帯で成長した樹皮が、そこで一般的に使われた農薬を内部に持っていることは、別に驚くに当たらない。しかし、農薬が散布されたこともない何千キロも離れたところからも検出された。たとえば、北極圏、南極圏の樹々も熱帯地域で使われた農薬を含んでいた。

こうした結果は「地球蒸留」として知られる化学物質の遊動の一形態で説明される。ある有機塩素農薬などの汚染物質が暖かい気候のところで放出されると、蒸発してより涼しいところに運ばれ、そこで結露して地上に降下していく。この空からの侵入者は土、雪、水の中で冬を越し、夏になって輝く太陽が再び蒸発させてくれるまで待つ。そうすれば風がさらに遠くまで、北極や南極上空まで運んでくれる。そこで再び降下する。この過程を繰り返すうち、様々な化学汚染物は空間的に分割される。低温で蒸発する物質、たとえば低塩化のＰＣＢなどは幅広い経度にわたって高緯度まで運ばれる。高温でなければ蒸発しない物質はより早く結露して、発生源の近くに降下する。高塩化ＰＣＢや発がん性物質のベンゾピレンは後者である。

地球規模の蒸留過程、上昇、下降の動きは、田んぼや綿花畑で用いられた化学物質が北極圏の樹皮にまでなぜ到達するのかを説明するばかりでなく、世界で最古、最深のシベリアのバイカル湖に棲むアザラシのからだもまた、ニューハンプシャーのムーシローク山の土にあるものと同じ化学物質を持っている理由をも説明する。じっさいこれらの動物の脂肪中のＤＤＴとＰＣＢのレベルは、米国の食品基準レベルに照らして、違法であるほど高かったのである。

また、ユーコン地区のラバージュ湖の魚が発がん性のトキサフェンで汚染されるようになったのはなぜかも、この地球蒸留で説明できる。トキサフェンは最近カナダ政府によって禁止されたもので、その際の理由は次のようであった。

環境中生物、水、湖底のボーリングなどの分析結果と食物連鎖の考えから、ラバージュ湖の魚の中に高濃度に見つかったトキサフェンは、すべて、大気から降ったものが生物の中で蓄積、濃縮された結果であることがわかった。大気から低濃度のトキサフェンが湖に入り、きわめて長い食物連鎖を経て移行し、魚の中に濃縮された。トキサフェンは人の健康に有害であると考えられている。

終戦後ユーコンに移住した私の父は、ホワイトホースの陸軍パイプライン設置部隊に着任した。一九四六年の夏、彼と友人はラバージュ湖で釣り船をチャーターした。二人は釣り上げるにはとても難しいほどの非常に大きなマスを仕留めた。

その湖の気味の悪い写真、静かな水面、霧のカーテン、黒い小山などが父の戦時中のスクラップブックの終わりの方にある。父は、ラバージュ湖はこれまで行ったことのある湖の中で一番美しいと主張する。そして、真夜中に水面にオーロラが反射する様を語る時は、今でも声をひそめる。

空気から肺へ

環境を構成しているすべての要素の中で、大気は私たちが最も継続的に触れているものの一つである。誰でも一息ごとに大気の一部分を吸い込む。タバコの副流煙に反対するキャンペーンは大気中に微粒で浮遊する発がん性物質に人々の注意を向けようとしているが、空気もまた不思議な存在である。空気は非常に拡散しやすく、混じり易く、目に見えず、制御しにくく、理解しにくい存在である。

地球蒸留という現象（局所的な現象としては大気からの降下）は、発がん性物質の危険のすべてが、呼吸から来るのではなく、ある部分は食べ物から来ることを示している。地面に捨てられた毒物は、一分子ごとに空気中に上っていき、そこで広がって再び地上に戻ってきて、食物に入ることがある。

水圏の中でのこのつながりは重要である。水中では浮力のために生物はエネルギー消費が少なく、したがって地上の生物よりも食物連鎖が長い。つまり、バイオマスに関するピラミッドが高く、栄養に関するレベルが多様である。そしてレベル間のエネルギー変換はより効率的に行われる。このように水中では汚染物質が上から下へゆっくりと移動し、生物の組織内に濃縮する機会が増す。たとえば、五大湖の湖面に降る汚染物質が、今ではこの湖の最大汚染源になっている。スペリオール湖ではＰＣＢの七六％から八九

％が大気から来ている。さらに五大湖の魚を食べている人々はＰＣＢその他の毒物をそうでない人々より体内により多く持っている。

大気から五大湖に降る汚染物質がこの地域に住んで域内から食べ物をとっている住民のがんリスクを高めていると、今では公式に認められている。ＥＰＡの一九九四年度報告によれば、「懸念されている物質のほとんどは『ヒトに発がん性』の物質で、これに曝露すれば住民の中のがん発生率が上昇すると考えられる」という。ウィスコンシンで、レジャーフィッシングの釣人を対象にした研究で、釣った魚を食べた数とその人の血液中ＰＣＢおよびＤＤＴ濃度とは比例していた。「ウィスコンシンの釣人たちはＰＣＢ及びＤＤＴ汚染と発病率、死亡率の研究のための集団として非常によい」と研究者たちが結論したほど、彼らの血中濃度は驚くほど高かった。

まとめて言えば、空気があるおかげで、私たちは、距離的にも時間的にも大きく離れた場所にいる人々によって環境に持ち込まれた発がん性物質を取り込むことができるというわけである。私たちのからだの中の汚染物質は、会ったこともない農民たちが散布した農薬であり、もしかすると言葉も通じない、私たちとはすべて異なった農業をしている国の農民が出したものかもしれない。また、体内のある汚染物質は前の世代の人々が作り、使い、捨てた、今では存在しない工業製品からも来ている。たとえば食卓に座って淡水魚の身を食べている私たちは、このように、空気というメディアを通して、すべての人々とつながっている。逆に、私たち自身が身近なところ――畑や埋め立て地――に捨てたり、ばらまいた化学物質は遠くの地域まで移動していって、そこに住む人々の食事に入っていく。私は時々イリノイのトウモロコシ畑、大豆畑を歩きながら、このつながりに関する量について考える。一般的に言って、使った殺虫剤の〇・一

％以下が目的の害虫に届き、残りの九九・九％は一般環境に移っていく。あるものは川に流入し、あるものは土に吸着し、あるものは大気に上っていく。現在使われている農薬の多くは昔よりも環境に残留しにくくなっているが、私がここで大きくなった頃に畑に撒かれた化学物質は今どこにいるのだろうか？　何という山の側(そば)か、どこの森か湖の底か、誰のからだの中に宿っているのだろう？

現在まで大気は工業が放出する化学物質の最大の受け手である。全国で工業から環境中に放出される有毒化学物質の半分以上が空気中に向かって出されている。この中にはヒト発がん性がわかっている七〇種類の物質が含まれる。車の排気と発電所の排気をこれに加えると、空気中の発がん性物質の数と量はさらに増える。国際がん研究所（ＩＡＲＣ）によれば、都市と工業地帯の大気には百種類の発がん性物質（動物にがんを起こすか遺伝子を起こす物質）が含まれているという。米国の大気汚染は過去二五年間に著しく改善されたけれども、今でも国の大気基準を満たしていない都市が百以上ある。言葉を換えれば、約一億人のアメリカ人が公式には違法な空気を吸っていることになる。

こうした事実に異論をはさむ人はいない。しかしながらどれほどの発がん性物質の量が実際に人のがんに寄与しているかということは、つかまえどころのない質問である。二人の先導的研究者はこう指摘している。「大気中の発がん性物質は疫学のジレンマを作っている。それが存在することはわかっているが、それが直接病気とつながっていることを調べる良い方法がないのだ」

大気は少なくとも二つの意味で科学的厳密性を巧みにかわしてしまう。第一に、その流動性ゆえに曝露量の決定を難しくしている。風速と風向き、そして谷を渡る風、丘を越える風、ビルの周りの風、こうしたものが、浮遊する発がん性物質の移動経路を著しく変える。ある都市圏に住む住民は皆同一の川からの水道水を飲み、同一のスーパーマーケットから食品を買っているかもしれないが、吸っている空気は同じではない。局所的な工業団地の風下に住む人々の周辺大気は風上の人々のものとは大きく異なっているかもしれない。都市の真ん中に設置された大気モニタリング・システムではこうしたミクロな気象の差はとらえられない。

第二は、大気が互いに入れ替わる性質の媒体だということからくる。錬金術師のフラスコの中のように、大気は原料から新しい物質を作り上げる。原料は、水滴、細い繊維状の糸、蒸気、大きさと形と重さが様々に異なる粒である。最近証明されたところでは、大気中の主要な発がん性物質のいくつかは様々な発生源から化学物質が放出されるときに互いに反応して新しい物質になったものであるという。まだ特定されていないものが多い。そうであれば、TRI〔毒物排出一覧表〕のような大気排出物質リストだけでは、私たちが曝露されている発がん性物質の存在を説明することはできない。

文献に現れている様々な大気汚染物質の中で最も有名なものは薄い空気から作られるオゾンである。第三章を振り返ってみよう。この物質は成層圏で紫外線と酸素の反応で自然に作られる物質である。そうして貯まったオゾン層が私たちを紫外線から守っているのだから、それが徐々に消えていくことを心配するのは理由のあるところだ。しかしながら、地表部分ではオゾンは有害で目や肺をヒリヒリさせる。だから都市に住む私たちが、夏にppmオーダーの濃度のオゾンに曝されるようなオゾン上昇を心配することも、同様に理由のあることだ。(地表部分のオゾンは重いために上空までは昇っていかず、結合の相手を求めて、うろうろしている。相手がいるかどうかでオゾンの寿命が左右される)。

地表部分のオゾンは都市スモッグの中の主要な化学物質の一つではあるが、その汚染源というものは知られていない。それとは別に、太陽光がNO_x（一酸化窒素と二酸化窒素）と揮発性有機物の気体の反応に介在するとオゾンが発生する。NO_xは車の排気筒や煙突から放出され、揮発性有機物は家の塗装、車のガソリン注入、道路舗装、ドライクリーニングなどに際して大気中に放出される。

古典的な意味ではオゾンは発がん性物質ではない。しかしながら、「発がん性」という分子レベルの作用は複雑であることが明らかになってきたことから考えると、オゾンもまたがんを引き起こす役目を果たしているように見える。強力な毒物であるオゾンは気道に炎症を起こし、そのために外界から進入する粒子を肺から排除する能力を低下させる。その粒子の中には発がん性物質が入っているかもしれない。また、オゾンは、肺のマクロファージ〔大食細胞。アニリン色素などを細胞質内に貯える能力をもつ〕の活動を損なう。もし免疫系によってアメーバ状のスカベンジャー〔掃除屋。実質は大食細胞〕が供給されれば、外から入ってくる病原菌やその他の物質に対する最初の防衛線となる。動物実験ではオゾンが肺がんをおこす別の物質の効果を強めて、発がん機構に影響を及ぼすことがわかっている。オゾンを浴びせたマウスの肺がんは、きれいな空気中で発生させた肺がんとは明らかに異なった遺伝子変異を起こしていた。

大気がどのようにがんに寄与するのかを明らかにする研究過程から、オゾン問題が悩ましい疑問を持ち上げた。ある大気中浮遊物質型の汚染物質と反応して再結合するならば、そうした物質への曝露量評価はどのようにすればよいのか？　別の発がん性物質を強める力を持つ物質の発がん能力をどう評価すべきか？　がん死のうちどれだけの割合をオゾンのためとすればよいのか？　死亡者数はいくらなのか？

肺がん

肺がんでは手術後五年間の生存率はたった一三%である。ということは、肺がん患者は相当早く亡くなるということなので患者の話を耳にすることが少ない。乳がん患者には支援グループができていて、本を書く、国会にはたらきかける、デモ行進を組織する、薬玉(くすだま)を作る、治療費カンパのためのレース作りなどをしているが、肺がん患者たちは、私たちの真只中から静かに消え去るという傾向だ。わずかに公表されたものも普通は死後に出版されたものだ。罪と非難も肺がん患者を黙らせる。彼らは自ら不幸を招いた者と見られている。

肺がんについての疫学結果の中にタバコが第一の犯人として挙がっていることは、責任が個々の消費者にあるか、タバコ製造会社にあるかはともかく、異論の余地はない。タバコから利益を得ている者が己の利益のために異論をはさむことはひとまず脇に置くとして、喫煙は肺がんの主要な原因である。しかし異論をはさむ企ては大衆からの攻撃に取り巻かれたタバコ産業に奉仕する科学研究、いわゆる「タバコ科学」という言葉を創り出した。

しかしながら肺がんについては、タバコ以外の話がもっとある。たとえ他の原因がタバコと比べてマイナーであったとしても、それはタバコがあまりにも大きな殺人者であるためにすぎない。しかし、非喫煙者の間の肺がんは米国内の死亡者数としては直腸がん、乳がん、前立腺がんよりも多いのである。三つのがんも一〇〇%喫煙と無関係というわけではなく、約二〇%(年間三千人の死)はタバコの副流煙に帰せられると考えられている。このデータが非常にショッキングであったために、職場、飛行機、レストラン、その他公共の場所での喫煙を規制する法律を正しい方向に大幅改正する契機となった。しかしながら、非喫煙者の肺がん患者の多数はまだ説明がついていない。大気汚染が唯一の可能性ではないけれども、大気汚染は私たちすべてが避けることのできないものであり、他の要因と相互作用して、強める可能性を持つものである。こうした基礎だけに立ってみても、このトピックは熟慮に値する。大気の役割が重要であることを示す証拠がいくつかあがっている。

第一の証拠は医者の診療室から来た。肺がん専門の腫瘍学者が彼の患者の中に非喫煙者が増えてきていること、特にタバコとのつながりがそれほど強くない特殊な悪性腫瘍が増えてきていることを報告した。アデノカルシノーマ〔腺癌〕と呼ばれるこの悪性腫瘍は、タバコと結びついている燕麦細胞がんや扁平上皮がんとははっきり異なっている。「腫瘍を分類するのにもっと良い実験法があれば腺癌はもっと多くなるだろうけれども、科学者たちは環境汚染物質と発がん性物質も発症を増やしていると考えている。」と、ハーバード医科大学の本は結論している。

他方、疫学者たちは肺がんの都市要因を理解することに焦点を当てている。世界各国からの報告を地勢学的に分析すると、都市の肺がんは周辺の郊外よりも二倍から三倍高いことがわかった。しかしながら都市住民は田舎の人よりも喫煙の傾向が高い。喫煙習慣者を除外すると都市部の肺がん患者は少し減るが、それでもなお、田舎よりは多い。化学プラント、製紙工場、石油工業のある地域も肺がんの発生率が高くなっている。最近米国内の八千人の大人を対象とした研究では、大気汚染が肺がんによる死亡と正の相関を見せた。この研究では、喫煙、年齢、学歴、体格、職業曝露を考慮して分析していた。またスウェーデンの煙突掃除人五千人を対象とした研究では、肺がんその他のがんによる死亡の増加が認められ、それを喫煙と結びつけて説明することはできず、発がん性の煤に曝露された結果であると結論された。

ケース対コントロール研究は少ない。肺がん患者は非常に早く亡くなるので、患者の親類縁者にインタビューする必要が生じる。ある研究では大気汚染とは無関係で、別の研究では中程度の相関が得られている。イタリアの男性について行われた研究では、研究者たちは苦労して喫煙習慣、職業、社会的グループ、年齢、住所のデータを集めた。これらのデータを全部考慮した後の肺がん罹患率は肺がんの全タイプについて大気汚染の上昇と共に増えていたが、特に腺癌がはっきりしていた。論文の著者たちは、「この結果は大気汚染がある型の肺がんについて中程度のリスク因子になっている証拠である」と述べている。二つ目の研究は、これらの結果を再確認したかたちとなっており、肺がんリスクと焼却炉などの特別な大気汚染源の近くに住むこととの間に著しい相関のあることを示した。

ちょっと見ると、これらの結果は中国で行われたケース対コントロール研究と矛盾しているように見える。中国の研究では、肺がんの割合が田舎の女性で最も高かったが、彼女たちの喫煙率は低い。事実この女性たちの肺がん率は世界で最も高い。けれども、この女性たちは皆暖房と料理に石炭を使っている。イタリアでは肺がんが屋内空気汚染とつながっていることが見出された。世界で最も高率の肺がんを示した女性たちは家の中で石炭の煙を吸っていた。

空気の入り口としての肺の長いトンネルとスポンジのような小さな部屋は空中浮遊粒子が人の組織と最初に出会う場所にすぎない。この発がん性物質は吸収されて肺の膜を通り抜け、血液に入り、からだ中に届けられる。こうした汚染物質の他のがんとの関係は、知られていることがずっと少ないけれども、この問題への関心は増大しつつある。

化石燃料を燃やしたときの副生成物が特に疑われている。たとえば膀胱がんはいくつかの研究で、ジーゼル排ガスへの曝露と関連づけられてきた。第四章で見たように、乳がんはロングアイランドの大気汚染の発生源と初めに関係づけられた。実験室では、芳香族炭化水素と呼ばれる燃焼副生成物の一団（その中の一つにベンゾピレンがある）が動物に乳がんを起こしていた。ニューヨークのアルバート・アインシュタイン大学の研究者によると、肺まで吸い込まれた芳香族炭化水素は胸に蓄えられて濃縮されるという。そこでは乳腺の細胞が発がんのターゲットになる。

死の最終段階に導くという意味において、サイクルを閉じさせる。別の器官から肺へのがんの拡大を促進することに大気汚染物質も一役買っている。たとえば黒色腫に冒されているマウスは、きれいな空気中よりも二酸化窒素を含む空気中に置かれた場合に、肺に多くのがんができる。そして死ぬのも早い。肺がんだけに限らず、もとのがんから振り出されたがん細胞から二次的に発生したがんの場合にこうなる。がん細胞は血液で運ばれて肺まで達し、そこで種をまくように根をおろす。がん患者たちは知っているが、肺への転移はしばしば「死のキッス」である。ほとんどの他の臓器から出発した血液が最初に出会う毛細管床である肺は、転移がんができる最も一般的な場所である。そして少なくともマウスでは、二酸化窒素を吸い込むとこのプロセスが容易に進むようである。

南カリフォルニア大学の病理学者、アーニス・リヒタースは、少なくとも二つの不吉な機構がここで働くと考えている。第一は二酸化窒素が、特に体内を巡っているがん細胞を体外に排出する機能の、いわゆるキラーT細胞を妨害する。第二は、二酸化窒素が肺胞の奥深くに水ぶくれを起こす。そこに細胞破片がつかまる。「がん患者の多くが体中をめぐるがん細胞片を持っているので、有毒な大気汚染物質ががんの配達において今以上に重要な役割を果たしているかもしれない」と、リヒタースはいう。

こうして、化学反応の子孫のようなオゾンや二酸化窒素が、原因論について辛辣な疑問を投げかけてくる。私たちが知る限り二酸化窒素は発がん性物質ではない。しかし、すでにがんを持っている私たちのような人々にとっては、それが大気中にあると、この病気から生き延びられるチャンスに影響してくる。

甥たちとふるさとをドライブする

いま私は、大好きな街の一角、郵便局の北側にある古い住宅地に向かっている。そこはピーキン郡の発祥の街だが、私が好きなのは別の理由からだ。東西を走る通りにはすべて女性の名前が付けられているが、単なる普通の名前ではない。シンシアナ、ヘンリッタ、サベーラ、カロリーン、キャサリン、マチルダ、ルシンダ、アマンダ、シャルロッテ、スザンナ、メネルヴァ、そして私が子供のころに最も尊敬していたアン・エリーザである。これらの通りはすべて川のところで行き止まりになる。

私は妹の息子二人を連れていて、パチィース・ベーカリーでちょっと買い物をする。二月末の日曜日の朝でその月としては珍しく暖かい日だ。教会の駐車場はいっぱい。私たちは川の方へ向かって、女性の名前の付いた通りに全部出くわすかのようにジグザグに進んだ。そうこうしているうちに、いつでもこの辺りでしている臭いがだんだん強くなってきた。私は頭の半分で今調査している論文のことを考えている。

これらの結果は以前の分析と一致している。そして、大気汚染が肺がんに中程度のリスク因子であるという更なる証拠を与えている。

私はこの臭いをどう表現しようかいろいろ考えてきたが、表現できない。私は今、昔住んでいたときよりも敏感にそれを嗅ぎわけることができる。たとえそれが二〇年三〇年前よりも弱くなっているとしても。今ではそれはあまりにも身近な言葉「複合した臭い」である。つまり、一つだけのにおいではない。それは……さすような……。しばらく遊覧船と釣り船を眺めた後、国道9号に入ってピーキン橋を越えた。

結局、それらの研究は、あるタイプの工業からの放出物質が周辺住民の肺がんリスクを上昇させるかもしれないということを示している。

イリノイ川の西岸には、広大な氾濫原が広がっていて、今では、大部分がトウモロコシと大豆の畑になっている。発電所と石炭載積場に向かう道、何本もの取り付け道路と鉄道敷設地、いろいろな商店もある。私はこの川の谷とその上にそびえる絶壁が好きだ。子供時代の背景だから。私は妹の息子たちもここが好きになってほしいと思うが、アルコール中毒の両親を愛せと言われてひどく困惑して拒絶するのではなく、全部知った上で愛してほしい。彼らを浅ましいと言って捨てないこと、彼らの自暴自棄を止めること、大丈夫という振りをしないこと。私は若い甥たちにこれをどう説明すればいいかわからないが、いつかはしなければならないだろう。私たち大人は現に住んでいるところについて情熱を持って関心を示すという態度を見せさえすればいいのかもしれない。

「西出口を出ましょう」と、私は右折して国道24号に入り、それから左に曲がって細い脇道をとった。山の斜面のように急なので、ギアをシフト・ダウンさせる。セカンド・ギアでさえ、車がガタガタして、ドーナツの食べ残しが膝の方へ後退してくる。突然、私たちは後方の氾濫原の上にカーテンを引いたような深い森に入った。

結論的に言うと、大気汚染と肺がんについての疫学的証拠を解釈することは難しい。

土塁のてっぺんで、私たちは太陽光の中に戻り、タスカローラに着いたことがわかった。そこは岸の地形に沿って家が点在している場所である。じっさい、これらはトウモロコシ畑と大豆畑をさらに増やす余地のある場所だ。この東岸は西岸を鏡に映したようである。それほどでもないよと、二人の連れが異論をはさんだ。彼らは西岸は丘が多くて、ドライブするのがもっとおもしろいと思っている。私は説得されはしなかったが、おもしろい議論だった。

谷に戻って私は国道を北上し続けた。川は今度は右側になった。私たちは精油所、鉄鋼プラント、保管ヤード、エタノール蒸留塔、それに五ケ所ばかりの工場を過ぎた。その週私は大気汚染の医学書を読むことと、TRIから大気放出についてのデータを引っぱり出すことに時間を費やしていた。

私は、私たち三人がこの風下で育ったということについて考え続けている。

イリノイ州では、大気中の多くの毒物が日常的、定期的にモニターされているわけではない。その化学物質の大気中の濃度もその発生源の相対的重要性もほとんど知られていない。

一九世紀には、医者、政府の役人などの良き人々は、流行病は悪い空気が持ってくると信じていた。この人たちは、病原についてミアスマ（毒気）説に従っている。空気は、腐った有機物、沼や糞や死体などの上を通ると「腐敗」すると考えられていた。ミアスマ教義によれば、そういう物から発せられる有毒な臭いを吸い込むとからだの具合が悪くなり、恐ろしい肉体的弊害を引き起こすという。ミアスマ説は、ライバルのジャーム説に取って代わられた。しかし、ミアスマ説が華やかな間は公衆衛生政策の改善を先導した。すなわち、下水システムを閉鎖系にし、飲料水を浄化し、死体を深く埋めた。こうしたことは、真の病原、微生物が発見される以前でさえ、流行病を大いに減らした。ミアスマ説は間違いではあったが、何千、何万の生命を救った。

川を含めたイリノイの野生生態系の古い記述を見ると、その空気について甘味とか香りのランクとか健康にどう良いか、とか強風は有害であるなどと詳しい観察がある。

肺がんリスクが都市の大気汚染に帰せられるかどうかはしっかりとは決められないが、少なくともリスクに寄与しているということは示される。

私は国道24号を東に走り続けてマッククルーゲージ橋を越えた。ここで川幅がほぼ一・二キロほどとなり、その丁度真中でペオリア郡からテーズウェル郡に戻ることになる。この境界は子供のころの私にはとても魅惑的だった。川の真中に線がある！　どうやってそれを正しく知るのだろう？　私の子供時代の話は今日の道連れをもとりこにしている。昔はね橋が怖かったことやタグボードに夢中になっていたことなど。そして今度は彼らの話が私をとりこにする。これこそ、私たちが同じ出身だという証拠だ。

まだ私は、この少年たちをここへ置いていくべきかどうか迷っている。隣に座っている下の子は喘息になった。彼の母は大人になってから喘息になった。小学校の事務員をしている妹のジュリーはランドセルの中に吸入器を入れている子供の数にびっくりしたと言っている。事実、全国の喘息罹患者はこの一〇年で四〇％も跳ね上がった。その上喘息は次第に重症になってきている。最近のＣＤＣ（疾病管理センター）の報告によると、死亡率は罹患率に追随して上昇している。肺がんと同じように都市に住むことが要因として働いている。米国の喘息患者の大部分は大気の連邦基準を満たしていない地域に住んでいる。ぜいぜいと苦しむ子供たちを何人も、いつもより異常に多く学校から家に送らなければならなかった日のこと、私の妹は、その日がどんな天候だったかをノートにつけ始めた。風はどちらの方向に吹いていたか、空気はどんな臭いがしたか、彼女自身、呼吸が大変だったかどうかなどを記した。おそらくこれは、私たちを苦しめているものを理解するのには環境に着目すべき時だという意味だと、私たちは確認し合った。おそらく今は、悪い理由のために正しいことを賭けに差し出している時代である。私たちの祖先が細菌についての正しい知識がないのに汚物を浄化して流行病の拡大を防いだように、汚れた空気の都市の周りに小児喘息が増えていることと肺がんクラスターが存在していることは、何か手を打つべきだと私たちに告げている。完全に正しいメカニズムが説明されるまで、何にどれだけ曝露されているかが完全に特定できるまで、汚染物質の組み合わせとその相互作用や私たちの気道との相互作用が余す余地のないほどに理解されるまで、私たちが何もしないと想像してみよう。それは、どんな生物学的物質がこれらに責任があるのかを科学がまだ特定していないということを振りかざして、人間の排泄物を飲料水から離すべきという十分な理由がないと主張した人々を、私たちがまねしていることになるのではなかろうか？

私たちは高い絶壁に沿った道を登り始める。そのてっぺんには、失恋の町クリーブ・ケールというピーキンより小さく、美しい、酒好きの兄弟町がある。クリーブ・ケールの反対側にはレストランがある。私はサンルーフを開けて到着を祝った。

「サンディおばさん、いつこの車買ったの」

「それはね、ボストンにいる友達が病気になってお医者様のところに何度も行かなくちゃならなくなった時よ。そのこと話した時のこと覚えている？」

「その人死んだんだっけ？」

「そう、死んだの」

「おばさんもがんだったのでしょ？」

他のデータがないときは、その化学物質に多く、長く曝露するのは避けるべきことが忠告される。

第Ⅲ部　「知る権利」と人々の連帯

第九章　水

その美しく不思議な液体の下で、魚達は物珍しそうに浮かんでいる。
そして水草は優美なビーズを敷き詰めたような水面をつくり、すべてが水と一体化する。

ウォルト・ホイットマン「子供が旅に出た」より

イリノイ川の鳥と魚

私の母はバーミリオン川のほとりで、父はミシガン湖のそばで育った。だから私はイリノイ川とは家系的には何の関係もなく、語り継いできた話もない。そばに住むこととなったこの川について知りたいときは、私は自分自身による観察と同じくらいに図書館で調べたことを重んじた。往々にしてそれらは別のことを伝えていた。

一九〇〇年代初頭の資料に古ぼけた記録写真がある。石製の蝶のようなものが川岸に山のように積み上げられ、その側に男が四人と少年が二人立っている。

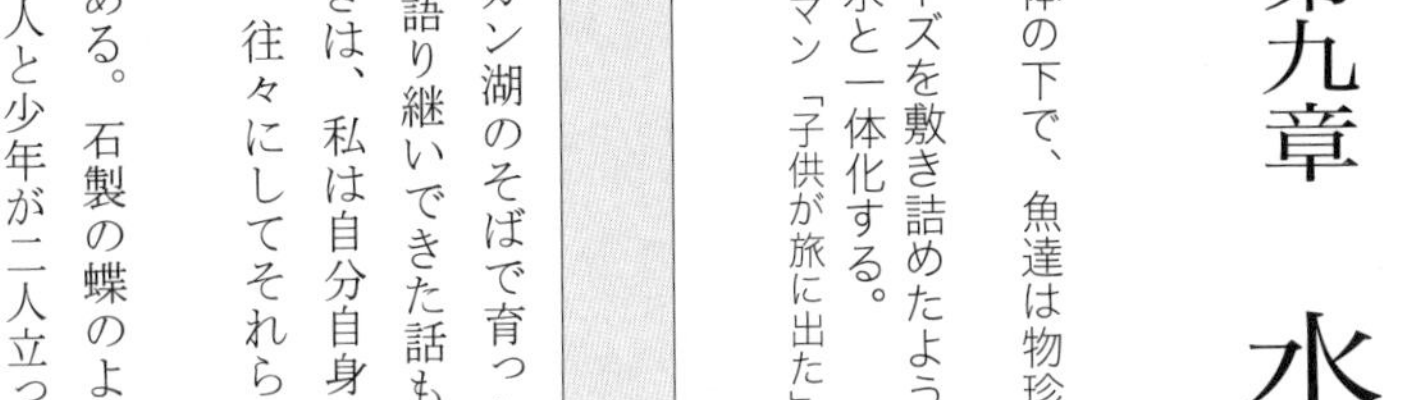

最前列の男は厳粛な顔つきで、蝶が羽を広げたようなそれを差し上げた手のひらに載せている。後方に立っている他の仲間は、まるで垣根の柱のようにこわばって無表情だ。実はこの男たちは貝の採取業者で、獲物を見せびらかしているのだ。山のようなその貝を、イリノイ川下流沿いに並ぶ一五のボタン工場のどこかに売るつもりなのだろう。

今ではそれらの工場はなく、一九四八年に最後の工場が閉鎖された。汚染と乱獲で貝が全滅し、シャツのボタンの原料は貝の真珠層からプラスチックへと代わった。私は写真にあるその貝に馴染みがなく、その貝から服の飾りを作るという工程も知らない。

一九四八年には潜水性鴨類もイリノイ川から消え始めた。クビワキンクロ、オオホシハジロ、アカオタテガモ、コスズガモ……私はこうした鴨の姿と名前を、剥製の標本か、イリノイ川から遠く離れた生息地で学んだ。羽根の色合いや鳴き方の違いを識別できるように訓練されたのだが、鴨たちが過去何世紀にもわたって飛来してきていたはずのイリノイ川で、生息している彼らを識別することはないのである。

一九五五年、新婚だった両親は崖の上に家を建て始めた。その同じ年、渓谷に生息する潜水性のハジロガモ類（よく群を作り、頭部はよく目立つ光沢のある紫がかった色で、次列風切羽に太い白線があり、短く低い声で鳴き合う鴨）の数が突然ゼロになった。研究者たちは、同じ時期にドブシジミが川から姿を消したことが原因だとしている。川の堆積物に毒のある有機塩素が混入していたので貝が死んだのであろう。この貝は鴨の主要な餌であった。貝も鴨も再び川に戻ることはなかった。

アメリカヒドリガモ（白っぽい灰色の頭と青みがかったくちばし）やオカヨシガモ（めったに群れず、低い葦笛のような声で鳴く鴨）のような水面採食鴨類は、水生植物の種子を餌としている。彼らは除草剤の到着に呼応するようにイリノイ川流域から去っていった。農業が飛躍的に機械化され化学物質に依存するようになると、周辺の畑から流れ込むシルト（沈泥）と除草剤が水生植物を不毛にした。古い記録によれば、かつてはセキショウモ、マツモ、リュウノヒゲモなどの植物がペオリア湖の穏やかな浅瀬に繁茂していた。それらの植物は一九五〇年代に完全に消滅し、同時にそれらの植物を餌とする鳥も姿を消した。だから私はそれらの植物の見分け方を知らない。

魚への影響は、それより五〇年早く始まっている。二〇世紀初頭には二〇〇〇人以上の漁民がイリノイ川で働いていて、遠くはボストンまで漁獲物を供給していた。ピーキンのすぐ下流にあるハバナという川沿いの町まで、釣り客を乗せた特別列車も往復していた。川の長さ一キロ当たりの漁獲重量でいえば、当時のイリノイ川は北米一生産力の高い内陸河川であった。

その驚異的な豊かさは地学的な条件の贈り物であった。イリノイ川流域の大部分は古ミシシッピ川が形成して残した氾濫原である。平らな地形なので川は網の目のように分流していくつものよどみを結びつけていた。このような川は稚魚が孵化し初期成長する上で完璧な場所であり、成魚にとっても冬季の避難場所となった。夏季には間欠的に干上がるので川底がしっかりと固まり、植物の繁茂により良い環境を作った。イリノイ川が氾濫すれば川の水が湾や低湿地、亀穴、沼、さらに周辺の湖沼に泥を流し込んでしまうが、こうした泥に繁茂した植物が、今度は春と秋の氾濫期には風を和らげ、沈泥の巻き上げを防いだ。

そこへ「シカゴ衛生・船舶運河」がやってきた。この部分は中部イリノイ物語の核心である。シカゴ衛生・船舶運河は一九〇〇年一月一七日に開削され、ミシガン湖とイリノイ川を効果的に接続し、南のニューオーリンズまで連続して航行できるようになった。これが「船舶」運河と呼ばれた由縁である。「衛生」運河と呼ばれた理由は、シカゴ市の廃水をこの運河に流し込み、デスプレインズ川を経てイリノイ川に流すようになったからである。それが原因で、イリノイ川の水位はかなり上昇した。川があふれて、溜まった水はそのままになった。沖積低地にあったコナラ類やピーカンの木立が枯れた。産業による汚染が徐々にではあるが容赦なく南下し（ピーキンには一九一五年頃に到達）、下流の住民たちは声を大にして抗議した。一九三九年になってとうとう連邦最高裁判所は、排水路からイリノイ川へ流入する水量を半減するよう裁定を下さざるを得なかった。その間に、水門とダムが次々と建設されて、イリノイ川は閘門式運河の連結という姿になり始めていた。第二次世界大戦までに、イリノイ川はほぼ現在の姿になった。蛇行部は直線に、川底は水平にされ、湿地の水を吐き出させられ、ダムで堰き止められ、イリノイ川は産業排水の下水路、かつ平底船が行き来する運河となった。文字通り「衛生・船舶運河」である。私が七歳になった年に出版された報告書は、イリノイ川の魚の特徴を、傷口が開き、ひれが腐って根もとしか残っていない魚の写真で表現している。

一九七二年に制定された州の清浄水法が、イリノイ川の水質をほんのわずか改善した。産業排水の年間水量が減るにつれて水質は改善した。しかし、長期的な生態影響はまだはっきりしない。すり切れた服のように、低レベルのストレスに対しても、イリノイ川はダメージを受け続けている徴候がみえる。回復はよく言ってもムラがあって一定ではない。貝は一部水域で回復し、魚のひれが腐る現象は以前よりは稀になった。その一方で殺虫剤の混入レベルは高いままで、水生植物は回復できないでいる。

アッパー・イリノイ川では漁業委員会がスポーツ・フィッシング愛好家たちに対して、魚が発がん性化学物質を高濃度に含んでいるから、釣った魚を食べるのを控えるように引き続き警告している。その警告では、子供と出産年齢の女性が大型魚を食べることは特に危険であると強調されているが、魚が大きくなるほど生息期間が長いので、生物濃縮の影響が大きく、魚が大きいほど毒をより多く蓄積するのである。

さてここからは、私の知っているイリノイ川である。堤防や工場や農場などによって氾濫原から隔てられ孤立して、イリノイ川はひとり流れている。フットボールの競技場のように大きい平底船の船団が航跡を作りながら走ると、その波が川岸の土手にぶつかる。船の引きずった波が川を卵の泡立て器で打つかのようにかき混ぜ、毒物を常に懸濁した状態にする。懸濁している毒物にはPCB、DDT、ディルドリン、クロルデン、ヘプタクロールといった、とうの昔にお蔵入りさせたはずの物質とともに、産業排水や化学物質の漏出、農場からの流出からきている新しい物質もある。航跡によってできた波は、かろうじて残っている、魚が孵化できるよどみにも沈泥と毒物をはね入れてしまう。

一九七四年から一九八九年の間だけでも、三五〇種類以上の有毒化学物質が川に漏れたと報告されている。ハバナにあるイリノイ自然史研究所の生物学者ダグ・ブロジェットは、川底の動物が依然として不在なのは、そのような漏出が頻繁に起こっているからではないかと疑っている。漏出が一度おこると、動物を殺しながら流域を数時間以内に流れ去る毒物パルスが生まれる。一ヶ月に一回のモニタリングでは、そのようなパルス状に汚染を発生させる一時的な事故を検知できない。もちろん、その漏出は産業活動が日常的に流しているものに加えて起こっているのである。

揮発性物質をシャワーで浴びる

両親の家からイリノイ川に行く最も近い道は、ダービー通りからノーマンデイルに入る道である。この行き方は高校生の頃よく利用したものだが、川岸は危険だと考えている両親には内緒にしていた。

ダービー通りは郷愁と軍需品にみちた道である。店先には「民宿カレン」とか「おばあさんの羽布団」といった昔風の安宿の看板があるかと思えば、向かいには銃や弾薬の店が立ち並ぶ。ある店は駐車場に展示したミサイルと二つ切りにしたジープで人目を引いている。そのジープはビルの壁にトロフィーのように張り付けられ、運転席には陸軍兵士のマネキンが乗っている。実のところ、ここから川に出るのはちょっとややこしい。いくつかの区画を回り道し、鎖でつながれたフェンスを乗り越え、立ち入り禁止の看板を断固として無視しなければならない。そうすると突然川に出る。茶色の、見慣れた、何もない水面が現れる。

川岸では静寂が心地よい。川は沈黙を抱擁している。十代の私にはイリノイ川は大して危なそうには見えなかった。何度も聞かされているような危険があったとはとても思えなかった。

今、その川岸に立ってそこから失われたものに気づくと、私は幽霊の自然史を調べているのかしらと思ってしまう。一九〇八年以来、二〇種類の魚がこの川から消えてしまった。両生類の三種に一種は完全に、もしくはほとんど完全にイリノイ州では絶滅した。両生類の消滅は、五種に一種は絶滅しているザリガニ類と、半分以上は消えてしまった二枚貝類と同じ道をたどっているのだ。この川はロバート・フロストの「失ったものは本当は何?」という詩の一節を思い出させ、そして答えはどこからも返ってこない。

水は食品とほとんど同じ規制を受けている。食品に「耐容レベル」が定められているように、飲用水には「最大汚染レベル」が規定されている。最大汚染レベルは特定の毒物について、公共水道水中に混入が許される濃度の上限を法的に定めたものである。

少なくとも二つの観点から、飲用水の最大汚染レベルは食品における耐容レベルより厳しい。第七章で示したように、アメリカ合衆国に運ばれ、販売され、消費される食品のうち、毒物の混入が調べられているのはほんのわずかである。これに対し、すべての公共の飲用水は、定期的・継続的にモニターされている。また、食品の耐容レベルが規制しているのは農薬だけであるが、飲用水の最大汚染レベルは農業と工業の両方の汚染物質を規制している。例えば除草剤アトラジンの最大汚染レベル（三ｐｐｂ）の規定があり、ドライクリーニングに使われるテトラクロロエチレン（五ｐｐｂ）の規定もある。ＰＣＢの最大汚染レベルは〇・五ｐｐｂであるが、一方使用禁止になっているクロルデンとポリ塩化ビニルの主原料である塩化ビニルは二ｐｐｂである。可塑剤のフタル酸の一種ＤＥＨＰの法的上限は六ｐｐｂである。

食品中の耐容レベルに関して言えば、その数字は公衆の安全性と経済性との妥協の産物である。飲用水の最大汚染レベルも、人体への影響だけを基準に決められたものではない。そうではなく、対象物質を特定濃度まで減らすための経費とか、可能な技術があるかどうかが考慮される。そのような考慮を経て法的な基準濃度が設定される。多くの化学物質について、二種類の数字が存在する。法的強制力のある「最大汚染レベル」と、人体への影響だけを基準とした、「最大汚染レベル目標値」である。公式には後者の濃度は「人への健康悪影響を予防し、安全の余地が十分ある汚染濃度で、法的強制力のない値」と定義されている。例えば発がん性物質であるベンゼン、塩化ビニル、トリクロロエチレンなどの強制的な最大汚染レベルはそれぞれ五ｐｐｂ及び二ｐｐｂと決められているが、「最大汚染レベルの目標値」の方はすべてゼロｐｐｂである。

利益を計り、個々の値を記録するのはできてもその結果を合計することができない会計士のように、水への毒物混入の規制は、食品に残留する農薬の規制と同様、対象とする物質が単独で存在しているという前提に立っているために効果がない。複数の化学物質に曝露している時に、それらが協調して作用する可能性を無視している。例えばラドンとヒ素は公共水道水の貯水池の一部では天然に存在する。どちらも発がん性物質である。各々に対する最大汚染レベルは確立されており、その濃度より低くなるよう規制を受けている。しかしラドンやヒ素を含む水に極微量の農薬やドライクリーニング液、工業用溶剤などが混入した場合、たとえそれが規制値よりはるかに少ないものであっても複合することによって、個々の溶剤の曝露下限値リストからは分からない危険をもたらすかもしれない。また、ある物質に曝露した体は、別の物質に対する解毒能力を低下させるかもしれない。

別の見方をすれば、飲用水に関する最大汚染レベルは、食品の耐容レベルよりもずっと甘い基準と言える。ひとつには、最大汚染レベルが定められている物質が非常に少ないことがあげられる。一九九六年現在、法的に強制力のある基準値が定められている化学物質は八四種類にすぎない。じっさい、食品では厳しく規制されているのに飲用水では基準値がない農薬もある。例えば、除草剤のシアナジンは一九七一年からの登録農薬で、発がん性の懸念から最近になって使用停止になったにもかかわらず、最大汚染レベル値が定められていない。シアナジンは合衆国の一四の州の井戸と、コーンベルト地帯の河川から検出されている。イリノイ州の水道水の一部では、健康の面から算出された上限値を越えるシアナジンが常に検出される。しかし法的拘束力のある規準値がないために、検出されても違法行為にはならない。一九九一年、米国科学研究評議会は法的規制のない水汚染に関する正式の懸念を表明した。すなわち「ある化学物質のリスクの証拠がないということは、ただ単にそれに関する研究が行われていないことを示すに過ぎない。規制されていない汚染物質は危険ではないという意味に取り違えてはならない。」

さて、飲用水は適切な科学的知識のもとに規制されているかどうかという問いに対する答えは、「否」である。おそらく最もはっきりしている非科学性は、一部の化学物質の規制が、年間に四回だけ測定した年平均値で行われていることだろう。つまり、飲用水において基準違反とされるのは、その物質の年間平均濃度が最大汚染レベルを越えた場合だけである。一度だけ規制値以上の汚染を引き起こしても自動的には違反にならない。この差は、中西部のように河川水を飲用水にしている地域では重要な意味をもつ。そこでは作付けと雨が重なる春季に、飲用水中の除草剤の濃度が、身の毛もよだつ濃度に達する。

一九九五年、新たな研究の試みとして、研究者たちは五月中旬から六月末まで三日おきに、コーンベルト地帯の住民の台所や事務所、浴室の蛇口から水を採取した。二九の市町村のうちただ一つを除くすべてで、水道水から除草剤が検出された。乳がんを引き起こすと疑われているアトラジンが五つの市で最大汚染レベルを越えていた。イリノイ州のダンビルもその一つで、濃度は法的基準値の六倍に達していた。ダンビルはピーキンの南東、インディアナ州との州境近くにある。叔父のジャックはそこで育った。

食品の搬出は、当然のことながら、一回の違反で摘発される。牛乳やアスパラガスや動物クラッカーに殺虫剤が残留しているかどうかの問題を、一定期間の平均でみるのは適当でないと考えられている。そのような考え方をしてはいけないのだ。生物学的に言えば、私たちは今この瞬間のみを生きているのである。

私たちの体は汚染物質の平均値に反応しているのではない。私たちの体は既に受けた物質に対する最適な反応と、その瞬間ごとに混入してくる物質に対する最適な反応とのバランスを取っているのだ。もし四月から六月の間にイリノイ州の郊外に住む女性が体内で解毒できる量以上の除草剤を飲んでしまったら、動物の症例が示すように、除草剤中の化学物質が乳房組織の遺伝子に損傷を始めるか促進するかして、胸部に悪影響が残る。それは八月や十月、あるいは一月に何をしようと関係のないことなのだ。

このことは幼児と子供についてはさらに深刻である。初期成長の特定の時期にほんのわずかでも発がん性物質に曝されると成長後のがんの発病率が大きくなると、多くの研究者が考えている。だとすれば、農場から混入する化学物質が最大になる時期に重要な成長段階を迎えた胎児はどうなるのだろうか。そのような季節に思春期を迎え、胸が発達し始めた少女はどうなるのだろうか。

このように現状の飲用水の規制および監視システムは不完全なものではあるが、この十年以前にはなかった重要な情報をもたらしてくれる。清浄水法の次世代法として、安全飲用水法が一九七四年に制定され、国内の全ての水道システムが国家と州の規制を受けることになった。その法によってアメリカ環境保護庁が混入物質に関する法的上限を設定し、各州がその上限値の執行をすることとなった。有機化学物質の大部分については一九八六年の修正だけで最大汚染レベルが定められ、多くの一般的な殺虫剤や除草剤の最大汚染レベルは、さらに最近の一九九一年に公布された。イリノイ州は名誉なことに、これらの規制に最初に従った州で、一九九二年には飲用水中の農業用化学物質の定期的な調査を始めた。そのおかげで、イリノイ州民は他の州の住民よりも、より完全な水汚染物質の年代記を持っている。

合成有機化合物が広く環境に入るようになったことと、私たちの飲み水中の濃度を測定するという決定の間に何十年もの年月が過ぎたことを思うとぞっとするが、現在私たちが入手できるデータは非常に詳細で利用価値が高い。法令による飲用水のモニタリングのデータは、私たちが蛇口をひねったときに曝露する現実の化学物質を記しているのである。

幸いなことに近年、安全飲用水法に知る権利に関する条項が付記され、情報の利用がより容易になった。一九九六年の法改正によって、水道事業主は消費者に対して、少なくとも年に一度は、水道水から検出された汚染物質名と水質基準に違反したかどうかを料金請求書に記載しなければならなくなった。法律はまた、国のデータベースに、飲用水から検出された汚染物質の項を新設するよう指示している。それまでは、水質基準に違反しない限り、国のデータベースには記録していなかった。

水中の発がん性物質に曝露することは、多くの人が考えているよりも恒常的に起こっている。大気中の汚染物質が呼吸だけでなく食品からも体内に取り込まれるように、水道水中の汚染物も、飲むだけでなく呼吸や皮膚からの浸透によっても体内に取り込まれる。呼吸や皮膚からの浸透による取り込みは、ＶＯＣ（揮発性有機物）と呼ばれる、水より揮発しやすい炭化水素化合物においては特に重要である。たとえばテトラクロロエチレンという溶媒が一般的である。大部分の揮発性有機物は発がん性物質である。

すでに第八章で、揮発性有機物が窒素酸化物と結合して、主要な大気汚染物質である地表面のオゾンを発生させることを説明した。水道水中の揮発性有機物は、さらなる危険をもたらす。揮発性有機物は蒸発して皮膚から容易に浸透し、呼吸する空間にも入り込む。水温が高くなるほど蒸発する速度も大きくなる。

加湿器も食器洗い器も洗濯機も全て、料理と同様、水中の揮発性物質を大気に移動させる。そのような曝露源は、特に幼児や家にいて終日家事に勤しむ女性について気がかりである。

入浴という単純でくつろげる行為が揮発性物質への主要な曝露源となる。一九九六年の研究で、シャワーを浴びたばかりの人が吐く息は揮発性有機物のレベルが高くなっていることがわかった。じっさい、シャワーを十分間浴びるか浴槽に三十分間浸かる方が、二リットルの水道水を飲むよりも多量の揮発性有機物を摂取する。閉鎖的なシャワー室は、おそらく蒸気を吸い込むために、揮発性有機物の取り込み量が最も大きい場所である。

汚染物質の曝露経路によって、体内におけるその生態学的移行が大きな影響を受ける。直接飲んだり料理を通じて取り込む水は、まず肝臓を通過するので、血液に入る前に代謝される。入浴を通じて体内に入るものは、肝臓に到達する前に、様々な器官に拡散する。その場合の相対的な危険度は、汚染物質とその代謝分解物の生物学的な作用にも依り、経路上の様々な組織の相対的な感受性によっても異なる。

入浴に関する研究結果は、飲用水の基準に対してさらに疑問を提起している。ここでもまた私たちは、飲用水の基準がいかに視野の狭いものであるかを見ることになる。一九九六年に行われた研究論文の著者である環境科学者クリフォード・ワイセルとワンクエン・ジョーは、次のように説明している。

水道水中の汚染物質への曝露やその悪影響に関する従来の研究は、飲むことが曝露の主な経路だと考えていました。そして、水中化学物質による健康への影響は二リットルの水を飲むとして見積もられ、それ以外の経路から体内に取り込まれる量は無視して基準を設定しました。それによって、健康に与えるリスクが低めに見積もられることになったのです。

バイセル、ジョーらによる研究は、イリノイ州ロックフォードで起こった異常なケースを理解する一助となる。一九八四年、電気メッキ会社による不法投棄に関連した環境調査が行われ、個人の井戸一五〇以上と自治体所有の井戸一つが揮発性の有機塩素溶剤に汚染されていることが明らかにされた。汚染の程度は様々であったが、五〇〇ppbを越えるものもあった。このためロックフォード南部はスーパーファンド最優先地区リストに該当することになった。

それから五年後に行われた調査では、汚染された井戸から水を引いている家の屋内空気とその住民の血液から、井戸から出たものと同じ化学物質が検出された。興味深いことに、血液中の化学物質の濃度は、汚染源となった井戸水中の濃度よりも、屋内空気中の濃度と相関していた。そして屋内空気中の濃度は、おおむねシャワーを使用する時間の長さに相関していた。これらの結果は例の数が少ないので統計的に有力とはいえない。しかしながら、揮発性有機物については、水の汚染がひどい場合でも、飲用経由よりも呼吸経由の体内への負荷の方が重要であるという考えを支持している。そうなると、水が汚染されたら瓶詰めの水を買って対処するという方法は役立たずということになる。

故郷の地下水汚染が見つかる

そう遠くない以前に、私は偶然、一九一八年にイリノイ州で井戸と貯水池の検査に用いられた調査票を見つけた。多数の質問の一つに、調査中の水源から汚染源となる可能性のある場所までの距離を問うものがあった。そして汚染源として、家畜の飼育場、屋外トイレ、馬小屋、汚水溜と「台所の汚水を流す場所」が選ばれていた。調査はまた小動物が水源に落ちる可能性と、最も重要なこととしてこれまでにその水が原因で腸チフスが発生したかも問うていた。

飲み水を守るためにその調査が行っていることは、非常に先見の明に富んでいると私には思えた。調査票にあった突っ込んだ質問は、飲用水の安全性と水源付近の人間活動との関係を理解していることを示している。「水の採取と貯蔵に関してどのような注意が払われているか」「対象地域からの排水は井戸・泉・貯水池に近づく方向に向かっているか、離れる方に向かっているか」「もし他にも汚染源になりそうなものがあったら、記載せよ」などの記述が見える。水の汚染に対する関心が伝染病から化学物質の発がん性に変わるにつれて、かつてのような先見性が失われたことは明らかである。自覚が無思慮に取って代わられた。

私の故郷で地下水の水質に関する長大な報告書が出されたのは一九九三年のことである。その中にピーキンにある七ヶ所の飲み水井戸の二ヶ所から検出された汚染物質の詳細が記されている。それら二つの井戸は川に近い位置にあるので、水源は種々の産業や地下タンク、そして下水処理場に近接していた。井戸水から検出された化学物質――テトラクロロエチレンや1、1、1–トリクロロエタン――は、それらのどこからでも浸入する可能性があった。この二つの化学物質はどちらも発がん性物質である。報告書を担当したアセスメント研究班は、特に第二通り（セカンド・ストリート）に対して懸念を表明している。そこはかつて「バレー化学・溶剤社」があった所で、一九八九年に閉鎖するまで、恥知らずなほど土壌と水を汚染した。その土地は、いわば汚水垂れ流し場であった。

ピーキン市はこの報告書に速やかに反応した。委員会が設立され、市条例が提案された。地下水保護を教える課程が公立学校のカリキュラムに追加された。だが、一連の取り組みが始まる前の、最初の反応は驚くべきものであった。市長は新聞紙上で次のように発言していた。「その地下水層を守る対策は何年もの間全く行っていなかった。」「そのようなことを考えたこともなかった。我々は良い水に恵まれていて、それが変わることがあるなど思いもしなかった。」

水が原因のがん

「この水が原因でがんになった例はあるのでしょうか？」という質問は、腸チフスが発生したかどうかという質問よりもずっと答えにくい。そのことを誰よりも知っているのは環境疫学者で国立がん研究所の主任研究官であるケニス・カンターである。カンターは水の汚染と人間のがんとの関係を長らく研究してきた。

最近の総説の中で、カンターと彼の同僚は、飲用水中に合成化学物質が混入したとの報告は増えているのに、その健康への影響に関する疫学調査はほとんどない状態にとどまっていることに注目している。そのような疫学調査がなかなか行われない原因として、二つの理由があげられる。まず、統計的に有意な影響が現れるほど高濃度の汚染に曝露する人は少数であるという制約がある。広く使用されている化学物質による飲用水の汚染は、非意図的で現在進行中の人体実験と言えるが、これは対照集団（コントロール）が得られず、計画もなく進められている。

飲用水に混入する化学物質が健康に与える影響に関する既存の研究の大部分は、生態学的（地理学的比較の意味）にデザインされたものである。すなわち、それらは健康問題と環境問題の間の相関パターンを簡単に記述するものである。そのような研究の一部は、すでに本書で紹介されている。第四章で述べたように、ペンシルバニア州の悪名高いドレイク・スーパーファンド地区はかつては化学物質の廃棄場であった。廃棄された物質の中には膀胱がんを引き起こすことが知られているものも多いが、その周辺に住む男性の膀胱がんによる死亡率が高くなっていた（女性では変わっていない）。ケープ・コッドでは、塩ビの水道管を使っている家で膀胱がんと白血病の発生が高くなったのはテトラクロロエチレンが溶け出したことが、原因とされている。またアメリカ国内で、危険な物質が廃棄場から飲用水に混入した郡ではがんによる死亡率が高い傾向があったという全国調査の結果を思い出そう。

都市部と田舎の両方で、ほかにも同様な研究が行われている。ニュージャージー州では、公共水道中の揮発性有機化合物と女性の白血病との間に関係があることが分かった。アイオワ州ではディルドリンが混入した川から飲用水を引いている郡で、リンパ腫の発症率が上昇した。マサチューセッツ州では産業都市であるウォーバンの塩素系溶媒が混入した二つの井戸が小児白血病と結びつけられた。ノースカロライナ州では、郊外の街バイナムでがんが群発したことと、上流で農業系及び産業系の化学物質が混入した河川水を飲用したことを関連させている。その研究は反論を許さないものであった。なぜなら一九八〇年代になってがんによる死亡が急増したが、これはがんの通常の潜伏期を考慮すれば、発がん性物質と分かっている化学物質に川が最も汚染された時期（一九四七―一九七六）と被曝時期が合致したからである。ウォーバンの場合も同様に、小児白血病の多発と水の汚染時期とが合致し、汚染された井戸の閉鎖から数年後には減少した（ウォーバンの子供達の惨状に対する激しい抗議に端を発して、マサチューセッツ州のがん登録が創設された）。

海外からもこれらを補強する証拠が出ている。中国の研究では、農業用化学物質が混入した水路の水を飲んだことと肝臓がんとの間に強い関係があった。ドイツではウラン鉱山近くの村で小児白血病がふつう以上に発生し、ラジウムが混入した飲用水と関係しているのではないかという仮説が出された。フィンランドでは製材所が源と考えられるクロロフェノールで水が汚染された郊外の街で、非ホジキンリンパ腫が高い発生率になっていたことが分かった。クロロフェノールは材木の処理に用いられるが、非ホジキンリンパ腫と関係しているフェノキシ除草剤と化学的に関係がある。

塩素殺菌は正しいか

二〇世紀初頭に始まったことであるが、シカゴ市は一九〇八年に廃水を下流に流す前に塩素を混ぜるようにした。同年、ニュージャージー州のブーントン浄水場は、飲用水に初めて塩素を加えた。第一次世界大戦の間に、塩素処理は水に起因する伝染病に対する安価で効果的な手段であることが証明された。一九四〇年迄にはアメリカ合衆国の自治体が供給する飲用水の約三〇%が塩素処理されていたが、現在ではアメリカ人の七〇%が塩素処理された水を飲んでいる。

過去二〇年の間に、塩素処理された飲用水と膀胱がんや直腸がん、場合によっては腎臓・胃・脳そして膵臓のがんとの関係を論じた研究が発表された。それらの研究は単に発生率との関係を比較しただけの研究ではなくケース 対 コントロール実験やコホート研究もあった。水の塩素処理に関して集められた事実は「発がん率の上昇を支持している」とケニス・カンターは主張する。

以上の話を聞けば、普段は冷静な人でも、あたかもがんによる死かさもなくばコレラによる死を選択せよと言われたかのように、失意と絶望で天を仰ぎたくなるだろう。幸いなことに、私たちはそのような状態にあるのではない。より希望のもてる選択が可能である。しかしながら、飲用水中の伝染病源と戦うために現在使用されている方法によってどのような危険が生じるのか私たち自身が認識し、その知識を基に安全な方法を主張しなければ、希望のもてる選択は見えてこない。

塩素ガスは有害な毒である。しかし塩素処理された飲用水の問題は、塩素そのものにあるのではない。むしろ、水の中に既にある有機物と塩素が速やかに結合する事から問題が始まる。それは、大気中の汚染物質が新しい物質を作り出すということと類似である。水中で作り出される有機塩素は殺菌副産物と呼ばれる。それらは数百種類もあり、いくつかがヒトに発がん性がある。トリハロメタンは揮発性の殺菌副産物の一グループだが、現在では科学的にも規制の対象としても最も注目されている。クロロホルムは最も普通に生じる副産物である。水に由来する他の揮発性化合物同様、私たちがトリハロメタンに曝露する経路も三通りある。飲むこと、呼吸すること、そして皮膚からの吸収である。事実、先に述べた入浴に関する研究でとりあげられた主な化学物質の一つがトリハロメタンだった。

飲用水中の揮発性有機化合物が体験する生活史は様々だ。あるものはゴミ埋め立て地や産業廃棄物の集積場や工業団地からの逃亡者かもしれない。そのような物質は既製品として、つまり化学的な構造が変わらないままで私達の上水道にたどり着く。他のものは浄水場で形成されたかもしれない。最終的に蛇口から検出されるクロロホルムは、少なくとも二つの系統がある。一つは上水道に外部から浸入したもので、もう一つは塩素処理の過程で作られたものである。トリハロメタンに分類される全ての揮発性有機物は、詳細な系図を持つ個々の化合物の混合物であるが、一群のものとして規制されている。トリハロメタンの最大汚染レベルは一〇〇ｐｐｂである。そして「最大汚染レベルの目標値」はゼロｐｐｂだ。アメリカ環境保護庁の飲用水基準表では「全トリハロメタン」の行の「健康に与えるかもしれない影響」の列にはただ一言、「がん」とだけ記されている。

多くの研究が全て、がんという言葉に向かっている。初期の研究はいわゆる生態学的デザインによるもので、塩素処理した水を使っている自治体と使っていない自治体とのがん発生率を比較していた。オハイオ州、ルイジアナ州、ウィスコンシン州、アイオワ州、ノルウェー、そしてフィンランドで行われたその類の研究では一致して、水の塩素処理と膀胱がんおよび直腸がんとの間に関係が認められた。次に行われた研究はケース対コントロール実験やコホート研究で、がんと塩素処理との関係について、より熱心な探求が行われた。研究者は水道水に関する習慣の詳細を個人個人に面接して尋ね、生活スタイルが似通っている人々をコントロールとし、過去の曝露量については水質記録から予測し、前の居住地で飲んでいた水の起源さえも調べた。そのような研究はウィスコンシン州、イリノイ州、ルイジアナ州、マサチューセッツ州、メリーランド州、ノースカロライナ州、コロラド州そしてノルウェーで行われ、水の塩素処理とがんの関係、特に膀胱がんと直腸がんとの関係があることを示した。特に河川など、地上部から飲用水が引かれている場合に顕著であった。

それらの研究の中で最も意欲的なものの一つが、他ならぬケニス・カンター自身によって行われた。彼の研究チームは合衆国内の十の異なる地域で九千人に対して個人的に面接を行った。個々の回答者の経歴と、それまでの飲用水の使用状況の履歴とを合わせて検討した。分析は最終的に次の結論を導きだした。

膀胱がんの発生率は水道水の消費量とともに増加した。さらに、その増加の程度は、塩素処理した地表水を使っている地域に住んだ長さに強く影響されていた。生涯の大部分を塩素処理されていない地下水を使っている地域で過ごした人については、発生率は増加していなかった。

病原菌のない水の供給を保証するために、人々をがんにする必要は全くない。問題の解決策の一つは、他の殺菌方法の選択肢を広く検討することだ。例えば粒状活性炭（混入物質と結合して除去する）や、オゾン処理（オゾンガスの泡を原水に通して微生物を殺す）である。どちらの手法も合衆国やヨーロッパの多くの自治体で使用され、成功している。

解決法の一部は、事態の緊急性と発明の才能と創意工夫の精神を、他の殺菌手段の開発に向けることから得られる。きっと様々な技術が、見いだされるのを待っているに違いない。人材と資金を献げ、創造に富んだ精神の協働さえあれば、まだ見ぬ技術を現実のものにできるだろう。

最後に解答の一部は、そもそも炭化水素系混入物を飲用水に入れないことの中にある。この最後の宣言は二重に重要である。有機物が少なければ、トリハロメタンの生成も少ない。また有機物が少なければ細菌も生きられないので、殺菌に必要な塩素も少なくてすむ。地下水層からの水より湖や川や貯水池からの水の方がより多くのトリハロメタンを発生していることは示唆的である。つまり、一般的には、地下水より地表水の方がより多くの有機物を含む。トリハロメタンを作ってしまう物質の一部は天然物で、避けがたいものだ。たとえば落ち葉や羽毛、花粉などがそれに当たる。それは水中の全有機炭素負荷の一部となる。しかし全有機炭素負荷の多くは天然物由来でもないし、避け難いものでもない。たとえば生活排水、化学物質の漏洩、産業廃水、煤煙やその他の大気からの降下物、農業廃水、モーターからの油などである。これらの混入を劇的に減らすことが殺菌による副産物を減らす長期的方法であろう。同時に他の様々な水質汚染も減らすことにつながる。

解決策のこの部分は、水を利用し水を消費する一般大衆が油断無く流域と地下水層を守ることを必要とする。水源を守ることは、貯水池から遊泳者を排除したり周囲にフェンスを張ること以上の意味を持つ。地域によっては、水源を守るために農業に対する考え方を改める必要があるだろう。たとえば、現状では土壌や農薬を流域に注ぎ込んでしまっている農業を、有機農業の手法に代えることも含まれる。牛や豚の飼育場から溶岩のような糞尿が定期的に流れに送り込まれる地域では、畜産に関する新しい考え方が必要になろう。別の地域では産業に対する新たな考えが必要だろう。製造業においては、水に直接流したり、平底船が移動中に出したり、大気に放出していずれは雨水として降下したり、埋め立て地の廃棄物から浸出することになる有機溶媒やその他の有機化合物に関して、より安全な代替物質を探さねばならない。最後に、いかなる地域においても、水源を守るには市民個人個人にも、新しい考え方が必要である。市民は、他人（当局）が決定した発がんリスクが受け入れ可能かどうか尋ねられているのである。

浄水場の段階に話を戻せば、他にも改善手段はあり得る。たとえば塩素処理を水処理の最初ではなく最後に行えば、特に最初に顆粒状の活性炭を通してから行えば、発生するトリハロメタンの量は減少する。人工膜も農薬や溶媒を含む混入物を除去することができる。曝気すればトリハロメタンを含む揮発性有機化合物を気化させることができる。ただしこれらの方法は混入物を水からは除去するが他の環境に移すだけのことであるから、発生源そのものをなくすための総合的な計画よりは効果が少ないと私は考えている。

曝気は水中の有機化合物を大気に追いやるので私たちが吸い込むことになるし、有毒化学物質を濾過した濾紙や膜は、どこかには残ることになるのだ。それらの方法は水道水からの曝露という点では一時的な軽減にはなるが、発がん性物質は環境中に循環し続けるという点ではインチキ手品に似た技術なのだ。

一九一〇年、ニュージャージー州裁判所の判事は、塩素処理は「水に何らの有害物質も残さない」と宣言した。それは間違っていた。塩素処理による殺菌は伝染病の蔓延と死を防いできたことは確かであるが、人間のがん発生に寄与したことも明らかだ。私は塩素処理の全面禁止を支持しているのではない。しかし私たちの体や水源があたかも九〇年前の世界にあるかのように、無分別に旧式の殺菌処理を行うべきであるとも考えない。個人的に膀胱がんを患ったエコロジストとしてそう思う。一九一〇年には、クロロホルムは有害物質とは思われていなかった。後になってその毒性が明らかになり、外科手術の麻酔薬として使用されることはなくなった。今になって伝染病にならないためにクロロホルム入りの水を飲む必要はないであろう。

サンコティー帯水層の汚染

平底船が往来する運河の真ん中当たりでは、イリノイ川の深さは水泳プールの深い方の端と同じくらいである。そこに潜ると、まず沈泥のもやもやした層が何フィートも続く。次に現れるのが川底の粘土層だ。もし何らかの方法でそのまま川底を掘削しながら進んだら、やがてもう一度水の層に出会うだろう。水の下にある水の層、それはきらきら光る砂礫層に挟まれたサンコティー帯水層だ。

この地下の水たまりは川の真下だけではなく、川の東側にも何マイルも延び、南側はハバナまで達している。帯水層は、氷河によって蓋をされた、古ミシシッピー川が刻んだ渓谷や蛇行した支流の遺物だ。サンコティー帯水層はピーキン市の飲用水源である。

技術的な説明をすると、帯水層という用語は地下水だけではなく、水が通っている砂・礫・粘土・岩などの集合体を指している。サンコティー帯水層は厚さ一五〜四五メートルで、大部分が石英砂だが、粒径の幅は大きい。色は明瞭なピンクであると言われている。サンコティー層の砂粒子はよく淘汰されていて、それは氷河が溶けた水で運ばれたことを示すのだと聞かされた。このようにしてできた融氷流水堆積物はバレートレインと呼ばれる。帯水層は多孔質で浸透性のよい様々な物質、例えば氷河によって岩が削剥されただけの岩屑――チルと呼ばれる――や、風によって運搬堆積したシルト層など――地質学でレスと呼ばれる――からなっている。

材質を別にして、帯水層の構造には二、三種類ある。基盤岩上の帯水層は不透水性の層で覆われている。深井戸のような被圧帯水層は多くは斜面にあって、静水圧を受けている。不圧水面は蓋のない鉢のようなもので、上層の土から雨や融雪水が時々供給される。その地下水面は降水量の季節変化に応じて上下する。サンコティー層は非常に大きい不圧水面帯水層である。

サンコティー帯水層への化学物質の混入はいつから始まったか分からず、明らかな大惨事もないが、解決策と呼べるようなものもない。既に一九九三年にピーキンの住民がアセスメントを要求したときより前から、問題の徴候はあった。一九八九年の調査の一部で、イリノイ州環境保護庁は「相当な濃度の」1、1、1―トリクロロエタンをピーキン市の飲み水用の井戸の一つから、そして低濃度のベンゼンとテトラクロロエチレンを別の井戸から検出した。その翌年イリノイ州環境保護庁は、埠頭で積み降ろし作業中に起こった事故の後、クリーブ・スールの公共飲用水用の井戸に種々のガソリン添加物と原油からの派生物が混入したとする二冊の報告書を出した。さらに一九九一年春、河川水中の濃度が上昇したため、ピーキン北部の飲用水用の井戸の化学物質濃度が上った。

この最後に紹介した発見は、原因がよく分かっていない。地下水と地表水との行き来は、通常は地下帯水層側から地表水への一方通行であって、地下水は雨水によって供給され、河川や支流があれば、そこに吐き出される。洪水などは入らないように塞がっているので、河川水が地下水に入り込むことは、通常は考えられない。しかし河川水の量が急に増えたり井戸水を過度に汲み上げたりすれば、見えないところで地下水の流れの方向が変わり、表層の水が直接地下に流れ込むかもしれない。たとえばサンコティー帯水層につながる井戸の一部ではイリノイ川の水門の開閉操作と相前後して水位が変動しており、地表水と地下水がこれまで考えられていたよりは相互に深く関係していることを示している。

このことやその他の徴候を考慮すると、地下水に関するアセスメントの結果はかなり甘いものに見える。工業化学物質は二〜三の離れた地点から検出されたが、調査団は帯水層そのものの汚染の徴候は発見できなかった。じっさい、報告書の著者たちは、その地域内の産業活動の歴史を精査した後は特に、もっと大きな問題にぶつからなかったことに驚きを表明している。「化学物質の混入があった。それはほとんど確かだ。にもかかわらず、我々は地下水環境が広く汚染されている事実を発見できなかった。」

これは不気味なパラドックスであり、安心していいのか警戒していいのか分からない。しかし安心の吐息をつくには早すぎることは確かだ。台所の流しにゴキブリを一匹見たことは壁の中に数百匹いることを意味するように、地下の帯水層から時々混入物が検出されるのは、やがて広範に汚染されることの前触れなのだ。地下水はゆっくりと、時には一年に一インチという悠長さで流れる。同時にそれは地下の空隙や割れ目を滑らかに通りながら流れるのだ。ゆっくり、攪乱のない状態で流れる限り、混入した化学物質の拡散もやはりゆっくりしたものになる。時が経てば、一つの井戸から時々検出されていたものが、やがて多くの井戸から常時検出されるようになるだろう。さらに、もし化学物質が検出されたのが汚染源からみて帯水層の最も遠い端に当たる場合には、ほんのわずかの量が検出されただけであっても、汚染源から下流全ての層に徐々に拡散していることを意味するのだ。

一般に、下流に相当する地域の汚染は、地下水が河川に水を供給する位置でもあるので、大気から雨や雪を通じて地下水が形成される上流部の汚染よりも問題が少ないと考えられている。帯水層の源流における汚染は全体の汚染につながる。いずれにせよ、ひとたび地下水が汚染されたら、問題の修復のためにできることはわずかである。地表水とは対照的に、地下水は混入した化学物質を分解するのに必要な酸素の供給がなく、溶媒や揮発性有機物が蒸発する空間もない。汚染物質は帯水層という、しんとして水に満ちた地下納骨堂のなかにとどまり続けるのだ。

地下水層をイメージする力

一九九五年、ピーキン市は鳴り物入りの推進力と鋭い洞察力によって、提案されていた地下水保護条例を採択した。以来それは州条例のモデルと呼ばれている。その法令は基本的に、三つの涵養域内での土地利用を規制している。それらの涵養域は長さ一マイル内外の細長い場所の集まりで、その下の地下水が市の井戸につながっている。さらに条例は、水源を中心とする直径二〇〇〇フィート内を保護区域とした。

それら七ヶ所の保護区域内では、危険な物質を大量に扱う業務を制限するか禁止することができる。既存の業務については大部分が制限されないが、改善する契約を交わしている事業所もある。

条例が起草されて以来、涵養、流出、水位、氷河性堆積物、その他もろもろの陸水学の詳細がピーキン市市民の常識となった。新聞の一面に市街地に地下水系を重ねた図が掲載され、住民は帯水層に対する自分たちの位置が分かるようになった。例えばダービー通りの西端やサベラ通り、シャーロット通り、ヘンリエッタ通りの一部は涵養域内で、東側の崖は涵養域内ではないなどと。第四通りにあるガソリンスタンドの持ち主は、保護区域内にあることが分かったので、漏出を防ぐために二重壁のタンクを取り付ける事を誓った。彼は公聴会に出た後で、条例を賞賛さえしている。「これはすばらしいことです。もっと以前にやっておくべきでした。当時は誰も注意していなかったのですから。」

ピーキンの条例は闇にともる蠟燭だ。それによって健康と環境に関する議論が公開で行われるようになり、人々の心の中に、自分たちがその上を歩き、飲んでいる水塊に対する新たな配慮を呼び起こした。しかしその条例が、サンコテイー帯水層の三〇メートル上の地上で今でも行われている有害な行為に対して、どこまで有効なのかは分からない。洪水を排出させる下水管から、涵養域にある水路や湖に毒物が流れ込んでいる。水道会社の地域管理者が指摘するように、雨水そのものが汚染物質を含んでいるのだ。地方の条例で農薬入りの雨や溶剤入りの雪が涵養域に降るのを規制することはできない。この手の問題は小さい町の委員会ではなく、大きな議会で解決する必要があるのだ。

その間にも、産業からの化学物質と農薬はカメオ細工のようにピーキンの飲み水用井戸に存在し続けている。ある時には短期間とはいえ最大汚染レベルを越え、ある時には規制値よりはるかに低い濃度だったりする。そのような化学物質はベンゼン、テトラクロロエチレン、1、1、1ートリクロロエタン、可塑剤に使われるフタル酸の一種であるＤＥＨＰ、そして二〜三の芝生用農薬である。これは現在の出来事だ。サンコティー帯水層ができたのは氷河時代だ。いま地球上に撒かれた化学物質は、遅かれ早かれ、誰かが飲むことになる。次に何が起こるのかは、まだ記されていないできごとなのだ。

アメリカ人の三分の一が帯水層から引いた水を使っている。残りの人々が川や湖沼、水路などの水を飲んでいる。もちろん、生態学的な観点からは、全てのアメリカ人が帯水層の水を飲んでいることになる。なぜなら全ての地表水はかつて一度は地下水だったのであり、帯水層は河川の母に当たるのだ。レイチェル・カーソンが指摘したように、地下水の汚染は全ての水の汚染を意味する。

地下水に関しては参考になる昔の写真は存在しない。地下水は散策する岸辺も持たないし、のぞき込める水面もないし、調査対象となる魚や二枚貝、草や狩猟用の鳥もいない。私たちと帯水層との関係は極めて生物学的なものなのに、それは見ることができない。

私はかつて、地下水の天然の姿を見たくて井戸の底に降りていったことがある。それはハワイでのことだった。ここでは火山岩を浸透した雨水が、島の下で太平洋の塩水にはさまれて扁平なレンズ状の地下水層を作っていて、これを飲用に使っている（淡水が塩水の上に浮いている）。ハラワのポンプ場で、私はケーブルカーに乗って九〇メートル下降し、水に満たされた大洞窟に降り立った。そこはとても暗く、とても静かだった。

私が思うに、イリノイ川はさらに異国情緒に富む地下景観を見せてくれるだろう。地下には氷河時代より前にあった森林や断崖、島、ちょっとした崖が、潰された形になって在るだろう。基盤岩の床にはかつての河床にあった溝が、ちりばめられているだろう。波立つ水面には天井の地形が穏やかに映っているだろう。

私たちの下に広がる広大な水盤を想像する能力を育てることは、緊急を要することだ。その地下の世界と、ストーブの上で沸き立つやかん、庭に水をまくスプリンクラー、お湯が満たされた湯船などといった日常の世界とを結ぶ精神的なパイプが求められている。飲用水に発がんの恐れがあってはならない。地下水に発がん性物質が存在することは、それがどれほど微量であれ、物事がどうなっているかを想像しない道を受け入れたことの代償としてあまりにも高価な支払いをしたことを意味する。

第十章　火

静かなこの世界
黒ずんだ色で繊細に飾られた寺院
修羅場のために建てられたのではあるまい
ジョン・ノーフェル「群衆」より

ふるさとのゴミ焼却炉問題

「ここまで下ってくると違う国のようだねえ」と母が言い、私が同意する。私たちは谷を南に下ってメイソン郡に入ろうとしている。道はただただ曲がりくねるばかりで特に目印のようなものもなく、みんなはこの道をマニト〔霊〕舗装道路と呼んでいる。そこに行くには国道29号でノーマンデイルを通り過ぎ、蒸留塔の側まで行って連邦刑務所のところで右に折れる。ここから見るとその舗装道路は発電所への取りつけ道路のように見えるが、いったん、変電設備や

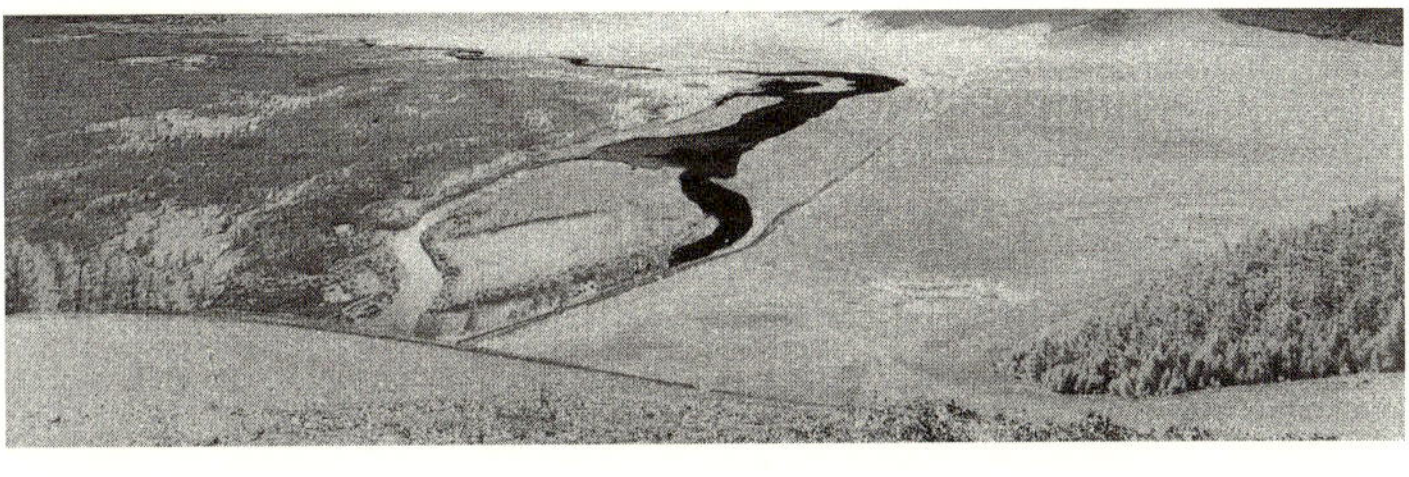

タワーから成る銀色の林を抜ければイリノイ川が右手に現れ、これが町から外へ出る本当の道だということがわかる。

その舗装道路沿いの家々は不規則にあちこちに点在している。それも、きっと川がそうさせているのであろう。プロパン・タンク、牽引車、椀型アンテナなどが傾斜した広場に止まっている。それぞれ横腹に農園の作物の宣伝が塗りつけてある。ここの土は非常に多孔性で、巨大なコウモリの骨のように農場を覆っている自動撒水機で灌漑しているのも、それゆえである。サンコティー地下水からここまで引いてきた水が四方八方に散水される。この水が、ここの特産品の緑豆、ナシ、スイートコーン、きゅうり、カボチャ、メロンを育て、もちろん、標準品のトウモロコシと大豆も育てる。ここは中西部の帝国に値する谷だと、マニトの小さな村は自慢している。それから道は土手に上り、右方向にカーブする。農家は見渡す限り一定間隔に、海面の戦艦のように並び、海面の黒っぽい四角い面積に一軒一軒が配置されて、農民はその面積に降った雨だけをあてがわれているようだ。こんな風景、真っ平らなイリノイ大平原東部の生活に似たものを、ほかに探そうとしてもない。

ともかく、こうした特徴は母がいつも言っていたことだと思う。私たちは、〝南へ、西へと進みながらハバナへ向かった。時は一九九四年九月。今回の旅の目的にはいろいろな力が働いている。政治的、歴史的、そして個人的な事情がみんなゴミ焼却炉につながっていった。〟

政治的な理由はまず一九八〇年代末に成立した、わかりにくい一つの法律から始まる。イリノイ州電気小売料金法と呼ばれるこの法則は電力会社に、ゴミ発電電力の購入を義務づけた。その購入費を電気代として消費者に課すことを求めていた。そして、損失が出た場合は税金の算定で償うこととなっている。その結果、二四時間運転のゴミ焼却炉を建設する下請け事業が、イリノイ州で歴史上最も集中的な事業となった。

焼却炉建設業者に魅力を与え、州内に投資を引き入れるという目的に、議会は大成功をおさめた。以前にはイリノイ州にはゴミ焼却炉は一つしかなかったが（シカゴに）、一九九四年までに研究段階、申請段階、建設段階の炉が一二も進出してきた。

イリノイ中部には六つの炉が進出を考慮中で、その一つがハバナである。昨年一二月、市議会は設置を認めた。特にこの計画は、一日に一、八〇〇トンのゴミを扱う、六万平方メートルの広さの焼却炉を、鉄道用の石炭置場に隣接しているポップコーン畑の中に作るというものだった。ゴミはシカゴから貨車で運び込まれることになろう。蒸気発電タービンを回すためには一日に一一トンの水をどこかから引いてこなければならず、この量はハバナの現在の揚水能力の二倍にもなる。

一九九四年の夏から秋にかけて歴史的な水不足が起こったので、たちまち政治問題になった。全国レベルではリサイクルが成功したのでゴミの埋め立てへの圧力が減り、リサイクル業者と焼却炉業者がゴミを求めて争う状況になっていた。焼却炉自体が経済的に成り立たなくなっていた。オハイオ州コロンバス市は経済的、環境的問題が手に負えないことに気づいて発電型の焼却炉を閉鎖する準備をしていた。ニューヨーク州のアルバニー市は昨年一月に市のゴミ焼却炉が起こした問題で頭を抱えている。大気環境基準に合わせるために高額の修理をしなければならないことに加えて、汚染物除去装置の運転ミスが続いて新雪の上に黒いススの膜を作ってしまったのだ。そのため市民から毛嫌いされるようになった。

そうこうしている間にゴミ焼却炉は最も強力な発がん物質のダイオキシンを含め、数々の有毒物質、発がん性物質を日常的に排出していることが研究で示された。その上、新しい研究から、ダイオキシンはこれまで想像していたよりずっとずっと少ない曝露量で危険であることがわかってきた。二〜三pptという低濃度ですら、体内の生物学的プロセスを変更する力があるという。

一九九四年の秋には、EPAが三千ページに上るダイオキシン・アセスメントの原案を発表しており、現在（一九九七年）一般からのコメントと反応を求めているところである。作成に三年をかけたこの調査は、「おそらくヒト発がん性」とされてきたダイオキシンの分類を再確認している。それに加えて新たな三つの発見を追加している。第一は、ダイオキシンが免疫系と生殖系と子供の発達に影響する点について、以前考えていたよりもはっきりしたこと。第二は、ダイオキシンには生物学的影響を起こさない安全レベルというものはないということ。第三は、私たちのからだの中にあるダイオキシンの量は、実験動物に問題を起こした量かそれに近い量であること。最後に、この報告書は〝燃焼（医療ゴミと一般家庭ゴミの焼却）〟が米国でのダイオキシン放出の主要源であると特定し、一般人の体にあるダイオキシンの九五％は食品（肉、乳製品、魚）からくるとした。この原案が発表されることは何ヶ月も前から噂になっていた。私はこの六冊セットをまだ入手していないが、メイソン郡公衆衛生委員の小児科医ドロシー・アンダーソンは持っていた。私と母は彼女の家に向かった。

焼却炉問題における私たちの関心は単純である。第一、ピーキンはハバナのすぐ風下である。第二、建設会社も投資会社も全く同じの、現在の焼却炉とほとんど瓜二つのゴミ焼却炉を作る今回の計画は、ピーキンから八〇マイル北東のリビングストン郡の森林地区委員会が考えたものである。そして、この施設の建設予定地はその地区内ではなく、プレザント・リッジの町有地の外側で、町から三マイル北になるという。母にはその地がどこかわかっている。彼女はトウモロコシ畑の区画がしっかりと頭に入っている。そこは彼女の兄の農場から南へ一・六キロ、東へ一・二キロのところだ。彼女はまた、ロイ大叔父が、この設置に反対するために組織した農民グループの支援を得て選挙に打って出たことも知っている。

焼くのか、埋めるのか

たとえどういう見方をしようとも、ゴミをすくって炉の中に投げ入れて燃やすことは、地面に穴を掘って埋めることに対する原始的な代替法である。前者は大気を汚し、後者は地下水を汚す。

この二つのいずれかに対する人気は、この数十年間上がったり下がったりした。一九六〇年には全国のゴミの約三分の二が焼かれていた。大気汚染がひどくなったので次第にやめられて、埋め立てが好まれるようになった。焼却炉は一九八〇年代に、冒険的なハイテク汚染防止技術を装備し、発電ができるように設計されて復活してきた。これを「ゴミからエネルギーへ」とか「資源リカバリー・プラント」とか呼ぶ。

いかに改善されようとも、いかなる名前で呼ぼうとも、焼却炉は埋め立てでは起こらない二つの問題を起こす。第一は、焼却はゴミの姿を変えるだけで、最終的な安息地を与えるわけではない。つまり、灰をどこかに捨てなければならないという問題が残る。第二に、大きな炉の炎の中で新しい有毒な化学物質が発生する。発電と共に有害な廃棄物を新たに作る。

最初の問題は物理学の基本法則からくる。私たちのほとんどは学校教育でそれを習ったはずである。すなわち、物質は無から生むこともできないし、消滅させることもできない。原子一個といえども炉の中で死滅することはない。もし一日に一、八〇〇トンのゴミが入っていけば、一日一、八〇〇トンの何かが出てくる。化学的な形が変わるだけだ。出てくるものの一部はガスや細かい粒子として煙突から空気中に出ていく。(ガスの大部分は二酸化炭素である)。残りは灰で、どこかに捨てなければならない。

一九九三年に、イリノイ州南部の焼却炉計画の開発会社の責任者であるジョン・カービーは新聞記者に向かって重さ一・七キロの灰の入ったビンを見せながら、これは、普通の人が出す週一八・二キロのゴミをエネルギー回収型焼却炉で燃やした時の残骸のすべてだと自慢した。一・七キロの埋め立ては一八・二キロの埋め立てより問題は少ないだろう、と彼は言う。この限りにおいて彼は正しい。しかし、もっと広く考えれば、一八・二−一・七＝一六・五キログラムは空に捨てたことになるのである。焼却を主張する人はこの両方ともを自慢することはできない。灰が少なければ少ないだけ埋め立て空間は少なくなるかもしれないが、大気放出は増大する。灰が多ければ大気放出は減らせるが、灰の処分地問題が生じる。物質不滅の法則が絶対的に支配しているのである。

さらに、初めに捨てられたゴミの中に有毒なものがあれば、燃焼過程で灰の中に濃縮される。水銀、鉛、カドミウムなどの重金属は火では壊れない。家庭の電池、蛍光管、塗料、色材、温度計などの中に入っている重金属は完全にそのまま残る。焼却炉の大気汚染防止技術はこうした重金属を冷やして小さな粒子にして特殊フィルターで捕捉するための冷却塔の能力に依存してくる。

ここでも皮肉な二律背反が現れる。大気汚染を減らすと有毒な灰が増える。たとえば一日に貨車一八台分のゴミを燃やすとすると、約トラック一〇台分の灰が出る。一〇台分のトラックは雨の日も風の日も有毒な荷物を積んでハイウェイをひた走らなければならない。そして、特別埋め立て地に下ろされた有毒な灰はもちろん地下水に対する脅威となる。

第二の問題は物理学というより化学の問題である。燃焼炉と煙突から出た煙の先端との間のどこか、すなわち、飛灰粒子の薄い表層か、加熱と冷却の激しい条件の中か、いずれかで炭素原子と塩素原子が出会って組み換えが起こりダイオキシン分子とその親戚筋に当たるフランを作り出す。

ダイオキシンとフランには数十種類があるが、それらは雪の結晶のように、すべて同じ主題のバリエーションである。ベンゼンが六角形の炭素環であることを思い出そう。この環に塩素がくっつく。この塩素化されたベンゼン環が二つ、直接に結合するとポリ塩化ビフェニル、つまりＰＣＢができる。塩素化されたベンゼン環が一つの酸素原子と炭素の手とで結ばれればフランができる。このとき酸素の橋二本でつながればダイオキシンができる。

ダイオキシンとフランはからだの中で似たような働きをし、それらはすべて前に述べた生物学的影響を様々な程度で持っている。しかしながら、現在までのところ最も強力な毒性を持つものはテトラクロロジベンゾ-パラ-ダイオキシン（ＴＣＤＤ）である（一九九九年にペンタクロロジベンゾ-パラ-ダイオキシンも同じ毒性と認定された）。この特別なダイオキシンには四個の塩素が四隅に付いている。この付いている炭素が2、3、7、8と命名されているのでＴＣＤＤのフルネームは、2、3、7、8―テトラクロロジベンゾ-パラ-ダイオキシンである。飛行機の窓から、自由落下している両手をつなぎ合った一組のスカイダイバーを見ているとしよう。それはＴＣＤＤ分子の形によく似ている。結んだ二本の手は酸素でつながった二本の橋、からだはベンゼン環、広げた脚は四つの塩素原子である。

ＴＣＤＤは非常に安定なので、怖い存在である。対称的に並んだ塩素の脚が、生物の酵素を阻害してＴＣＤＤを分解させない。人の組織の中ではＴＣＤＤの半減期は早くても七年である。後で見ることにするが、ＴＣＤＤの特殊な形が細胞核への侵入とＤＮＡへの取り付きも可能にしている。

燃焼がダイオキシンとフランの発生源というだけではない。この二物質はある種の農薬、特にフェノキシ系農薬とクロロフェノールの製造中に同時に生成するし、たとえば紙製品の漂白中にもできる。この三つのプロセスの共通点は塩素である。ダイオキシンは、ある型の有機物が反応中に塩素と置換されるときに合成される。この条件は、新聞紙＋プラスチック＋火というような平凡な組み合わせでも作られる。

焼却炉の火炎地獄の中で、塗料のシンナー、農薬、家庭用クリーナーなどの多くの一般的な合成物質が塩素提供者となって、ダイオキシンとフランの同時発生に寄与する。その中で、主要な塩素提供者は塩ビ（ＰＶＣ）である。これは使い捨ておもちゃ、各種器具、建築材などの形になっている。

しかしながら、ダイオキシンとフランの生成に必要な条件が簡単にできるというのは、現代人の活動によるところが大きい。合成された人工物の燃焼と比べて、森林火災ではごく少量のダイオキシンが合成されるにすぎない。そのダイオキシンは、人類が新たにダイオキシンを作るずっと以前に大気から土に降り、野菜にも移行して、ほんのわずかな量が存在しているかもしれない。しかし、水圏の底をボーリングして得られた研究から、一九二〇年か三〇年まではダイオキシン汚染は広がっていなかったことがわかっている。このころに有機塩素化合物の合成が始まっている。

工業先進国に住む人々の体内保有量は非工業国の人々のものより多い。また、私たちは一八〇〇年前の人類社会、あるいは四〇〇〇年前のイヌイット（冷凍サンプル）よりも多く持っている。ダイオキシンとフランは火から自然に生じる子供ではない。ダイオキシンは近代塩素化学から生まれた非計画的で望まれていない子供である。

ジョン・カービーとたたかう

ドロシーは、焼きたてのパン、庭で採れたトマト、厚切りのチーズを皿に盛って私たちを迎えてくれた。彼女と私の母は二人が同じ教会に所属していることをすぐに探り当て、この発見で二人の間には目的を共有する精神が生まれた。私の方も、もうEPAの再アセスメントのサマリーのほとんどをざっと読み終え、第一巻「TCDDと関連物質の健康アセスメント」から二〜三のメモを取った。

さて、三人は台所のテーブルに座り、ジョン・カービーという名の男の企てについて話し合った。カービーは焼却炉開発者でこの州の政治屋かつ企業人で、彼の計画は私たちみんなに深く影響を与える。窓の外にはインディアン・サマーの明るい午後の霞が満ちている。木々は蟬の声でうなっている。ここへ来た理由を別にすれば、私は完全に平和を感じている。

ドロシーの見方は素直である。彼女は実践的メソジストで、実践的な医者で、郡の公衆衛生委員会の委員長である。ハバナ焼却炉に反対することは、彼女にとっては精神的な信念の告白と予防医学の実践活動の二つの意味がある。

「もしほかに何もなくても、私には守る義務がある」

ハバナのような場所は焼却炉開発者の設計には特に弱いと彼女は言う。開発者は地元に雇用とうまい儲け口を持ってくると言って誘惑する。彼らの持ち込む金は往々にして、小さな町の全予算を越える。

ドロシーは統計を見ながら怒っている。メイソン郡の失業率は一五%、十代の妊娠が多い。乳児死亡率が高い。この郡は州内で最貧に属する。子供の四人に一人が貧困ラインで生きている。

「だから、カービーはハバナに百万ドルを提供したのよ」

彼女は、これで話はおしまい、という風に肩をすくめる。

私はしばらく黙っていた。

ドロシーはリンゴと皮むきナイフを持ってきた。私の母は芯を取り四つ切りにするのが誰よりも早く、完璧である。四人の子の母親で、ブロンドのドクター・ドロシーもリンゴの皮むきがかなり上手だ。つまり私は手持ち無沙汰ってこと。私の母が居るときだけこうなんだと自分に言い聞かせている。テーブルの向こう側から楊枝の付いた一切れがスーッと伸びてきた。母はそれを私の手に納めさせ、すばやく仕事を続ける。それから彼女はしゃべり始める。

フォレスト郡も同じように困っている、と彼女は言う。住民を懐柔する一連の対策の中に新しい学校図書館があった。学内投票で図書館新設が否決されたばかりだった。先生たちは親と、農家の人たちは穀物エレベーターの操業者と、教育省の人々は教区民と、村の諮問委員は別の委員と、それぞれ対立しているのだった。焼却炉側に自分の土地を差し出した農民は、悔恨で打ちひしがれたりはしていなかった。兄弟が反対している。母がロイのことを心配しているのを聞いた。ロイは町の税務士でかつ農民だ。

「隣同士も話をしないのよ。家族の中でもこのことには触れないと言う人もいるくらいよ。お金の話なのよ」

ドロシーの理論では、カービーがハバナで行っている小さいけれど決定的な間違いが、フォレストでの彼の活動を説明するかもしれない。一九九三年の一二月、あの恨みのこもった公聴会の後、ハバナの市議会は五対二で焼却炉建設側に有利な投票結果を出した。ドロシーもその一員である、プロジェクト反対グループは市議会の決定をイリノイ州の汚染管理委員会に訴えた。

明らかに不当なことが多いと原告の弁護士は主張した。カービーと市長はこのプロジェクトでは手をつないでいた。さらに、カービー側の会社の一つが市議会議員をボストンへ連れていってケープ・コッド近くの焼却炉を見学させた。その炉はハバナで建設するもののモデルとなるはずであった。焼却炉に反対するメンバーは招待されなかった。そのため、彼らはツアー参加者には得られた決定的な知識を知ることができなかった。

新聞は、悪名高いボストン・ツアーの詳細についての証言と共に汚染管理委員会の議事録を載せた。

弁護士——「大きな飛行機でしたか？　小さいのでしたか？」

議員——「えーと、飛行機はみんな私には大きく思えます。私は乗ったことがなかったんです」

弁護士——「それから、夕食につれて行かれましたか、トーマスさん」

議員——「えーと。はい。そこでは、食べたいものは何でもありました。私はある晩はカニを食べ、次の晩はロブスターを食べました。それは本当に本当においしかった。私は一度もロブスターを食べたことがなかったんですよ」

弁護士——「それでは、皆さんはどこへ行くにもファースト・クラスだったんですね？」

議員――「うーん、私だけじゃないんですよ。全員同じ待遇だったんですよ」

ドロシーはこの記事の切り抜きを台所にあるコピー機のガラス面に載せてボタンを押す。彼女は、もっと最近のニュースが載っている記事も私のためにコピーしてくれた。六月に、汚染管理委員会が少なくとも一時的に市議会の決定を覆して、焼却炉に反対する側に有利な決定を下した。こうしている間にもカービーはフォレストで賭け金を囲い込む方法を何かやるかもしれないと、ドロシーは言う。彼が最近フォレストの一団をマサチューセッツに船で連れていったことを私たちは知っているが、今回は彼も利口になって焼却炉に反対する側の人も含めて招待した。

私は目を閉じる。この委員会決定は私に戦車の列の前に立っている非武装の一人の男のイメージを思い出させた。この決定はどれぐらい長く維持できるだろうか？　ハバナに焼却炉を建てる提案は過去に二回正式に終焉宣言されている。一度目は一九九一年にメイソン郡の委員会投票で負けた時、二度目は一九九三年にカービーの支援会社が引き揚げた時、そして二度ともうなり声をあげて戻ってきた。カービーは提案を郡の委員会から市議会へと変更した。彼は新しい投資者を見つけた。

しかし、カービーが常に勝ってきたわけではない。一九九〇年に彼は、お金と雇用というぴかぴか輝く約束と共に一つの焼却炉提案をイリノイ中部の別の町の市議会に持っていった。反対者たちは直ちに三千人の署名をつけた陳情書を提出し、投票の夜には蠟燭に火を灯して徹夜した。最後の瞬間に、カービーは提案を取り下げた。これはピーキンでの出来事である。立地反対を組織した市民たちは、焼却は埋め立て地の不足というジレンマを解決しないという固い信念を一般の人々に伝えた。そして彼らは勝った。

ゴミ焼却炉ががんをつくる

リビングストン郡の静かなトウモロコシ畑の中に巨大な焼却炉が建って灰を積んだトラックとゴミを満載した鉄道貨車が永久に往ったり来たりする様は全くの混乱であって、じっさい受け入れることはできない。焼却炉からの排出物が農業（土、作物、食物連鎖）に与える影響を理解することと、反対することは同じだ。しかしながら、私たちは起こりそうな影響をチェックしなければならない。なぜならば、ダイオキシンとフランに私たちが曝露される経路は大部分食物であるというのだから。

最新の、最優秀な炉ですらダイオキシンとフランをわずかに大気中に出す。この分子は空中のチリや水中の泥粒にくっつく。風に乗って上がった分子は重力か雨で再び落ちてきて、牧草、クローバ、トウモロコシ、大豆、干し草、スイカなど何にでもくっつく。それを私たちが直接食べるか、あるいは食物連鎖の第一段階に入り込むことになる。ヨーロッパでは、一般ゴミ焼却場近くで放牧されていた牛のミルクのダイオキシンレベルが上昇したという調査がいくつも報告されている。

ありがたいことに、ダイオキシンは他の有機塩素化合物にある困った性質を持っていない。つまり、地下水に溶け込みやすいとか非常に揮発しやすいということはない。そのため、私たちの曝露経路として水と空気は主なものではない。ダイオキシンは川の底泥や魚のからだに溜まり、土壌の中に留まる。

しかし、ほとんどの穀類では根から簡単に吸収されることはない。私たちにとっての主な問題は、ダイオキシンを含んだ粒子が農作物と牧草の葉、茎、花に落ちて生物濃縮のスタートとなることである。草食性の家畜は土を食べて、直接ダイオキシンを貯め込む恐れがある。

これとは対照的に、焼却炉から出たカドミウムは、辺りに降り積もることと、根からの吸収という二つから作物を汚染する。ダイオキシンとは違って、根から吸い上げられたカドミウムは地上の高いところの葉にも貯えられる。人のカドミウム摂取はほとんど食物、特に果物と野菜からである。

カドミウムは「おそらくヒト発がん性」に分類される。動物では肉腫、肺がん、前立腺がんと関係している。肺がん、前立腺がん、精巣がんの高率の発生は仕事でカドミウムを吸い込んだ労働者でも報告されている。しかし、焼却の結果としてのカドミウム摂取とがんのリスクとの問題はまだ調査されていない。ゴミの中のカドミウムの五〇ないし七五%、すなわち、約千二百トンはバッテリーから来ている。「使い終わったバッテリーを焼却するとがんのリスクを生む」と、疫学者が言っている。

果物、野菜、鶏、豚、家畜の飼料用穀類など、メイソン郡からリビングストン郡までのどこでもつくられている。毎日、誰かがどこかで、イリノイ州各郡でつくられた豚肉、豆、ポップコーンを食べている。こういう農業地帯のど真ん中に焼却炉を建てるかどうかという問題は、全国民の問題であり、全員が投票すべきだ。実際の決定は、地域の経済を持ち上げようとして危険を冒す一握りの町の議員によってなされた。

誰が彼らに文句を付けられるだろう? 仕事が来る、学校図書館が新しくなると言えば誰も反対することはできない。これまで見たことから判断すると、カービーの計画を推進している人々のほとんどは、自分を地域の人々の信頼を裏切っている人物というよりは擁護している人物とみなしている気のいい人々であった。しかし、この計画は市、郡、州の境をはるかに超えて生物学的影響を与える可能性があるというのに、政治が最も小さな狭い管轄内で演じられている。

公衆衛生の研究者にとって、ダイオキシンのヒトへのがん影響を突き止める仕事は最も骨の折れる、失望の多い挑戦であった。ダイオキシンはほとんど見えないほどのレベルできわめて強力であるので、曝露量の測定には高い費用がかかる。またきわめて広範囲に分布してしまったので、非曝露の対照集団として適切な集団が残されていない。ダイオキシンは他の発がん性物質の裾野に乗っていることが多いので、紛らわしい要素が山とある。たとえばベトナムでオレンジ剤に曝露された米国兵士は、2、4―Dとダイオキシンを含む2、4、5―Tを同時に浴びている。

動物実験ではダイオキシンはまさに明確な発がん性物質である。ダイオキシン研究者のジェームス・ハフは、「いかなる種といえどもTCDDに曝露されたものはすべて、またいかなるルートからであっても、明確な発がん性作用が認められた」と記している。肺、口、鼻、甲状腺、肝臓、腎臓、リンパ系、皮膚のがんが発生した。また、ラットでもマウスでも肝臓がんを起こしたが、メスの場合がより多かった。卵巣を摘出したメスのラットでもがんが発生したが、肝臓がんはできない傾向になった。逆に肺がんに罹りやすくなった。生物自身のホルモンがダイオキシンの発がん能力を変えているのは明らかであるが、その作用機構はよくわからない。ダイオキシンに対する感受性は種によって異なる。モルモットは弱く、ハムスターは強くて千倍多いダイオキシンを与えなければ死なない。このような種間差のために、人のダイオキシン――がん感受性はどの辺りだろうという疑問が起こる。ほとんどの研究者は、真ん中辺りにあるとしている。

ダイオキシンを研究している疫学者は、労働現場あるいは化学事故で被曝した人々に焦点を当ててきた。ダイオキシンと全がんの発生率との結びつきを示した論文が数報あるが、特定のがんとの結びつきは例外的に軟組織肉腫にあっただけで、他にはない。この肉腫は筋肉、脂肪、血管、あるいは繊維組織の中にできる腫瘍である。たとえば、米国内の一二のプラントで働いていて、ＴＣＤＤを浴びた五千人の労働者を対象とした研究では、全部のがんを合わせた死亡率が有意に上昇していた。

非常に興味をそそる研究がドイツから現れた。一九九〇年の研究では、一九五三年のドイツ化学工場の事故で高濃度のＴＣＤＤ汚染を受けた労働者の間のがん死亡率が高くなっていたことがわかった。別のコホート〔被曝集団〕研究では、ハンブルグのダイオキシン汚染化学工場で働いていた人のがん死亡率の高いことがわかった。他の職業の労働者と比べると、二〇年以上その化学工場で働いていた労働者は、がん死亡率が二倍高く、女性労働者では乳がん死亡率が上昇していた。同じように、一九九六年のコホート研究で、ＴＣＤＤを不純物として含んでいた除草剤の製造に関わっていた二、四〇〇人のドイツ人労働者の間に、がん死亡率の顕著な上昇が認められた。両方の研究でがんリスクの上昇と曝露量の増加とは平行していた。

今日までで最も大規模な研究の一つは今も続けられている。一九七六年の七月にイタリア、セベソの農薬製造工場で爆発が起き、ダイオキシンを含んだ化学物質の雲が大気中に放出された。数日以内に木の葉は落ち、鳥その他の動物が死んで子供たちの皮膚に発疹が出た。その時から疫学者のピエール・アルベルト・ベルタッツォイと同僚はセベソ周辺の二千人の家族の健康を診察してきた。

一九九三年までに、ベルタッツォイはＢ地区（二番目に高い汚染地区）の住民の中にがんが多くなっていることに気が付いた。一般の人々と比較して、Ｂ地区の人々は肝臓がんの割合が三倍高かった。白血病、多発性骨髄腫と、ある軟組織肉腫も上昇していた。ドイツの研究結果とは違って、Ｂ地区の女性の乳がん発生はむしろ低くなっていた。子宮がんも同様であった。A地区（最も高い汚染地区）の住民の多くが直後にそこから逃げ出したが、そのため健康調査もままならない。

地域内の対立、家族間の分裂

私は一九九四年の秋に、イリノイに帰る道すがらいろいろな焼却炉の集会に何度も参加した。学校の体育館だったことも、農家の台所だったこともある。カービーの提案を考慮中の地区は、フォレスト郡からベアードタウンまで、様々な段階にある。私には、全く同じ会話がどこでも繰り返されていることがわかる。それはあたかも誰かがこれらの町に同じ型のスタンプを押したかのようだ。ある所は今まさに始まったばかりの第一段階である（市民の指導者たちが提案の周りに注意深く集まり、元老院の二〜三人が「ギリシャの贈り物」の線に沿って考え、警戒を怠らないようにと忠告している）。ある所は、もう第二段階の終盤である（町では一つの家族でも分裂し、破滅の予言が両陣営から飛び交い、生涯の友情が敵意に変わっている）。全体のドラマは前もって運命づけられていたかのような感じを受けるが、私にはそれがどのように終わるのかを言い当てることはできない。

ハバナは最も長い物語になっており、その計画は一度ならずどろどろの膠着状態になった。たとえば、実行可能性調査は焼却炉の健康リスクのあらゆる面を明確にするだろうと思われたが、実は、逆に恐れと不信と侮蔑をいっそう深めた。独立の科学者が集められ、資金をカービーの会社が出したこの調査は（ハバナ市は予算措置ができなかった）一九九二年に発表された。調査団は、ダイオキシンの排出レベルは許容範囲内であろう、人や野生生物の健康に重大な影響はないと予測されるので、計画の承認が相当であると勧告した。

すぐに二つの反駁が出された。一つは市民からの要請で、もう一つは郡の農業局からの要請で出されたものだった。第一のものは独立の科学者と大学の先生たちにも承認されたもので、住民被曝の経路としての食物消費を低く押さえていること、風向きを間違えて計算していること、住民がすでにからだの中に持っているダイオキシンのバックグラウンド・レベルを無視していることを批判した。第二のものは調査が焼却炉の経済的利益を過大に見積もっていると主張した。

郡の農業局とイリノイ中部灌漑促進協会は反対を正式に発表した。全米ポップコーン買い取り組合は、この反対声明を信用して、もし焼却炉がポップコーンに悪い影響を与えるなら今まで長い間行ってきたメイソン郡からの買い取りを考え直すと発表した。

一九九二年の真夏ころには、「焼却やめろ」のプラカードがあちこちの住民の前庭の芝生に出現し、年中行事の七月四日パレードに焼却炉反対の風船を風になびかせたトラクターの一隊が参加するまでになった。「神はリサイクルをし、悪魔は焼却をする」というプラカードが最も注目され、また最も嫌がられた。というのは、言葉の宗教性からと、パレードのスポンサーが焼却炉推進派の商工会議所だったからである。

特定の主張とそれに反対する主張は地域ごとに独特のものであったが、それでさえも共通の要素があった。たとえば、偽善者論。焼却炉推進派に言わせると、焼却に反対する者は(1)自分たちのゴミ（リサイクルできないゴミ）が他地区に捨てられている場合と、(2)農薬の大量使用者の場合は、環境リスクに反対する権利がないという。ハバナの広報に載った編集者への手紙を紹介しよう。

私の言いたいことを載せて下さい。あなたは他地区からのゴミがそこで燃やされると言います。ではり私たちのゴミはどこへ行っているのでしょう？　焼却炉に反対する皆さんに申します。あなたが言う、大気中に出して、空気を汚すという毒物は、畑に撒布したり、土中にすき込んでいるすべての毒物、すなわち農薬と農民が使っているあらゆる化学物質よりも有害だというのですか？

焼却炉反対者も「偽善性」を叫んだ。推進派で、(1)自分自身の金で良し悪しの判断材料を集めない者、(2)隣の畑に起こる破滅に目をつぶる者は、地域社会の幸せだけを考えていると主張する権利はない、と言って対抗した。フォレスト郡の広報紙への投稿には、「私たちのキリスト教的美徳はどうなったのでしょう？　〝なんじの隣人をなんじ自身のように愛せ〟に何が起こったのでしょう？　フォレストの美しい、キリスト教社会を金の神になぜ売り渡すのでしょうか？」とあった。

また、信頼に関する論争もあった。炉の推進住民たちは、「村の委員会や市議会議員は地域の発展のための機会をつかむために自由選挙で選出されている」ことを強調した。したがって地域は彼らの仕事は彼らに任せ、信頼する必要があるという。反対派は別の面から信頼を論じた。彼らは、将来の世代が、「信頼の裏切りという失敗を犯しながら環境を守るという現世代のあり方」に依存するのだと指摘した。さらに、公務員というものはたとえ自由選挙で選ばれた人であっても、計画が遂行されれば個人的な幸せを持ってきてやるという開発者の誘惑にはまりやすい。全関係者が現にしていることを厳しく調査する必要がある。ある市民は、忙しい中を調査に走り、カービーが抱えている大気測定係員は喫煙者ばかりで、信頼に値する人はほとんどいないと報告した。

最後に、リスクについての疑問がある。計画推進派はリスクをチャンスととらえ、リスクを選ぶことを勇気とみなす傾向がある。彼らは、リスクを引き受けなければ地域社会は死んでしまうと主張し、「フォレスト郡は、より緩やかな死という、より満足できる選択の機会を拒絶するのか？　新しい問題が生じないなどという問題はどこにもない。死者は心配などしない」などと言っている。

反対する人々はリスクを向こう見ずとみなした。汚染管理に失敗した災難、セベソ型の工業爆発、積み過ぎで灰を落として走るトラック、吹き抜ける強い風、そして地域社会は永久にこの決定を後悔するだろう、と考える。たとえ、絶対に事故が起こらないとしても、今はほとんど害もなくリスクもないと言われている排ガスがいつの日か有毒であるとわかる日が来るかもしれないと主張する。ゴミの中に何があるか、本当のことは誰も知らない。煙突から出てくる物質について開発側はどうしてそんなに確信を持てるのだろう？

ダイオキシンの作用

ダイオキシンは、全く腹立たしい化学物質である。他の発がん性物質による損傷を受け易くするという性質を細胞に与えることによって、その魔性を働かせる。ダイオキシンが行うトリックの一つは、チトクロームＰ４５０と呼ばれる酵素グループを増産するように細胞に働きかけることである。Ｐ４５０は毒物を代謝する重要な機能を果たしている。しかしながら、時にはこの変換の第一段階が、侵入してきた無毒な化学物質を危険な物質に変えてしまうことがある。前にも述べたように、元の化学物質が代謝されて発がん性をもつ物質になるということは度々起こる。ダイオキシンはその分子の形のおかげで、Ｐ４５０では壊されない。そのため、極く微量でも長期間にわたってその強力な毒性を保ちつづける。

ダイオキシンのＰ４５０への作用は、ダイオキシンがなぜこれほど多種類のがんと関係しているのかの説明になるかもしれない。今述べたように、仮に、ダイオキシンがある一群の発がん性物質、すなわち消化器系がん、あるいはリンパ系がんを起こす物質群の働きを助長するとしよう。そうすると、その人が体内に持っている、あるいは曝露される物質の種類とレベル、ホルモン・レベル、年齢と人生は人によって異なるので、苦しみの中身も変わってくる可能性がある。たとえば、ダイオキシンの被曝グループでも、ある集団は肝臓がんが多くなり、別の集団はリンパ腫の形成が増すという結果が出ている。

また、ダイオキシンが第一段階としてどのようにＰ４５０産生を促進するかについても、ある程度確かなことが分かってきた。ダイオキシン分子が血液の流れに入り、血球細胞に滑り込むと、Ａｈレセプターと呼ばれる天然のタンパクに結合する。この結合体が次に細胞核に入るか、あるいは、細胞内の壁からは離れたＤＮＡを含む空間に入る。そこに入るとこの三重複合体は遺伝子の特定部位にくっついて、それを発現させる。こうして活性化された遺伝子は、特定のタンパク、すなわちＰ４５０の製造を指令する。

Ｐ４５０に書き込まれた遺伝子コードはダイオキシンだけを対象にしているのではないが、他の物質についてはよくわかっていない。そのコードは成長の制御、ある種のホルモンに対する制御と感受性に関与する遺伝子を含んでいるようだ。おもしろいことにダイオキシンは時々アンチ・エストロゲンとして働く。この点について、さらにからだ自身のエストロゲンに対しては細胞の関与を弱めている。このことがダイオキシンに曝された場合に時々乳がん発生率が下がるという奇妙な事実を説明するかもしれない。

七五種類のダイオキシンのうちの七種、一三五種類のフランのうちの一〇種、二〇九種類のＰＣＢのうちの一一種が、有能で小さなＡｈレセプターと結合する力がある（ＴＣＤＤが最も強く結合する）。工業化学物質が私たちの遺伝子に入ってこないなら、Ａｈレセプターはどんな働きをするのだろうか？　なぜそれは存在しているのか？　天然に存在するどんな物質がＡｈレセプターと結合するのだろうか？　じっさい誰にもわかっていないのであるが、一九九五年の一つの研究からある暗示が得られた。

この研究では、Ａｈレセプターを全く持たないマウスが開発された。このタンパクへの指令を出す遺伝子をノックアウトして作ったものだ。結果はどうだったか？　（細菌などの）感染に負ける、免疫が弱くなる、肝臓障害を与えると衰弱する、生まれてすぐに死ぬか、すぐに弱くなって実験を続けられなくなる、などが起こった。Ａｈレセプターが免疫と肝機能の発達に重要な役割を演じていることは明らかであった。おそらくこのタンパクは、まだ少ししかわかっていない解毒システムの一部を担っているだろう。

この実験が、他のよくわからなかったダイオキシンの性質に光を投げかけている。ダイオキシンは免疫を抑制し、様々ながんを促進することが知られている。時には免疫システムに起源を持つリンパ腫などのがんに関与している。また、甲状腺機能、血中グルコースのレベル、性の発達、テストステロンの生産に影響を与える。ラットでは、ＰＣＢと共同して肝臓機能に変化を与え、サルでは、子宮内の痛みを伴う障害、子宮内膜症と関係している。これらすべての影響がＡｈレセプターを介して起こっているのかどうか、それとも、別の道が関与しているのかはまだわかっていない。

カービーのゴミ・ビジネス

その秋、私はあちこち走り回ったが、決してカービーの方には行かなかった。彼はある町におり、私は別の町にいる。私たちはおそらくハイウェイのどこかですれ違っているにちがいない。人々の話によると彼はナイス・ガイだという。カービーの性格が陽気だということは誰でも一致して認めている。雑誌などの写真で見ると、真っ白な髪のかなり大柄な人で農民のようなゴワゴワした顔色をしており、派手な色の服装を好む傾向のようだ。

彼は事実農民だった。あるいは少なくとも農園で育ち、一度は農園主になったことがある。彼は養鶏に大成功し、『スプリングフィールド』紙が一ページ全面を彼の記事で埋めたことがあるほどだ。他の農場主は農場を実際に動かすけれども、それはカービーの子供たちの仕事で、彼らが卵を集荷して箱詰をしていた。このような細かい話は人を引きつける。カービーは朝鮮戦争に従軍した退役兵で父から大学へ行くように勧められた。ある時期、彼は小学校の校長もしていた。

彼はまた、私の母が車両ディーラーと呼ぶ職業もやっていた。州立学校の監視官の補助員になったのを契機に政治の世界に入った。彼は州の監察官に立候補したり(不成功)、合衆国上院の共和党の予備選挙にも立候補した(短期で、不成功)。カービーは知事に影響力を持つようになり、ロナルド・レーがんやエバレット・ダークソンを友人の中に加えた。一九七〇年代には、競馬場開発の特別コンサルタントになっていた。新聞は彼のことを「輝かしい」と書いた。ただし、彼の競馬場は建設されることはなかった。

明らかに、カービーは古いやり方でゴミ・ビジネスに入った。つまり、トラックと埋め立て地と輸送ステーションを買い、それらを売って利益を作った。後に、他のゴミ処理業者らを合併することに焦点を絞り、続いて焼却炉業者も合併していった。ここで、私は、彼が生活のために行ってきた一連の仕事をたどれなくなった。彼は政府への働きかけ、保険ブローカーとの交渉、認可の取得、ベンチャー資本の誘引、さもなくば、公債の売買と会社への投資などに関係している。彼の職歴についてミステリーを感じるのは私だけではない。『ピーキン・デイリー・タイムス』紙は彼にジョン・カービーとは何者なのかと聞き、彼は「私は自分がしたいと思っていることを非常によく知っている人間だと思う」と答えている。

彼はまた、「この世紀が終わるまでには間違いなく、イリノイ州に一日一、八〇〇トン処理の焼却炉が五つか六つ出現する」とも語っている。

焼却炉をやめさせる

両親の家の階段にモーラー家の農場を写した風景写真がかかっている。時代は一九五〇年あたりである。両親の家に来た人は、この写真に関係する母の研究論考を絶対に聞きたくないと思ったら、この写真に興味を示す視線を走らせてはならない。遠くからチラッと見るのもダメだ。この写真の説明にあたって母は持ち前の恭しい権威のある調子で、一つ一つの建物が何に使われていたか、ここに住んでいた三世代の人々にそれぞれ六人の子供がいたこと、猩紅熱が流行っていた間なぜロイと牛乳小屋で寝なければならなかったか（この家は隔離されていたこと、家族は牛乳を売らなければならなかったこと）を話すのだ。

しかし、もちろん、この写真に好奇心を示しても良い。一農場よりも村全体を写しているように見えるこの写真に興味を示すと、母は次の点を説明するのを義務のようにしている。第一は、家についてで、一九八〇年に建てられたこと、二階屋であること、ベッドルームが八つあったこと、子供たちは全員一階の一室で生まれたこと、道の向こうの北側には果樹園があることなどを話す。南側には、庭と鶏小屋と道具小屋、薫製小屋、トウモロコシ小屋、脱穀機置き場がある。庭では常に有機栽培が行われ、今でも続いている。道具小屋には、円盤鋤、鍬、鋤、肥料撒き機、植え付け機が入っている。トウモロコシ小屋には穂軸とストーブ用の石炭が入っている。脱穀機置き場にはカラス麦の実と茎を分ける大きな仕掛けを収納できるように高い戸口がついている。鶏小屋にはめんどりを飼う特別の部屋がある。

その他の動物は東側に囲われている。そちら側には納屋、車、牛乳小屋、倉庫、豚小屋、トウモロコシ庫がある。西側は別の果樹園になっていて、子を産ませるための特別牧場と防風用のキササゲの並木がある。モーラー家の六〇万平方メートルの敷地の向こうに、プレザント・リッジの町が広がっている。この町は、フォレスト郡の四マイル北、国道47号のちょうど西、郡道一二〇〇Nに沿った、リビングストン郡の最南端に位置している。

私でさえもプレザント・リッジの町名であるリッジ、すなわち起伏があることを認めるのに時間がかかった。本当にあくまでも平坦なのだ。広々とした地面は水平から水平に黒い航海をするように横たわっている。一九九四年一〇月のこと、私は二日後にボストンに飛行機で帰ろうと思っていた。しかし、たった今、私はプレザント・リッジの農民グループとの夜の会議からピーキンに帰宅する車の中にいる。おなかはパイでいっぱいだ。パイを食べないでイリノイの農民たちとの集会を辞することはできない。

ここでは私は「カス姉さんちの娘」として知られている(母の名はカスリーンだ)。だから、私がここで二時間余りフラン、Ａｈレセプター、バーミリオン川の流れのパターン、またマサチューセッツ州のある焼却炉についての個別問題などをめぐって母の高校時代の友人だった人々と活発な議論をしたことは特別な意味をもつ。「健康的な社会を求める市民」という名のこのグループは、明日焼却炉を批判するティーチインを開く。彼らはこのティーチインによって、カービーの地区協力者たち、フォレスト郡開発同盟が先月行ったバラ色の焼却炉像と釣り合いをとらせたいとしている。このすべてが一一月の住民投票に反映されると期待されている。

ハバナの反対グループは前の選挙の際に、同様の住民投票で成功した。ハバナの過半数が焼却炉に反対の投票をしたが、市議会はそのまま推進して、計画を承認してしまった。私には今度の投票がもっと幸せな結果に終わるという確信は全然ないけれども、同じ提案に対して闘っている誰かが、代表者会議で次のように言っていた。

「もしこの焼却炉ができたら、もし私がそれを止めるために手を挙げなかったら、私はきっと自分自身を生かしておけない」

この発言は、今夜集まった人たちみんなの心情を表わしているようだった。

もう夜遅かった。私はちょうど、交差点にいる。国道47号と24号のジャンクションである。その時ラジオは交響曲の第一楽章を演奏し始めた。モダンなオーケストラであるが、大合唱のような感じがした。これは何だろう？　そして私はどこかでこの曲を聴かなければと思いついて、Ｕターンをし北に向かった。

五キロほど走ってから車を止め、停車灯をつけてからボリュームを上げた。窓を開けて車から降り、三二万平方メートルの四角な土地に向かって歩いた。政策に取り上げられ、拡張され、論争の的にされ、またさげすまれているこの四角い土地は、焼却炉建設予定地だ。音楽が私の後からついてくる。

今夜、初めのうち私はこの土地で働いている農民と話をした。排水がダメなんだと彼は言った。それから他の問題、私がもう忘れていたことなどについても話してくれた。彼は今、そのことに文句を言ってこなかったことを後悔している。「僕はただ、この土地を永久に耕作地にしておきたいだけだ」という。

音楽は続いている。それは悲しいけれども何か栄誉も感じさせる（何ヶ月か後で、この曲はボーハン・ウイリアムの「トマス・タリスによる主題に基づくファンタジア」であったことを知る）。私は耳から音楽が逃げない範囲でできるだけ遠くまで歩き、そこで倒されたトウモロコシの茎に気をつけながら横になった。私は先日来の出来事、研究、戦略決定、将来を予想する試み、等々すべてがどんなに私を疲れさせたかということに初めて気がついた。

音楽の素晴らしさが、他のことにも気づかせてくれた。焼却炉についての事実がどうあろうとも、真実は、炉は実に嫌なものだということに尽きる。そして、ダイオキシンは何ピコグラムかという議論そのものがこの畑や、耕している人々のからだや、豚、七面鳥、野菜の汚染を許しているのだ。そしてまた、一日に何千リットルの水が必要かと議論することが、ゴミ焼却のためにこの地から水を汲み上げさせるのだ。相変わらず、焼却すれば出る毒物、埋めれば分解しない毒物を製造しているというのが真実だ。そして、初めはリサイクルだったものを強欲な焼却炉業者が覆したというのが真実だ。

米国ではいつも一七〇から一九〇基の焼却炉が稼働している。全国のゴミの一七％がこれで処理されている。考慮に値するリサイクル計画があれば焼却をはじきとばすのは簡単だろう。ピーキン郡の住民が焼却炉列車を町の外に追い出した時に言ったことをもう一度考えてみる。「焼却は埋め立てのジレンマに対する答えではない」。解決策ではないとはどういうことなのか知ることが、問題の根本における最初の最も大切な一歩である。

おそらく、焼却炉からの排出は同じ畑に撒布される農業用化学物質よりも悪くはないだろう。しかし、二つの嫌なことは互いにうち消し合うことはない。この土地は、一方をバーミリオン川の北の支流で遮られ、他方を南の支流で遮られている。焼却炉は風がどちらに吹いても水域を汚すだろう。バーミリオン川の魚はすでにクロルデン、ＤＤＴ、ディルドリン、ヘプタクロール、アルドリンで汚染されている。その上、支流の一つは、カワ・レッドホースという絶滅に瀕している魚の棲み家を守るべく管理されている。

音楽が人の声のように高くなってはまた低くなる。私は、形はともかくその辺りのどこかにカワ・レッドホースがいることをイメージしようとした。私が地球上のここで今休んでいるように、川の水の中で静かに休んでいるだろう。さっと雲が流れてきて星を覆い隠し、そして流れ去った。一つの楽器から別の楽器にメロディーが移り、次に重なり合う。

今晩一緒にパイを食べた男たちの何人かは疑いなくバーミリオン川の魚の汚染に責任があるが、より大きな意味では私たち全員に責任がある。今私たちは、後になって被害が出てそのことを議論するよりも、問題を事前に防止するために共に働く機会を持った。これはスタートである。

私は自分の考えを畑に向かって送った。その畑は北に一・六キロのところにある。それは以前より大幅に圧縮された。珍しい羊か何かを除いて動物が全部いなくなった。そして、納屋と倉庫と物置とコーン穂軸だけの世界になっている。しかし、畑は今でもそこにあり、人々の家もそこにあり、二〜三の銀色の穀物箱にはさまれて、私のおばアンの有機農園もそこにある。音楽が終わっても、私はここから歩いて出る光を見つけることができるだろう。

一九九四年一一月、フォレストの住民投票結果は反対四六六、賛成四〇六であった。フォレスト郡開発同盟のメンバーの中には投票の結果に従うと言う者もいたが、カービーは異議を唱えた。「我々は、その反対投票の中身が柔軟なものならひき続き計画に関与してもよい。我々は、下水道の拡大を望んでいるので、どこでもかしこでも戦いをしなければならないのは困る。」

翌年の九月、イリノイ州スプリングフィールドの控訴審は、ハバナにおける焼却炉立地認可に不正があったことを認め、イリノイ州汚染管理委員会の決定を全員一致で支持した。判決はカービー側の会社が払ったマサチューセッツのツアーと、会社が公聴会公務員に対して行った不適切な影響力行使の両方を裁定で認めた。

一九九六年一月十一日にイリノイ州議会総会は「(電力)小売料金法」を廃止した。知事は、「ほとんどの地域社会がこの焼却炉を望んでいない。そこで、今や住民の税金をこの方面の補助金に使いたいと願い出ることは止めるべきである」と言った。

一九九六年一月二五日にジョン・カービーは、悪性中皮腫(肺がんの一種)により、スプリングフィールドのホスピスで死んだ。

第十一章　からだ

からだの年輪

森の木々の大きさや年齢は驚くほど幅広い。深い日影の下で芽を出した苗木は、燦々と日光が降り注いでいるすぐ近くの場所で芽を出した木に追い越されてしまうことが多い。通りかかった鹿に若芽がつまみ食いされた苗木は、周囲の木に比べて大きくなれない。それやこれやの出来事があって、森の中の古い木々が若い木々の樹冠の下で歳を重ねていくこともある。

だから、野外生態学者は、森の歴史を再構築するのに年輪分析に頼る。私は

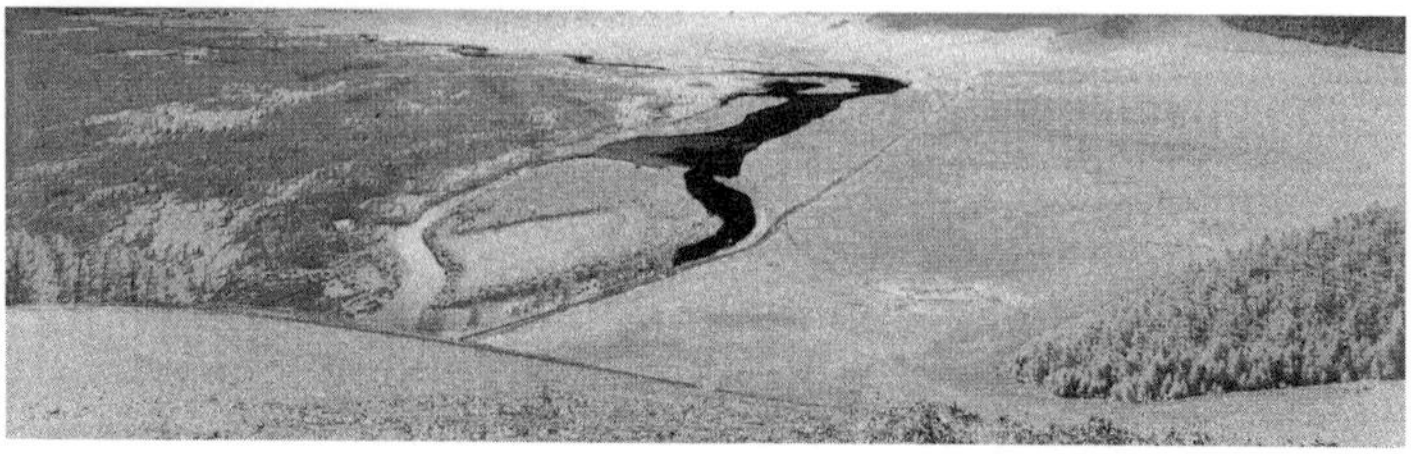

ある時この仕事に携わってミネソタで夏を過ごした。手動穿孔機の先端を胸の高さで樹皮に押しつけるところからその作業は始まる。全体重を木に掛け、鋼鉄の糸が樹皮の下の肉に食い込んで、木の中心にまっすぐ到達するまで、ゆっくりとハンドルを回す。削りとられた冷たく湿った木の棒は、つぎに、いちばん細いへらのようなもので引っ張り出されて封筒に封緘される。そして、同じようにして収集された他の木の芯とともに研究室にもって行かれ解読される。この芯のまわりの色の帯は、それぞれが成長した季節を象徴している。経験ある年代学者は（私ではない）、これらの小さな円の微妙なパターンから、年代だけではなく、光のレベルが変化した期間や、昆虫の疫病、日照り、洪水、火災などを識別することができる。個々の木々の幹には生態学的な森全体の年代記が記されている。

この点においては人間もそれほど違わない。私たちの体もまたこの種の生きた絵巻物である。そこに記されているのは私たちの環境毒物への曝露の記録であり、それらは細胞と染色体の糸に書き込まれている。木の年輪のように我々の体の組織は歴史的記録であり、そのコードの解読の仕方を知っている人はそれを読むことができる。

体内負荷量

ボディ・バードン、すなわち、体内負荷量が、食物、空気、水、職場、家などあらゆる起源の、呼吸、消化、皮膚など全ての摂取経路を含む化学物質の曝露の総量を表している。脂肪に溶ける難分解性の化学物質の場合は蓄積性なので、体内負荷量が曝露の目安となる。例えば一七七の異なった有機塩素化合物が、平均的アメリカ人の中年男性の体に検出される。これらの曝露は幼児期におこったものも、青年期や大人なってからおこったものもある。すぐ代謝され排泄される化学物質の場合は、体内負荷量は年代記というよりは報道発表のようなものだ。それは、ある時点で、特定の汚染物質への曝露が急に始まり、そして今も続いていることを示す。

体内負荷量に関する問題点には、それぞれの人の体液や細胞内のサンプリングが必要なことである。この仕事は死体解剖中に行われるが、生きている人間の場合には、人から出てくるものを測定して全曝露情報とする。血液、子宮、母乳、吐く息、脂肪、精液、髪の毛、涙、汗、指の爪、鼻水などがこの目的のために使われる。

異なった組織は異なった汚染物質の測定に適している。例えば、へその緒の臍帯血からは、胎盤を通して成長途上の胎児の体に入る物質を特定できる。それら汚染物質の存在は小児がんの原因に手がかりを与える。現在までに、臍帯血にはＰＣＢ、農薬が含まれていることがわかっている。一方、尿は有機リン系殺虫剤、カーバメイト系殺虫剤などの水溶性汚染物質を調べるのによい媒体である。尿をサンプリングした研究者たちは、アメリカ人の大多数の体内に殺虫剤クロルピリホスが検出レベルを越えて存在することを明らかにした。これはペット用ノミ退治の首輪、芝生や庭の殺虫剤、室内噴霧器、ゴキブリやアリやスズメバチ退治用の薬に使われている一般的な物質である。

血液中のＰＣＢレベルは、脂肪の含有量が求まれば体内負荷量とおおよそ関連することが示されてきた。したがって、簡単な血液採取から一生のＰＣＢ曝露量を概算する事ができる（血液は一定の率の脂肪を含んでいる）。それにもかかわらずこみいった問題がここでも持ち上がってくる。それぞれの体の器官は二〇九種のＰＣＢ異性体を別々の割合で隠匿している。もしＰＣＢ分子がすべて同じ性質を持っているならば、各器官への分配過程はあまり問題にはならない。だがＰＣＢファミリーはその持続性、毒性能力、発がん性の強さがそれぞれ異なる。さらにＰＣＢ類は、代謝された分解物は人の組織への分布の仕方が様々である。例えば、肝臓と乳房と副腎よりも肺と腎臓と子宮に、より毒性の高い種類が蓄積されたなら、血清中の全ＰＣＢの蓄積を単純に測定しただけでは全容を語ったことにはならないだろう。

脂溶性の化学物質を吸い取る役目をしている体の脂肪は、難分解性の環境汚染物質の曝露に対して敏感な指標であると考えられている。日本で一九二八年から一九八五年までに死んだ男性の体から集められた保存脂肪中の工業汚染物質を研究者たちが調べた。ＤＤＴ、ＰＣＢ、クロルデンの最高濃度は、それぞれの物質の輸入、使用、生産高が最高になった時期に集められたサンプルから検出された。一九九六年にメキシコで行われた研究では、生きている人間の組織のＤＤＴレベルは研究者が予想した通り地理的空間によって異なっていた。すなわち腹部と乳房の脂肪に残っていたＤＤＴレベルは、マラリア撲滅のためにこれが使われた熱帯地域で最も高かった。

母乳そのものが様々な化学物質のいわば事典のようなものである。約三パーセントの乳脂肪は高濃度の脂溶性汚染物質を含んでいる。これらの汚染物質は、乳房を含む全身の脂肪貯蔵庫から血液によって乳腺まで運ばれたのである。一九五一年以来のアメリカにおける母乳研究は、母乳が一連の難分解性物質によって汚染されていることを明らかにしてきた。母乳中の殺虫剤蓄積は一九六二年にレイチェル・カーソンによって特に注目された。その約十年後に、アメリカで採取された母乳の九九パーセントがＰＣＢ類を含んでいると報告された。このときの母乳サンプルの四つに一つは、規制値レベルの二・五ｐｐｍを超えるＰ

ＣＢを含んでいた。ＰＣＢがそのレベルを超えると、棚から人工乳を引っ張り出して飲ませなければならない。別の言い方をすれば、一九七六年にはアメリカ人の母乳の約二五パーセントは汚染されすぎていて、ビン詰めにして売ることはできなかった。

この母親たちと彼女らが育てた子供（もう大人になっているか、何人かは子供がいるかもしれない）が負わされるがんのリスクはまだ何も解明されてない。母乳中の発がん物質と乳がんとの関連性、あるいは子供たちのがんとの関連性はまだ組織的には究明されていない。

ノースカロライナの八〇〇人を越す子育て中の女性を研究したところ、この設問が私たちにとって緊急を要することを示す三つのことが明らかになった。研究者たちは、母乳中の有機塩素化合物の濃度は、母親の年齢とともに増加し、釣ってきた魚を食べた量に比例し、授乳と子供の数とともに劇的に減少していることを明らかにした。第一の傾向は、私たちの体は脂溶性汚染物質を排泄するよりも早いスピードで蓄積していることを示し、第二の傾向は現在もなお湖や川の汚染が進行していることを示している。

第三の事実は最も不吉である。有機塩素化合物は簡単に私たちの組織からなくならない。母乳育児の中で母親の体内蓄積が急減少することは、蓄積された毒物が母から子へと移行していることを象徴している。つまり授乳というとても親密な行為を通して公共の毒物の負荷、つまり殺虫剤、電気絶縁流動体、工業溶剤、ゴミ焼却炉からの排出物などが、ある世代から次の世代のちっちゃな体へと移行することを意味する。

幸い、母乳中の最も致命的な毒物のいくつかは、同じレベルを維持しているか減少している。ドイツでは母乳を長期間にわたって観察した結果、一九九〇年代の初めにダイオキシン、フラン、有機塩素、農薬、ＰＣＢなどがわずかに低下したことが明らかになった。同様に、スウェーデンのストックホルムの母乳センターに保存されていた母乳の混合サンプルは、ＰＣＢとＤＤＴ代謝物が一九七二年から一九九二年にかけて減少してきたことを示している。これらの傾向は、その化学物質の既知の発生源を絶つ努力によって、最後には化学物質の体内負荷を減らす効果が出はじめたことを示している。

がんは細胞分裂の暴走

人間の体は、破壊と同時に復元が間断なく続く建設現場のようなものである。様々な組織がこの仕事を違った速度でこなしている。胃の粘膜が数日ごとに完全に入れ替わるのに対して、骨髄の中身の完全な入れ替えには何年もかかる。すべての組織は細胞分裂の秩序正しい過程、すなわち、細胞が半分に割れて二つになる有糸分裂を通して入れ替わる。傷ついたり古くなった細胞は、アポトーシスとして知られるプログラム化された細胞死を迎える。これらすべての過程は細胞生物学者が最近やっと理解し始めた、緻密な信号伝達システムを通して調整されている。

ある程度の監督調整は細胞自身のＤＮＡから出される。細胞核から、分裂を開始または停止させるように指示する定期的なメッセージが出されている。私たちは、近くの細胞から発信される化学シグナルが細胞分裂のペースを変えることも知っている。また、時には遠く離れた中枢機構から進めの指令が届くこともわかっている。この指令はホルモンの形をとることが多い。女性の卵巣から出たエストロゲンが乳腺細胞に分裂開始を指令する場合がそれである。

しかしながら、この制御や有糸分裂の実際の御手並みや、その正確で精緻な進行についての知識はまだ乏しい。有糸細胞分裂は円の中の円、つまりＤＮＡが宿っている細胞核の中で始まる。

最初の段階ではＤＮＡつまり染色体のより糸の一本ずつが二倍になる。ＤＮＡの複製によって、二つの娘細胞に完全なセットを受け渡すことができる。この仕事では一群の酵素が働いて、それぞれ元の染色体の完璧な複製をつくる。（染色体は長さ方向に半分に割れ、自己複製の原形として使われる。）隣同士に並んだ二本の糸は、つぎにがっちり鍵がかけられたように結びつき、ひょろ長いＨか時につぶれたＶの文字に似てくる。

人間は四六個の染色体をもっている。この各々は螺旋形のＤＮＡのはしごで構成されており、そこには何千という遺伝子がのっている。ひとたびこれら四六個の遺伝子の詰まった染色体が複製されると、ダンスがはじまる。核膜が分離する。染色体の二本鎖が細胞の中心に移行し縦に並ぶ。紡錘繊維と呼ばれる繊細な糸が細胞の反対の極から水平に伸びてきて二本鎖のそれぞれにくっつく。その繊維は収縮する。同時に双子になった染色体は別々に分かれ、それらの真ん中の接続部分でＨとＶの左半分、右半分が分かれ、水分の多い原形質の中を対極に引っ張られる。ちょうど細胞が半分にちぎれ始めると、染色体の新しいグループのまわりで膜のカーテンが閉じる。そして染色体グループは再び核の中に引きこまれる。そして、新しい細胞分裂周期がきて再びそれらが解き放たれるまで、核の中に留まってタンパクの合成を指令する。

がんは細胞分裂の暴走である。がん細胞は注意深く整然と再生するのではなく、その活動を抑制するように設計されている無数の指示を無視して、複製と分裂を続ける。がん細胞は振り付け師の言葉に耳をかさないダンサーだ。建築の設計図や区画割りの指示を露骨に無視する建築家だ。彼らは挑発的で不服従で、がん生物学者の見解によれば、ほとんど意図的ともいえる方法で細胞生物化学をめちゃくちゃにする。

猛烈な勢いで絶え間なく成長する性質の他に、がん細胞はあと二つの特徴をもっている。侵入性と原始性である。他の組織に侵入できる能力はがん独特のもので、こぶのような奇形やできものとは違う。侵入する力は、局所レベルでも遠隔地でも働く。がん細胞は組織の性質というものも無視し、最初の腫瘍からこぼれ出て体中にその種をまき散らす。健康な組織を破壊し不可欠の通路をふさいでしまう。この両方の性質ががんをいのちを脅かす存在にしている。

「原始的な」という用語で生物学者は、発達初期の粗雑で未形成な段階に逆もどりしたようにみえるがん組織を意味している。それらは元々の、分化を果たした構造とはもう似ても似つかない。典型的な例として、悪性腫瘍となった硬い乳房のしこりは、細い乳腺管の内壁を覆っていた、なめらかで平らな細胞の直接の末裔である。しかし、顕微鏡で見れば腫瘍細胞のかたまりは、もはや豊かな乳房の上皮細胞とは全く似ても似つかない。一般的に言って、組織が元の正常な細胞に似ていない程がんは毒性が強い。逃げ足のように早い成長と拡張する性向とともに、未熟な、識別がつかない状態に任せてしまうこの傾向は、遺伝子損傷が延々と蓄積されてきた結果である。

次に、がん細胞は作られる。生まれるのではない。がんは染色体DNAに加えられる一連の変化を通して発生する。これらDNAの変異のいくつかは遺伝することがあるが、圧倒的大部分は、受精時には全く健康だった遺伝子が人生の途中で傷つけられて起こる。この過程は様々な経路で起こる。DNA複製の日常的な誤りがそのひとつ。発がん物質による妨害が別のひとつ。約一〇万個の異なった遺伝子がヒトの染色体にのっている。がんの成長に寄与するためには、少なくとも発がん物質と遺伝子の遭遇のいくつかが細胞分裂を支配する過程に関与しなければならない。

これらの成長制御遺伝子は二つの基本的に異なった形であらわれる。最初のグループは腫瘍遺伝子と呼ばれる。正常な状態では、ＤＮＡのこの部分は細胞分裂を促すメッセージを伝達する。しかし、変異がおこると腫瘍遺伝子が過剰に活性となり、その成長速度を加速させる。これとは全く正反対の原理で働いているのが腫瘍抑制遺伝子である。普通は細胞分裂速度を減速させる。ＤＮＡの損傷がおきている兆しが見られる時のような状況下では、この遺伝子は細胞分裂を一斉に止めて、がんのように成長する可能性のある遺伝子部位の芽をつみとる。腫瘍抑制遺伝子がないか不活性であると腫瘍の発生に繋がる。変異腫瘍遺伝子が離れないアクセルのペダルだとすれば、傷ついた腫瘍抑制遺伝子は壊れたブレーキだ。どちらかの故障が細胞分裂の暴走に繋がる。

様々ながんはそれぞれ異なった変異とむすびついている。たとえば大部分の結腸腫瘍の細胞は、異常に活発な腫瘍遺伝子と機能しない腫瘍抑制遺伝子の両方をもっていることが明らかにされている。一七番染色体上にある一つの腫瘍抑制遺伝子は、肺、乳房、結腸、食道、膀胱、胃、脳、骨などにできる悪性腫瘍グループを操作している。じっさい、ｐ５３と命名されているこの遺伝子の変異は、人のがんの約半分に関与している。弾丸の傷をみればどんな種類の銃が使われたか分かるように、ｐ５３の変異の特殊な性質からその損傷に関与した発がん性因子の型が分かる。喫煙はある種の病変をおこし、紫外線の放射は別の病変を起こす。塩化ビニルへの曝露は第三の病変を起こす。この遺伝子の変異スペクトルは非常に幅広いので、変異の場所をみただけでウラン坑夫の肺がんと喫煙者の肺がんを区別することもできる。乳がんもｐ５３の変異を頻繁に起こすが、そのスペクトルは肺がんのものに似ておりその部位が異なっている。

様々な障害が腫瘍抑制遺伝子の通り道に襲いかかる。ベンゾピレンは染色体の特定の部分にくっつき、ＤＮＡアダクト（付加化合物）を作る。チューインガムのかけらが髪の毛にへばりつくように、このアダクトはＤＮＡ複製サイクルの次の段階で誤りを起こす原因になる。その他の発がん性物質は紡錘繊維の機能を乱し染色体の取り出しを不正確にする。こうしたことが原因で娘細胞は、変異した腫瘍細胞または傷ついた腫瘍抑制遺伝子を受け取ってしまう。別の変異はこのプロセスを推し進める。たとえばＤＮＡ修復遺伝子は、細胞分裂の普通の過程で偶然傷ついた、あるいは変異原性因子によって破壊された染色体をもとに戻すように機能する。したがって、修復遺伝子の変更はあらゆる種類の遺伝子病変の蓄積につながるので、油断できない出来事である。幸い発がん過程は長く複雑であり、ときには発現するまでに何十年もかかることがよくあるので、その間のどこかで、多くの地点で取り押さえることが可能である。

がん生物学の用語を使うと、がん細胞の形成は三つの段階を踏む。イニシエーション〔始動〕プロモーション〔促進〕、プログレッション〔加速〕である。本格的な悪性腫瘍となるためには、がん細胞はこの三段階をすべて通過しなければならない。

最初の通過儀式であるイニシエーションは、細胞のＤＮＡ繊維の小さな構造変化で特徴づけられる。自然発生した、あるいは発がん性物質に遭遇して生じたこれらの変更は、小さなつづみの音のように、速く、永久的で、かつ微妙である。ここに小さな穴がある。そこに目立たない反転が起きる。その影響を受けた細胞は、人の目には、傷のない別の細胞と形もみかけも区別できない。しかしながら、イニシエーションを受けた細胞の多くはアポトーシスで振り落とされて早々と消滅する。次に何か細胞死を妨害する要因があると、傷ついた細胞を腫瘍形成に導き、がんに寄与させる。

免疫システムも初期のがん細胞の選択的な破壊に一役買っている。おそらく、異常と識別される生化学的特徴を示すことによって働いているのであろう。どの特定の段階で免疫細胞が反応し始めるかは完全には明らかになっていない。ダイオキシンを含むある種の環境汚染物質は人間の免疫を抑制することと、この免疫抑制が何種類かのがんの発生と関係していることが知られている。もっとも有名なのが白血病とリンパ腫である。旧ソヴィエト連邦の研究では、特定の農薬への曝露と免疫システムのT細胞の減少との間に明確な関連があることが示された。がん細胞がイニシエーションの段階で取り押さえられなかった場合には、次のプロモーションの段階に進む。この段階に行くには更にがん細胞を刺激する物質に曝露される必要がある。イニシエーションとは違ってプロモーションは長い時間かけて進み、新たな変異は起こらない。一般的にがんのプロモーターは細胞の物理的構造をかえることによってではなく、化学信号の表現を変えることによって分裂を促す。普段は静止している遺伝子が活性化されることがある。たとえば、エストロゲンが時としてがんのプロモーターとして働くことがある。動物実験で示されている通り多くの有機塩素化合物もそうである。その物質が体から取り除かれれば、この効果が薄れるというのはよいニュースだ。

実にしばしばがんのプロモーターは、シグナル・トランスダクションとして知られる複雑にこみいった伝達経路を攪乱する。このシステムは、細胞の周辺と核の中心との間を行き来してメッセージを伝えるタンパク群から構成されている。このメカニズムが赤裸々に語るところによれば、シグナル・トランスダクション・タンパクは細胞分裂のタイミングと相互調整に大切な役割を果たしている。プロモーターは遺伝子のタンパク合成コードを永久に傷つけることなく、シグナル分子の生産とその行動に影響を及ぼしている。その結果が異常な細胞群の拡大である。

プログレッションの段階はプロモーションとは違いイニシエーションのように、物理的損傷をＤＮＡ分子に与えるような曝露に関係している。変異が大量におきる。染色体は修復されず不安定さが増す。皮肉なことに、この段階で働く物質はがん細胞にがんの最も恐ろしい性質を授ける。拡大し侵略する能力、ホルモン感作性の増幅、成長しつつある腫瘍に向かって血液を引きつけるこつである。ヒ素、アスベスト、ベンゼンはある状況下ではがんのプログレッサーとして機能していると信じている研究者がいる。

がんに寄与する物質（因子）が必ずきちんとイニシエーター、プロモーター、プログレッサーというカテゴリーに当てはまるわけではない。放射能のようにそれ自身で三つの役割をする完璧な発がん因子もある。ダイオキシンのようなものは低用量ではプロモーターの働きをするが、高レベルでは完璧な発がん物質として働き、また、自然細胞死を妨害することがある。また他の物質でも低い用量でイニシエーションをおこし、体内蓄積が増していくにつれてプロモーター、プログレッサーとして作用するものがある。

生物学的にこのように変化する可能性は、多くの社会的意味合いを含んでいる。第一は、発がん物質の安全用量が何故存在しないのかということの説明となる。また、何故同じような曝露が異なった人々に異なったレベルの危険をもたらすのかも説明する。飲料水中のがんのプロモーターとなる農薬の存在は、たとえば子供時代や職業からの曝露によって以前に乳房や前立腺、結腸、膀胱の細胞などががんのイニシエーションを受けていれば、決定的な障害をもたらす。または、がんに罹りやすい変異遺伝子を持って生まれたまれな人々にとっても決定的な障害となる。プロモーターを効率的に解毒し排泄することができる代謝遺伝子のセットをたまたま持っている幸運な人たちのように、生来の遺伝子の性質が傷つけられていない人は、プロモーターの影響を上手に撃退しはねつけることができる。

この社会的意味合いは、もっと広がってくる。それは、私たちが何十種類もの発がん性物質（分かっているものと疑われているものを含めて）に毎日曝されていること、それらは単独で、協調して、あるいはがんが進行しているところでは蓄積的に、作用していることを考えれば明らかになる。たとえばラットでは、ＤＤＴは２―アセトアミドフェナントレンと呼ばれる物質によって起こされた腫瘍を加速させるように働く。この場合は、どちらか一つがなければ、検知できるレベルまで腫瘍を進展させることはできない。ベテランのがん生物学者ロス・ヒューム・ホールの言葉を借りれば、「余りにもしばしば、がん研究は最終段階を探すことに焦点を当ててきた。いまや、すべての段階に目を向ける時にきている。」

ＤＮＡアダクト

それは、足跡、指紋、文字盤、花の柱頭にたとえられてきた。また、分子疫学の冠の宝石とも呼ばれ、身体を解読する暗号解読器械とも言われてきた。それは生物指標である。その最も簡潔な定義は、人の遺伝子と環境発がん性物質の相互関係によって生じた肉体的障害の指標である。生物指標は、過去の化学物質の曝露と未来のがんの予測との両方のシグナルとして役立つ。

ＤＮＡにくっついて変異させる化学物質により作られたアダクトもまた指標のひとつである。六章で議論したように、セントローレンス川の汚れた入り江にすむベルーガ鯨の組織は高濃度のベンゾピレン・アダクトを含んでいる。同様に、研究者たちは動物実験から、がんの原因として知られている化学物質への曝露量とＤＮＡアダクトの特定細胞への蓄積との間に矛盾のない密接な関連を見出してきている。人間については、アダクト・レベルとがんリスクの関連は決定的には明らかにされてない。しかし説得力のある証拠が、今日地球上で最も汚染された地域から出始めている。それはポーランドのシレジア地方である。

ポーランドの南の境界には精錬所、鉄工所、鋳造所、ガラス工場、石炭鉱山、コークス炉（石炭を製鉄用のコークスにする大きな炉）が密集している。ここではがん死亡率が驚くほど高く、分子疫学者であるコロンビア大学のフェデリカ・ペレーラを説得してシレジア人のＤＮＡを綿密に検査してもらった。彼女の先駆的な研究は、一方で毒物への曝露とアダクト形成に一貫した関連があることを明らかにし、他方ではアダクト形成とがんのリスクの関係も明らかにした。

ペレーラと共同研究者たちは大部分は石炭とコークスの燃焼に伴う副産物として、シレジア地方に大量に放出されているベンゾピレンのような多核芳香族炭化水素に焦点をあてた。また、多核芳香族は呼吸から取り込まれるだけでなく皮膚に付着して吸収され、食物も汚染するので、単純に大気濃度を測定しても個々人の曝露量の信頼できる指標にはならない。その上、このような発がん性汚染物質は、人によって代謝や解毒作用に影響する遺伝子因子などが違うので、人によって異なった影響を与える。

その証拠は細胞のプリンの中にあった。ペレーラはシレジア地方のコークス労働者のＤＮＡとシレジア市の住民のＤＮＡに、多核芳香族炭化水素アダクトが同程度あることを見つけた。このレベルは田舎の人の二〜三倍高い。またペレーラは季節的影響の大きいことを見つけた。冬場にアダクトの数は増加していたが、これは家の暖房用に石炭を燃やしたことが、産業からの大気中炭化水素による負荷に追加されたためである。さらに、アダクトのレベルは、肺がんへ橋渡しをする染色体突然変異の数と相関している。肺がんの患者は患者ではない人に比べＤＮＡに多核芳香族炭化水素のアダクトを高い割合で持っているという研究結果と合わせて、ペレーラの知見は深刻な大気汚染が本当に肺がんを起こすということを強く示唆している。

ペレーラが観察したように、ＤＮＡアダクトは環境汚染物質とがんに関する遺伝子傷害との結びつきを分子レベルで示した。だがそれが唯一の生物指標ではない。ある種のタンパクの変化もまた、悪者がうごめいている兆候である。たとえば、遺伝子コードを並べ替えた結果として、発がん性の塩化ビニルが欠陥のある信号伝達タンパクの生産をスタートさせる。このタンパクが血清中にあることは、塩化ビニルに曝露された確かな指標である。ＤＮＡ修復酵素の変容は、外来性物質を代謝しようとして酵素のレベルを上げるように、別の型の誤りが起きていることを示す。ここで最初の例はチトクロームＰ４５０酵素であり、十章で述べたように、そのレベルはダイオキシン様分子の存在に反応して急上昇する。

突然変異それ自体についても語らなければならない。たとえば、異常に高レベルで染色体破壊や遺伝子の再配列が起こっていることが、ミネソタ州の消毒および農薬散布従事者に見つかっている。これらの変異のあるものは、染色体一四と一八の部位に影響することは確かで、その変異が非ホジキンリンパ腫の患者に最も一般的に見られるので、研究者たちは特に興味をもっている。

はっきりした変異パターンはフリーラジカルに曝露された証拠である。フリーラジカルは、化学物質グループとして分類できるものではなく、最外殻の軌道にたったひとつしか電子がない原子または分子のことである。電子は二つずつ対になりたがる。一つが欠けるとその分子または原子は反応しやすくなって、すばやく近くの分子に電子を渡したり、吸収したりする。もしも相手の分子が染色体ならば結果として突然変異がおこる。

食物とホルモン分子を分解する正常な過程の一環として、私たちの体は絶え間なくフリーラジカルを作っている（そして、私たちの体がＤＮＡ変異を保有することに寄与しているのは間違いない）。

幸い、私たちの体は電子の無秩序なやりとりから染色体を守るいくつもの方法を備えている。生まれたフリーラジカルをすぐに掃除する栄養ビタミンを使うのもその一つである。分子疫学者ドナルド・マリンスの研究によれば、ある種の環境汚染物質は体がそれを解毒したり代謝したりする時にフリーラジカルを発生させる。マリンと同僚は現在、人の乳房組織にある特定のフリーラジカル損傷が乳がんリスクを予測する方法として使えるかどうかを見極めようとしている。乳房組織は外的な毒物がないときでも、フリーラジカルの損傷に特別に感受性が高いかもしれない。エストロゲンを代謝する過程は、それ自身がフリーラジカル発生を伴う過程である。このフリーラジカル負荷を追加する外来性化学物質、あるいは、日常的なフリーラジカル損傷という破壊を阻止するようにデザインされたＤＮＡ修復システムを駄目にする外来性化学物質は、乳がんのリスクを増幅する可能性がある。言葉を変えれば、フリーラジカル発生は正常なものであるけれども、私たちの体に化学的エネルギーを注入するので不幸な結果を招く。これは動物および人の組織での研究による準備段階的な証拠であるが、ある種の毒物に長期的に被曝すると、状況によっては、フリーラジカルの圧力に対抗する何重もの防衛システムが打ち破られて、遺伝子傷害を蓄積する速度が速められるかもしれない。この問いにそってさらに研究を進めることが重要である。

乳がんと外因性エストロゲン

エストロゲンが乳がんに何か役割を演じているかもしれないという最初の手がかりは、一八九六年にイギリスの外科医が卵巣を取り除くと乳がんの腫瘍がしぼむことが時々あるという報告をしたときに得られた。それ以来行われてきた多くの精力的な研究の結果、女性の乳がんが発達する機会は生涯のエストロゲン曝露と何らかの形で関係していることが明らかにされた。初潮の早まり、更年期の後れ、遅い出産、あるいは出産しないこと等が女性のエストロゲン生涯曝露量を上昇させるので、それらすべてが乳がんの明確なリスク要因であると考えられてきた。たとえば、母親か姉妹がこの病気に患ったという因子と同じように。しかし、たとえそうだとしても、これらの因子全部合わせても乳がん患者のほんの少数派の原因を説明しているにすぎない。

大部分の乳がんの発生原因は説明されていないこと、また、乳がんと自然エストロゲンとの間には明らかな関係があることから、科学的関心は外因性エストロゲンの役割に向けられて行った。外因性エストロゲンとは、人間の体に外から入ってきて直接的または間接的にエストロゲンのような働きをする化学物質を指す。本書では、すでに疫学研究、動物のデータ、人の細胞培養から外因性エストロゲンの証拠を学んだ(第五、六章)。私はここでは、疑似ホルモンが細胞の中に足跡を残す特別の経路に焦点をあてる。

しかしまず、エストロゲン自身の背景を述べる。女性の卵巣の中で毎月コレステロールから作られるエストロゲンは血液にのって循環し、すべての器官と組織に自由に出入りして、肝臓の助けで特定の酵素によって代謝され、体から排泄される。ほとんどの細胞はこれらすべての活動から影響を受けない。しかし、ある組織の細胞は、流れているエストロゲン分子に結合するレセプターを持っている。そして、エストロゲンとレセプターとの結合体が細胞核の中に入って働くようになる。ある遺伝子は活性化され、別の遺伝子のスイッチは切られる。細胞核から様々なメッセージが送られ、様々なタンパクが合成される。エストロゲン・レセプターをもっている組織にとって、これらの様々な変容による正味の影響は、細胞増殖の拡大である。膣、子宮、乳房の細胞はすべて多くのエストロゲン・レセプターを含んでいる。エストロゲンが存在するとその細胞は分裂する。排卵、乳腺の発達、生理、妊娠はすべて、エストロゲンの活動によって可能になる。

エストロゲンにはいくつかの化学構造があり、各々名前がついている。その中で最も強力なのがエストラジオールで、その特殊な構造のために血液から周囲の細胞に入り易くなっている。その動きを制御する必要から、エストラジオールは単独では動き回ることができないようになっている。そのかわり、大部分のエストラジオール分子は、目標とする細胞への侵入をゆっくりにし、それによって劇的効果を弱める血清タンパクにくっつけられている。

外因性エストロゲンはエストラジオールと同じように、血清から細胞の中に滑り込み、エストロゲン・レセプターに結合して特定の遺伝子をいじり、目標とする組織内の成長促進変化を引き出す。こうした意味の、合成化学物質がエストロゲンを真似る能力はしばらく前から知られていたが、最近になるまで研究者の多くはこのようなエストロゲン様の合成化学物質のいたずらによる乳がんリスクは女性自身のホルモンの卓越した力に比べて弱いと仮定していた。この仮定は様々な観察に基づいていた。第一に、緻密にデザインされたエストロゲン分子に似ている合成化学物質はほんのわずかしかなく、エストロゲンは全活動を開始するためにレセプターにはまり込むための鍵(カギ)であること。第二に、外因性エストロゲンは自然エストロゲンよりもずっと弱いことが示されていること。じっさい、大部分の外因性エストロゲンは何千倍も何百万倍も弱い。第三に、外因性エストロゲンは、生理の前半には非常に高いレベルまで上がる自然のエストロゲンに比べて、非常に低い濃度で体内に存在していること。また、大豆のように私たちがたべる食物が天然の植物エストロゲンを含んでいて、残留農薬などの合成エストロゲンに比べてはるかに高い頻度で体の細胞に出会っていること。要するに外因性エストロゲンはむしろ珍しくてそれほど影響力がなく希薄であると仮定されてきた。

最近のいくつかの研究が、人を安心させるようなこの仮定に疑問を投げかけた。例えば、エストロゲンの働きを発揮するのに物理的な類似性が必要ではないことが分かった。一つの鍵穴としてのエストロゲン・レセプターが多くの鍵、形も大きさも広い多様性をもった鍵を受け入れる。エストラジオールには似ても似つかない有機化学物質、農薬からプラスチック、界面活性剤まで、エストロゲン特性をもつことができる。外因性エストロゲンは、これまで想像されてきたよりもはるかに一般的である。

その上、外因性エストロゲンは、その能力の欠如を他の物質との相加的、また時には協調的相互作用によって補うことができる。実験室の研究では、合成化学物質の混合物が協調的に効果を増大させることが示され、単一化学物質の働きの一〇倍まで上がることが示されている。外因性エストロゲンの化学的複合による危険はあまりよく理解されていない。いく人かの研究者はそのような化学物質が私たち自身の自然ホルモンと協調的に相互作用する能力があるのではないかと疑っている。陪審員もこの問題にはまだ裁定を下していない。

いま私たちが確かに分かっていることは、多くの人工エストロゲンは長生きで体に利用されやすいという特徴があり、数の少なさをそれで補っている、ということである。すでに見てきたように、外因性エストロゲンは容易に代謝されず、排泄されない。何十年もだらだらと居座ることもある。最近の研究では、DDTを含めていくつかの外因性エストロゲンは、エストラジオールのように血清中のタンパクと固く結びついてないことが示されている。そのために、目標とする細胞によりすばやく、より低い濃度で入り込むことができる。すなわち、それらは体に利用されやすい。

外因性エストロゲンは直接的に自然エストロゲンをまねるだけでなく、間接的にその影響を大きくする。例えば、あるものはエストロゲン・レセプターをより多く製造するように刺激していることが分かった。レセプターが多くなるということは、エストラジオールへの反応を増幅することを意味する。その他にも、エストラジオールの代謝と排泄に影響を与えているものがある。この二次的影響が、ニューヨーク州にあるコーネル・がん研究センターの生化学内分泌学者、レオン・ブラドロと共同研究者のデボラ・デービスが指導してきた最近の研究の主題であった。

ブラドロによって説明されたように、エストラジオール分子は代謝酵素によって二つの方法のどちらかで分解される。第一の方法は二番の炭素原子を変える〔二番代謝〕。第二のものは一六番の炭素原子を変える〔一六番代謝〕。エストラジオールがこの二つの道のどちらをとるかが決定的である。一六番代謝を通ったものはまだエストロゲン様であり、腸や消化管から簡単に再吸収されて、親分子と同じようにエストロゲン・レセプターに結合する。もっと脅威なのは、一六番代謝物が直接DNAを傷つけることである。乳がんのイニシエーターにもプロモーターにもなりうると信じられている。じっさい、この代謝物のレベルががんリスクの指標になると考えている研究者は多い。これとは対照的に、二番代謝物は非常に弱いエストロゲン作用をもち、DNA毒性はなく、乳房をがん化から守りさえするかもしれない。ブラドロと彼の同僚によれば、一六番と二番代謝物の比が低いことが望ましい。

不幸なことに多くの汚染物質はその比を別の方向へ押しやる。培養細胞中では、DDT、アトラジン、エンドスルファンなどの農薬がベンゼンやある種のＰＣＢと同様に、バランスを二番代謝から一六番代謝経路の方に歪める。基本的に、これら環境汚染物質は自然ホルモンのエストロゲンを、乳がんの第一段階成長をおこす武器となる方に仕向ける。

家族は環境を共有する

私はまだ大人になったばかりの若い頃に膀胱がんになった。私が人にこのことを言うとたいてい頭を横に振る。家族の中にもがんの人がいるというと、たいていうなずき始める。「彼女はがん家系の人なんだ」というわけである。ほとんどの人がそう思っているのを聞いている。私はそれを聞いてもほうっておく。しかし、じろじろ見られても構わないと思ったら、私は養女だとつけ加える。そして、血縁の家族ではなく養子縁組の家族の間で見られるがんの研究についてしゃべってやる。(「五〇歳以前の養父母のがん死亡率は、養子のがん死亡率の五倍にのぼり……。血縁の両親のがん死亡は、養子たちのがん死亡率と特段の違いは見られなかった。」) ここまでくると、たいていの人はシーンとなる。

この沈黙は私にこんなことを思い知らせる。私たちの多くは家族が染色体だけでなく環境を共有していることを余りにもないがしろにしていること、また、私たちの遺伝子はより大きなエコロジー世界から流れてくる物質との共同体の中で働いているという考えにどれほど馴染みがないかということを。家族の中に流れているものは必ず血液の中に流れているということはない。そして、私たちの遺伝子は、引き出しの多い中国式戸棚の奥深くしまってある、親から相続した茶器セットより、毎日忙しい食事で使用している皿のように脆い。ひび、割れ目、擦り傷がたまっている。ある日事故がおきる。

私の叔母のジーンは膀胱がんで死んだ。レイモンドも、バイオレットも結腸がんで死んだ。ロイはいま治療を受けている。彼らは父方の親戚である。レイモンド叔父については少ししか覚えていないが、彼は父とともにコンクリート注入と煉瓦積みを商売とするスタイングラーバー・ブラザーズの中では静かな人の方だった。叔母のジーンはよく笑い、冷蔵庫の扉に張るからといって私に豚の絵を描かせた。赤毛の叔母は、素晴らしい料理人で、ピンク色の洋服が好きで、全く黙っていることのない人と結婚した。この二人は一緒にいて自分自身を楽しませることを知っているのよ、と叔母はいっていた。彼女に先立たれた叔父は前立腺がんの治療を積極的に受けている。それなのに、最近来た知らせでは、彼は裏庭に亡き妻のために神社をつくることに忙しいという。父方の家族は、悲しみの表現となると大規模の建設計画を思いつく傾向がある。

義理の弟となったジェフは二一歳の時に腸のがんにやられた。彼は生活のために化学薬品のドラム缶を洗っていた。ジェフががんの宣告を受ける三年前に私は膀胱がんと診断された。私の診断のさらに三年前に母が転移性の乳がんを知らされた。その彼女がまだ生きていることは彼女の主治医たちに不思議がられている。この点、母の反応はごく平凡で、長生きは母の望んだことではあるが、促されると恥ずかしそうに「私は担当のがん専門医と科の違う三人の医者(二人はもう死んだ)より長生きしているのよ」という。

母が最初に診断されたのは一九七四年で、この年は乳がんの記録では異例の年と考えられている。米国の乳がん発生をグラフに描くと、数十年間はゆっくりとした上昇線を示しているが、突然天を突くように立ち上がり、再び落ち着いて緩やかな上り坂が続く。一九七四年の軌跡の背後にある話は、統計上の人為的異常として教科書的事例とされている。

この年、ファーストレディのベティ・フォードとセカンドレディのハッピー・ロックフェラーの二人が乳房切除の手術を受けた。「乳がん」という言葉が私たちの日常会話の中に入ってきた。まだがんに罹っていない女性たちは定期検診で待たされることになり、あるいは、しこりについて医者の意見を聞きたいと焦った女性たちが診療所に駆けつけた。その結果、短期間に非常に多くの女性が乳がんと診断された。私の母もその中の一人だった。

私は一五歳になったとき、どうして病院に行ったのと母に聞くと、答えは「フォード夫人が乳がんだったから」というものだった。四四歳だった母は急いで乳房切除をする必要があるかどうか疑問に思ったが、「ハッピーさんのように幸せになりたければ、そうするのが一番」と言われた。

病院から家に母が戻ってくると、両親の寝室にあるドレッサーの上に新しい備品がお目見えした。丸い発泡スチロールの頭だった。母が付けていない時は必ず被るかつらをつけて、その頭がやってきた。私の心にはそれが母の病気のもっとも鮮明なイメージとして残っている。その発泡スチロールの頭はまったく奇妙な格好をしている。まず両の耳がない。それに目を閉じている。小さすぎる鼻は半分位で、水でなめらかにされたみたいだった。のっぺりとして溺死した人かまだ生まれていない人のように無表情な顔つきをしていた。

私たちは感情をはっきりと表わすことはなかった。父は仕事場に姿を消した。私は宿題と長い散歩のヒロインになった。一二歳の妹は長い、怒りに満ちた宣言を書いては、それを小さく引きちぎってしまった。母は内緒でそれを拾い集めてつないで読んでいた。母はごく普通の雰囲気が健康を増進すると固く信じている人だった。

それから約二〇年後、母と私はボストンのバルコニーでアイスティーを飲みながら座っている。私は自分が直面している治療法の選択を詳しく説明する。母は私の予想通り穏やかで思慮深い助言をくれる。最後に私は、化学療法や手術や悪い知らせがあったこの何年間かのことすべてについて尋ねる。「そのとき、誰かに支えられているって感じしていた？」

彼女は遠くを見る。「あんまり同情されるとかえって弱くなってしまうのよ」という。これは私の質問に対する答えにはなっていない。どういう意味か聞きたかったが、私は聞かなかった。


妹と私は彼女の家の裏庭で、ビールを飲みながら彼女の息子たちがホタルを追いかけるのを見ている。私はその時、初めてのことだけれど、妹が大学生になるまでに彼女の母と姉、婚約者が皆がんの治療をうけるのを見てきたのだということに気が付く。私はその事を聞いてみる。「ただ、それが起こったというだけ」と、私たち二人とも良く知っている診断日を数え上げながら、ジュリーは言う。

「あなたも私もしばらく話をしなくなった。父も母も話さなくなった。私たちみんな無口になったわ」

「そうなのよ、そのことを私も覚えているの。みんな言葉を失ったわ」私は彼女にジェフの死について聞きたいと思ったし、発泡スチロールの頭のことも聞きたいと思った。でも、私はそれをしなかった。

第十二章　エコロジー的ルーツ

私の遺伝子に変異をおこさせたもの

一九八三年に私は休暇を取ってイリノイへ列車の旅をし、そこで病院を予約した。

がんの検査のスケジュールを決めるのはいつも気の重いことである。縁起の良い日にしたい。月曜か火曜の予約が最も良い。そうしないと生化学検査結果や放射線写真の報告を週末まで待たされる恐れがある。もしも予約が、忙しい締め切り仕事が山積みの月末にちょうど当たれば、気ぜわしい仕事のせいで結

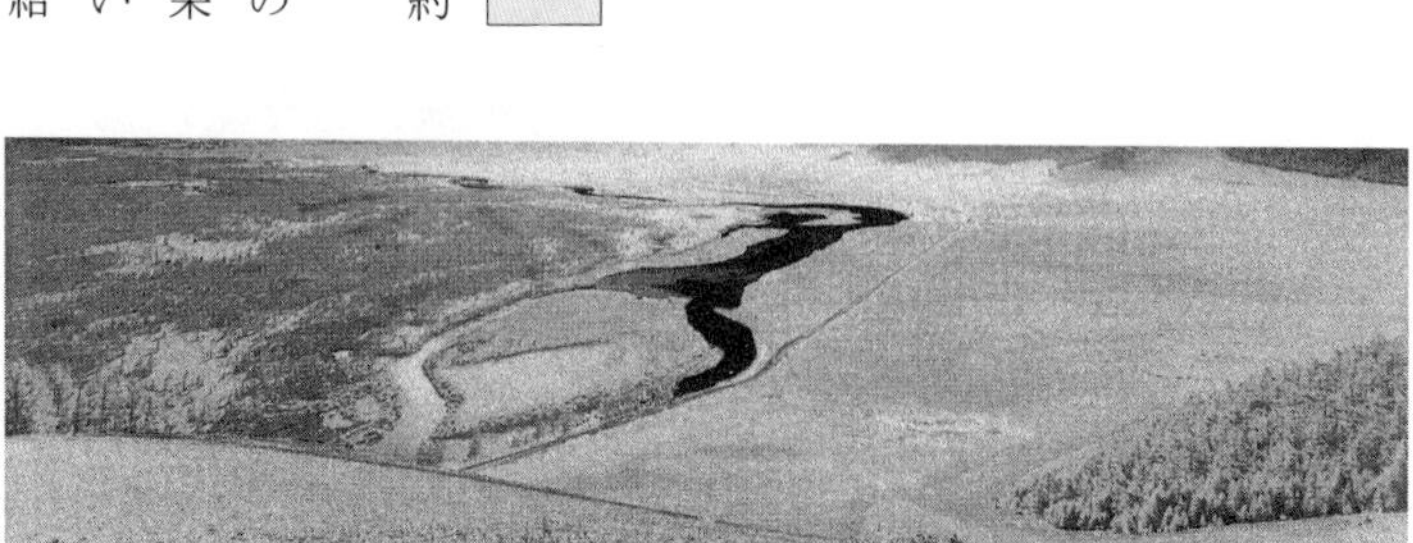

果を待ついらいらを忘れることができる。学部の教養部の学生だった間は、学期の終わりがちょうど良かった。このため、今でもクリスマス・キャロルの一〇曲ぐらいを聞くと外来患者待合室にいる自分の姿が心に浮かぶ。中でも最も良く憶えているのはそこへ行く列車の旅である。

イリノイ州の北部と中部の間で風景が突然変わる。それが何なのかははっきりしないが、ウィルミントンとドウワイトの二つの小さな町辺りでそれが起こる。地平線が遠ざかって空が大きくなる。あらゆる物が互いにゆっくりと遠ざかって行くかのように、距離が広がる。輪郭の線がくっきりと鋭くなる。この変化はいつも私を不安にし、車で走っているときはスピードを上げてしまう。けれども列車の中にいるときは、読んでいた本を閉じ、隣の座席に放っておいた新聞のページを、落ち着きなくめくり始めるのだった。

この時だ。私の目がめくったページの見出しをとらえた。

「科学者らが人の膀胱がんは遺伝性であることを突き止めた。」新聞を膝の上にぐっと引っ張ってきて、私は窓の外を見つめしばらく息をのんだ。それは夕暮れの初めであったが、畑はもう真っ暗で、あちこちに灯りがはめ込まれた布地のようだった。その景色はいつも私をなだめてくれる。私は雪がないかと探す。雪はなかった。それから私は記事を読んだ。

マサチューセッツ工科大学の研究者たちが、人の膀胱がん細胞からDNAを抽出して、正常なマウスの細胞に植え付けたところがん性の細胞になった、ということらしい。この過程で、DNAの一部分が発がん性への転換に関与していることがわかった。この部分を非発がん性のヒト細胞と比較することによって、正常な遺伝子が悪さをする遺伝子に変えられている場所を見つけた。

この場合、変異は、一本のDNA梯子のある場所で、遺伝物質の一単位が他のものと入れ換わったということである。すなわち、ＤＮＡが転写している間にどこかの場所で、二重環のグアニンが単環のチミンと入れ換わったのである。一つの文字が他の文字と入れ換わるタイプミスのように、snow の代わりに show と打ったり、block の代わりに black と打ったりするように、この遺伝子によって伝えられるメッセージがすっかり変わってしまう。変更された遺伝子はアミノ酸のグリシンを合成せよと細胞に指令する代わりに、バリンを作るように指令する（九年後、別の研究者がこの置換によって、信号の切り替えに関与するタンパクの構造が変わることを突き止めた。信号切り替えは、細胞膜と細胞分裂を支配する核との間の交信の重要な通り道である）。

チミンにグアニンが置き換わり、グリシンの代わりにバリンが入る。私はもう一度遠くを見た。この時窓の鏡に私の顔が映って外の景色と重なった。もしも、本当に私のがんのなかでこの変異が起こっているとすれば、それはいつ起こったのだろう？　その時私はどこにいたのだろう？　なぜその変異は修復を免れたのだろう？　私は裏切られてきたのだ。だけど、何によって？

一三年後の現在、私は膀胱がんに関する一連の遺伝子変異を集めた科学論文の膨大なファイルを持っている。腫瘍遺伝子の詳細記述だけでなく、二つの腫瘍抑制遺伝子ｐ１５とｐ１６が重要な働きをすることもわかってきた。それらが排除されると、遷移型細胞がんが普通に起こる。これが、私の持っていたがんだ。有名なｐ５３腫瘍抑制遺伝子の変異は、非常に多くの様々ながんの中に来訪者の外観を持って現れ、侵入型の膀胱がんの半数以上で見つかっている。遷移細胞を伴うがんでは成長因子レセプターの数も増える。その発現が増幅すると、悪性腫瘍の末期近くに現れるある種の粗雑な遺伝子損傷と結合する。

いろいろな遺伝子とある種の膀胱がん因子の間のシグナル・トランスダクションの性質が、あの新聞記事が私に新しい腫瘍学の概念を紹介して以来、何年もこのように働いてきたのである。たとえば、膀胱がんをおこす、恐るべき発がん性物質の芳香族アミンは、タバコの煙の中に入っている。それは、火山の際に噴出してくるほか、布、皮、紙などを作る原料として合成され、印刷中やカラー写真中、ある種の医薬と農薬の製造中にも現れる。アニリン、ベンジジン、ナフチルアミン、オルト・トルイジンはすべてこのグループに属する。アニリン色素合成の労働者の間で膀胱がんが多いという最初の報告は一八九五年に発表された（第六章で述べたウィルヘルム・ヒューパーの犬のことを思い起こそう）。

一世紀以上後になって、私たちは、アニリンその他の芳香族アミンが膀胱の内壁を作っている組織の細胞の中でＤＮＡアダクトを作って悪さに励んでいることを知る。アミンは尿中の汚染物として膀胱に来ていた。

さらに、芳香族アミンはアセチレーションと呼ばれる化学反応を通して私たちのからだで徐々に解毒されることもわかった。こうした解毒プロセスは皆同様に一連の特別な酵素群で行われる。酵素の作用は遺伝子によって支配され、変異も受ける。ゆっくりしたアセチレーション過程を持つ人々はこの酵素レベルが低く、それだけ、芳香族アミンに曝されたときの膀胱がんリスクが高くなる。この人々は、同じレベルの曝露を受けたときに、速いアセチレーションの人々と比べてアダクトの保有率が著しく高いので、簡単に見分けることができる。このように遺伝子的に感受性の高い人々は決して少数派ではない。アメリカ人、ヨーロッパ人の半数以上が遅いアセチレーションに属すると推定されている。

私がその一人だということは、非常にありそうなことだ。あなたもそうかもしれない。

膀胱がんについては多くのことがわかっている。その発がん性物質はヒトに対して最も早く突き止められてきており、その中の一つは、不幸にも膀胱がんに罹った人の病巣から分離された。膀胱がんは、イニシエーションからプロモーションを経てプログレッションに進む、あるいは前駆的炎症から増大する激しい腫瘍に進む変化を一連の遺伝子的変化として明らかにされてきた。膀胱がん以外にこれほどはっきりした描像をあたえている悪性新生物はない。悲しいかな、遺伝子変異、遺伝子的なリスク因子、酵素メカニズムについての知識のどれも、この病気を予防するための効果的な動きに翻訳されることはなかった。一九七三年から一九九一年までに膀胱がんの発生率は一〇%上昇した、という事実が残っている。増加の度合いは特にアフリカ系アメリカ人の間で劇的であった。黒人男性の上昇率は二八%、黒人女性の上昇率は三四%であった。

男性の膀胱がんの半数以下と女性の三分の一は喫煙に帰せられると考えられている。第三章で見たように、今米国では白人男性の肺がんは減少してきており、これは長期的に続いてきた喫煙者の減少を反映したものである。もしも膀胱がん患者についてもこれと平行する減少があるならば、一九七三年から一九九一年にかけての膀胱がん増加の説明中にタバコ問題を入れることができるだろう。現在までのところは減少していないけれども、おそらくそれはこのがんが単に肺がんリスクよりも原因から発病までの時間差が大きいためかもしれない。ともかく、問題はまだ残されたままである。残りの非喫煙者の膀胱がんの原因は何だろう？　こちらの方が多数派である。

私はもう一つ別の科学論文ファイルを持っている。それは、川や地下水やゴミ処分場や室内空気中に含まれている膀胱がん原因物質（わかっているものと疑われているもの）に関するものである。たとえば、工業界がＴＲＩに報告している芳香族アミンのオルト・トルイジンの環境排出量は一九九二年だけで六・六トンだったというような内容のものである。

化学精製工場その他の製造プラントからの排水中にオルト・トルイジンが検出されていること、市販の繊維の色剤中にこれが残留していること、そしておそらくそれは、一般消費者をも曝露しているだろうこと、などである。第七次発がん性物質年報によると、「微量の汚染でもオルト・トルイジンの存在は、懸念の原因である」と書かれている。一九九六年に一つの研究が、ニューヨーク州の製造工場のゴム化学部門でオルト・トルイジンとアニリンに以前に何年間も曝されていた労働者の間に、膀胱がんが六倍も多く発生していたことを明らかにした。この人たちの汚染レベルは法律で定められた限度よりも十分低いものであったが、それでも現在の労働者から集めた血液と尿からはかなり多くのＤＮＡアダクト並びにオルト・トルイジンとアニリンが検出された。もう一つ別の研究から最近、各種の芳香族アミンを製造していたコネチカット医薬品工場で働いていた労働者の膀胱がんは八倍多いことが判明した。この研究は、主な疑惑物質ジクロルベンジジンが米国内で広く使われてきたことから全国的な意味を持つものとして報道された。

私の様々なファイル・ブックにも、膀胱がんの原因物質としてわかっている物質、疑われている物質の全評価情報は含まれていない。すなわちその発生源、可能な相互作用、私たちが曝される経路などがファイルにはない。すでに見てきたように、水の塩素消毒の副生成物であるトリハロメタンは膀胱がんと関連づけられているが、ドライクリーニング溶剤で、水道管からも時々検出されるテトラクロロエチレンも同様である。もう一つ私が持っていない情報は、これらすべての物質が組み合わさったときにどのような動きをするかについての包括的な記述である。微量の汚染物質が複合的に存在する場合のリスクは何だろう? 私たちがトリハロメタンを飲み、同時に芳香族アミンを皮膚から吸収し、テトラクロロエチレンを吸い込んだときに何が起こるのだろう? さらに、このような物質が環境に排出された後の生態学的運命はいかなるものであろうか? 染色された衣服、色付きの紙、革製品などが洗われたり、埋め立てられたり、焼かれた後何が起こるのであろうか? また、ほとんど一世紀も前に発がん性が判明していたアミン色素のような強力な発がん性物質が今も製造、輸入、使用されているのはなぜか? そして製造の場所では環境中に放出されているのであるが、なぜそれが続いているのか? それらを管理するための努力の跡は見られるものの、なぜより安全なものとの置き換えがされなかったのだろう? こうした疑問は、私の知る限り、がん研究者の間ではほとんど口にされることがない。

がんが環境汚染から来ることについて言及することを私たちに避けさせる理由がいくつかあると、私は信じている。遺伝子と遺伝に伴う邪念がその一つである。

近年がん研究は遺伝性のがんにかなりの注意を向けている。この研究態度は、ほとんどたちどころに遺伝子テスト法の開発を成し遂げた。そして、ある遺伝子の変異があるかないかに基づいて個人ががんに倒れるリスクを予言しようと試みている。さらに、一般の人々のどの遺伝子が変異を受けるターゲットであるかを明らかにしてきた。(遺伝的な変異は受精の段階で存在し、からだ全体のＤＮＡがそれを持っている。獲得された変異はその人の全生涯にわたって保持され、細胞の子孫が生まれる際に直接引き継がれる)。しかし、遺伝子のがんはまれである。全体的に見れば全悪性新生物の一〇%以下が遺伝子変異に由来していると考えられる。直腸がんでは一〜五％が遺伝性であり、発病者のうちそういう家族要因はたった一五％である。残りの八五％は公式に「sporadic〔孤立して発生する〕」と分類されている。「sporadic」とは「いかなる悪魔の手がこれを起こすのか知らないという意味の美しい医学用語である」と、ある有名な研究者は述べている。乳がんもほとんど遺伝との関係がない（おそらく五〜一〇％であろう。〝がん遺伝子の発見〟は様々な主要ながんを防止することにはつながらない）。

さらに、たとえまれながらも遺伝的な変異が特定のがんを起こすのに一定の役割を果たしているといっても、環境影響が関与していることは除外できない。遺伝的なリスクが環境的なリスクを排除することはない。事実、遺伝子変異の直接的影響は、その人々が環境中の発がん要因に、いっそう感受性が高くなるということである。遺伝性の直腸がんの場合、末の世代に引き継がれるのは、欠陥のあるＤＮＡ修復遺伝子である。そこから後の人は遺伝子を襲ってくる環境要因と戦う力が弱まる。あるいは通常の細胞分裂の間にたまたま起こる誤りを修復する能力が弱くなる。したがってこのような個人は、直腸がんを起こすのに必要な、〝後天的な〟変異を蓄積しやすくなる。

がんの発生率が増えているのは、私たちが突然がん遺伝子に見舞われるためではない。まれであるが、発がん性物質への特殊な感受性を作って、その人をがんになりやすい傾向にする先天性の遺伝子は長い間私たちと共にいたのは疑いない。こういう遺伝子の悪影響は、私たちが曝露されている環境〝発がん性物質〟の割合を下げることによって、小さくすることができるかもしれない。たとえば芳香族アミンが全くない世界では、生まれつきアセチレーションの遅い人が大問題になることはないだろう。発がん性物質を解毒する遺伝子の欠損も、空気中、食物中、水中に発がん性物質があってはならないとする文化の中では、重大な問題にはならない。それとは違って、私たちは祖先を変えることはできない。遺伝に焦点を当てることは、私たちが絶対にどうにもできない問題に私たちの注意を向けさせることである。

生活スタイルと環境は分けられない

「生活習慣のリスク」という考えがあるが、これも環境から来るリスクと独立ではない。しかし、がんについて大衆に向けられている教育キャンペーンは前者だけをかなり強調し、後者を無視している。私は、病院や診療所の待合室などで手に入る、がんについての色刷りパンフレットを集めている。私は医師会等で生物学の初歩を教えたり、何時間もそこで時間を使っていた時に、自分の学生時代の教科書にあるがんの記述と、雑誌棚の上方の銀色の棚の中に並んでいた薄っぺらな冊子の中のがんの記述とを較べてみた。私はこんなことを発見した。

何人の人ががんになっているかというトピックについて、米国の厚生省から出されているピンクとブルーの冊子が次のように書いていた。

良い知らせ――全員ががんになるわけではない。アメリカ人の三人に二人は決してがんにならない。

一方、『人間の遺伝子――現代のある合成学』という教科書本の記述は、アメリカ人の三人に一人はその生涯に何らかのがんになるであろう。そして五人に一人はそのために死ぬだろう。

(これらの資料が出版されて以後、がんに罹るアメリカ人の割合は三〇~四〇%に上がった。)

何ががんを起こすかのトピックについて厚生省の冊子は、

過去数年間に、科学者たちは多くのがん原因を突き止めた。今日、がんの約八〇%が人々の生活習慣に結びついていることが知られている。

一方、教科書には、

あらゆるがんの九〇%までが特定の環境因子に帰せられている。

予防に関しては、厚生省の冊子は個人的な選択と責任を強調している。

あなたはがんを起こす要因の多くをコントロールできる。これはあなた自身が、がんになる可能性から自身を守る手助けができることを意味する。あなたは人生をどう生きるかを決めることができる。

あなたはどの習慣を守り、どの習慣を変えるかを決めることができる。

遺伝学の教科書はやや異なる見解を示している。

こうした環境因子への曝露は、原則として、コントロール可能であるので、ほとんどのがんが避けられよう。……環境的な発がん要因への曝露を減らしたりなくしたりすれば、米国におけるがんの大部分を劇的に減少させるであろう。

教科書は続いて、これらの発がん要因とその曝露経路、また結果としてのがんのタイプを特定している。他方、厚生省の冊子は発がんのリスクを上昇させる要因として、日光浴など個人的な習慣を強調している。このように、私の使った教科書では塩化ビニルはＰＶＣ〔塩ビポリマー〕の製造労働者が曝されている発がん性物質であるとしているのに対し、冊子の方ではある化学物質を使う労働者に関係する職業が〝リスク因子〟と呼ばれている。教科書には「放射線は発がん性である」と書かれているが、冊子は「不必要なＸ線」を浴びないようにと忠告している。両方とも栄養とタバコの役割を強調している。

例の『良い知らせ冊子』は生活スタイルを熱心に取り上げる点において、私が収集した教育冊子の典型である。発がん性物質よりも個人の生活習慣を強調することによって、彼らはこの病気の原因を原因物質への曝露の問題よりも生活態度の問題という枠にはめようとしている。

最大限好意的に見たとしても、こうした姿勢は個人が自分自身を守る活動があることを保証し、その方法の実際的案内書を提供していることになる（案内書の最初に書いてあるタバコを吸うな、は確かに正しい。）最悪の場合、がんについて生活習慣を重視することは、個人の選択を超えた危険に対して傲慢になる。生活習慣に狭く集中することは、遺伝子メカニズムに狭く集中することと同様、がんの環境起源に目をつぶらせる。私たちの空気、食物、水の汚染が進行していることは事実であり、私たち自身が愉快に暮らさなければならない条件に変化がおきている確かな証拠である。「環境と職場の発がん性物質を避けよう」と主張しようとする時は、次の質問をすべきである。「なぜ、環境と職場に発がん性と分かっている要因がなくてはならないのか？」

人類学者のマーサ・ボルシェムの経験がここで現れてくる。一九八〇年代後半、ボルシェムはがんの発生率が異常に高いことが見つかった、フィラデルフィア近郊の工業労働者階級地区で保健教育係として働いていた。彼女が一端を担ったがん征圧プログラムは、地区の人々により健康的な生活スタイルを採るよう説得する広報活動を始めることだった。住民自身は環境要因を疑っており、教育班に対して、近所の犬も多数がんに罹っていると報告していた。ペットたちも誤った生活習慣を持っていたのか？　ボルシェムは後に書いた『地区内のがん』という本の中で次のように振り返っている。

> がんセンターの代表として私たちは、この懸念をそらせてがんリスクを減らすための生活スタイル変更を強調した。個人的には私たちは、地区内で見たひどい汚染が発がん率の高さといくぶんかは関係しているのではないかという自分たち自身の感じや疑念を持っていた。私たちはお互いに、これは私たちをモラルの板挟みにしてはいないと言いあった。なぜなら、いずれにしても地区の人々はタバ

コをやめるように、栄養摂取を改善するように、定期検診を受けるように助言されたわけだから。最後にボルシェムは彼女が携えてきた信条、「権威を受け入れ、非難に甘んじる」は誤りであると言うことを信じるようになった。

がんは、この種のメッセージを想起させた最初の病気ではない。コレラの流行が最高潮だった一八三二年に、ニューヨーク市医学審議会は「コレラの犠牲者は通常、厚かましく、不節制であるか、不適切な薬を使ったために病気がひどくなった人々である」と発表した。コレラ予防措置のリストは一般に公開された。助言の範囲は生水、生野菜を避けることからアルコールを慎むことまで含んでいた。「規則正しい生活」を守ることも予防に役立つと言われた。何十年か後にコレラの流行を終息させたのは、公衆衛生の改善（第八章に述べたように）であった。この病気の原因である細菌は、最終的に細菌学者ロバート・コッホによって一八八三年に発見され分離された。もちろん一八三二年のビラで要請された生活習慣の変更は、メリットがなかった。調理しない食べ物は曝露の重要な経路だったけれども、病気の原因はサラダを食べる習慣ではなく、排泄物に入っている細菌であることがわかった。

今日、生活習慣信仰は乳がんの大衆教育文書の中に完璧に見られる。楽しげな冊子が作られており、女性たちに、食物中の脂肪分を減らしましょう、乳がんの自己テストをしましょう、家系に同病の人がいるかどうかよく考えましょう、定期検診を受けましょう、と熱心に呼びかけている。二〇歳を越える「遅い出産」はリスク要因であると頻繁に述べられている（がん予防措置の付属リストに「早期の出産」という文字を見たことは一度もない。前述のような助言は十代で妊娠しなさいと勧めているのと同等になるからであるのは疑いない)。どう見ても、乳がんを予防するために生活習慣を重視する政策は不適切である。

第一に、乳がんの多数は出産の履歴を含め、生活要因では説明できない。私たちはこのがんの原因を別のところに求めなければならない。第二に、マンモグラフィー検査と自己テストはがんを見つける手段であって、予防する行動ではない。「早期発見が最良の予防です！」という標語が繰り返されているのは、ナンセンスである。がんが検出されたことは、早かろうが遅かろうが、がんの予防の可能性が否定されたことだ。最も良くて、早期発見は死の可能性を低くするだけである。疫学者のロバート・ミリカソンが言っているように、「乳房や前立腺などを除去して毒物スープの中で生きること」が私たちに許されるだけである。

最後に、高脂肪の西洋風の食事が乳がんの原因であるという「言い伝え」はまだデータによって証明されてはいない。食物中の脂肪は長い間乳がんリスクを探求する研究の中心であった。しかし、長期的で資金も潤沢ないくつかの研究では、食事中の脂肪自体が中心的な役割を果たしているわけではないことを明らかにした。脂肪分の摂取量だけに焦点を当てるという単一思考ではなく、栄養摂取に関してもっと洗練されたエコロジー的な取り組みを求めている研究者たちもいる。それを進めるに当たって二つの出発点が考えられる。乳がんと動物性脂肪の高い栄養との関係を評価することと、様々な脂肪がどの程度発がん性物質を含んでいるかを明確にする研究を始めることである。動物性食品の摂取が有機塩素農薬とダイオキシン類への曝露の主要経路であることはすでにわかっている。今は、全体像を見渡すべき時である。

子供を産むという選択ですら環境的な意味を持っている。たとえば、乳腺は女性が妊娠して臨月になるまで発達は完了しない。この妊娠期間に乳腺管と小葉の格子が完全な機能を持った分泌細胞に分化する。この特殊化プロセスは（細胞の）有糸分裂を永久に減速し、成長を促進するエストロゲンへの反応を鈍らせ、損傷に対してDNAを強化する。現在の支配的な仮説に従えば、生命の最初である一〇ヶ月の妊娠期間は、乳がんに対して完全に守られている。なぜなら、妊娠が発がん物質やエストロゲンなどのプロモーターに対する女性の弱さを守るからである。この仮説を提唱する主な旗手はハーバード大学の疫学者ナンシー・クリーガーで、彼女はこれをさらにテストするよう求めてきた。彼女はまた、乳がんの研究方向を環境面の問題の方に向けるよう求めている。これまでの研究者は妊娠履歴が乳がんのリスクに寄与していると繰り返し確認してきた。私たちは今や、同じ妊娠履歴を持った女性で発がん性物質にいろいろと曝露されてきた女性の間に乳がん発生率の差があるかどうかを知らなければならないと、クリーガーは主張する。この主張は、動物実験である種の有機塩素化合物が初潮を早めたという事実によって、いっそう緊急性が増している。早期の初潮は、晩期の初産と共に、乳がんのリスク因子であると考えられている。

科学者の社会ではがんによる死亡を特別な原因に分類し、数量化する試みに対して大きな論争が起こっている。伝統的には、この仕事の最終結果は、大きながんの「パイ」を切り分けて、様々なリスク因子の相対的重要性を描いて見せるため視覚的な円グラフにするのが普通であった。「喫煙」は常に大きな切片であり、円グラフの約三〇％を占めている。「栄養」も一つの切片で表される。残りは、WHOが行っている割り当てに従って、「職業」「汚染」と共に「アルコール」「妊娠および性行動」「座りがちな生活スタイル」などの一連の生活スタイル因子に分割される。たちまち論争が始まる。肝臓がんなどの悪性新生物には飲酒と仕事上の毒物被曝の寄与をどのように計量すればよいか？　仕事上の毒物被曝と喫煙が同時に絡んでくる肺がんと膀胱がんの場合は？　農薬の影響は「汚染」に入れるべきか、「栄養」に入れるべきか？ホルモン攪乱、アポトーシス（細胞の自然死）の抑制、免疫機能の低下などの、汚染による間接影響はどうか？　これらは国境を越えたリスク因子の危険性論議に波及する。ホルムアルデヒドはどうだろう？これは、イオン化放射能によって誘起されたＤＮＡ損傷の修復を妨害するという方法でＤＮＡに結びついていると考えられ、医療で使われているＸ線からのがんリスクを上昇させている可能性がある。

リスク因子間の相互作用を別にしても、現在市場に出回っている工業化学物質の大部分がまだ発がん性試験をされていない状況下で、環境因子による死者数をいったいどのように数えたらいいのだろう？

がんの歴史学者ロバート・プロクターが言う「パーセンテージ・ゲーム」の無益さも、がん征圧政策や教育プログラムの形成にこのような単純化を利用してきた公衆衛生当局を思い止まらせることはなかった。「生活スタイル」はがん予防努力の要となっている。一方、環境因子がん問題にはわずかな寄与しかしていないと思われているので、これへの取り組みは不十分となっている。さらに、何らかの勧告を発するには環境についてわかっていることが少なすぎると、理性的な人々は言い続けている。（しかし、他方で、乳がんに対する栄養面の寄与についての不完全で矛盾のある証拠は、女性たちに食事を変えなさいと忠告する際の障害になっていない。）

私の属する州では、最近郡毎のがん報告書が、一九八一年に発表された古いがんの「パイ」グラフを再び掲げて、環境因子を一つの小さな切片にして、タバコや栄養などの主要な因子に対照させている。その報告書は「多くの人がより健康的な生活スタイルを採用したり、がんに関する医学検診を定期的に受けることによって、がんに罹ったり、がんで死ぬ機会を減らすことに成功した」と結論している。イリノイ州が有毒廃棄物を発生させている上位の州だということ、農薬を大量使用している州だということ、そしてスーパーファンド・サイト数が平均以上であることについては述べてもいないし考慮もしていない。この報告書は、がん統計とＴＲＩ（毒物排出一覧表）データとの相関を探ろうともしていない。また、がん患者が工業が集中している谷に沿って発生していないかどうか、農薬大量使用地域で高くなっていないかどうか、汚染された井戸の周辺にクラスターがないかどうかも探ろうとしていない。

生活スタイルと環境は、それぞれを解き放つことができる独立のカテゴリーではない。一方について語ることは他方について語ることである。食事の習慣を議論することは必ず、環境の食物連鎖について語ることになる。子供を生むことと乳がんについて語ることは、乳房中にある発がん性物質への感受性の変化について語ることである。膀胱がんのリスクに直面している私たちに「頻繁に排尿するように」と忠告することは、私たちのからだを流れている液の中に発がん性物質が存在していることを認めたことである。

カーソンの遺産――「知る権利」

レイチェル・カーソンは人生の最後の年、米国上院小委員会の前で、環境汚染と人権との関係について彼女の考えを述べた。『沈黙の春』に書かれていた問題はより大きな物語の中の一篇にすぎなかった。すなわち、この世界の飽くなき汚染によって引き起こされている人の健康に対する脅威という物語である。この隠された危険を一般の人々に教えることは、承諾もなく堪え忍ぶよう求められ続けてきた彼らに、意味のない恐ろしい危険を知らせるという失敗につながった。しかし、『沈黙の春』の中でカーソンは、この状況について完全な知識が私たちに与えられれば、この世を毒で満たし続けるほかに選択の道はないと主張する人々のアドバイスを拒否することになるだろうと予言していた。そして彼女は自分たちの環境に他者によって入れられた毒物について知る権利とそれから身を守る権利を認めるよう求めた。この考えがカーソンの最後の贈り物、遺産である。

私たちの環境にある発がん性物質について知る権利を主張することから帰結する探求のプロセスは、それを行っているすべての人々にとって、今までとは異なる旅路となる。ディッケンズの登場人物エビニーザ・スクルージのように私たちはまず私たちの過去を振り返らなければならない。次に現在の状況を評価し直し、最後にオルタナティブの未来を想像する勇気を呼び出さなければならない。

私たちは二つの理由で過去を振り返ることから始める。第一に、今はもう作ってもいず、国内で使ってもいないが環境中と人の組織中に居座っている多くの発がん性物質を自分のからだに持っているからである。PCBとDDTのような禁止された化学物質とどのように私たちが接触を保っているのかに注意を払うためには、歴史的な理解が必要である。第二に、がんは、何十年も発病しないような、原因も多数ある病気であるので、若者の時、思春期、子供時代、そして誕生前の被曝が現在の私たちのがんリスクと関係しているからである。どんな農薬が身の回りに撒布されているのか、どんな種類の家庭用化学物質が両親の台所の流しに貯まっているのかを知る必要がある。近所の人たち、家族、育った地域の古老たちと昔を想い出してみることは、目を開く最初の一歩になり得る。

旅路のこの部分は、基本的に私たちのエコロジー的なルーツの探求である。家系のルーツを知ることで、遺伝的・文化的アイデンティティーのセンスが得られるのと同様に、エコロジー的なルーツを知ることで私たちは生物学的にどんな人間なのかという点に特別注意を払うことになる。それは、私たちが育った物質界の環境について問うこと、私たちの遺伝的祖先から受け継いだDNAの糸と共に織り上げられる分子は何かを問うことを意味する。結局、私たちの染色体に刷り込まれていた元々の遺伝情報を別として、私たちのからだを作っているすべての物質（骨から乳房組織に流れる血液に至るまで）は、環境から来たものである。

私たちのエコロジー的ルーツを探求することは、きわめて近い次元とはるか遠い次元との両側面がある。すなわち、飲料水の水源（過去と現在の）、地域に通常吹いていた風の方向、私たちの食物を提供してきた農業システムについて学ぶことを意味する。それは穀物を栽培している畑を訪れること、家畜舎や果樹園や、牧草、酪農工場を訪れることを含む。また、アパートのビルはどんな駆除剤を使っているのか、衣服のクリーニングは、ゴルフコースの保持はどう行われているかに関心を持たなければならない。家庭内クリーナー、塗料、化粧品のような製品中にどんな有毒物質が含まれているのかを知る権利の主張を意味する。地下貯蔵タンクはどこにあるのか、現在のビルが建てられる以前に土地はどのように使われていたか、道路沿いの除草剤撒布はいつから始まったか、道路が終わる所の有刺鉄線フェンスの向こうでは何が行われているのかを見つけようと決心することが必要である。

自分の郡内のＴＲＩのコピー、近くの有害廃棄物処分場のリストのコピーを要求することが最初に始められる簡単な方法である（あとがき参照）。こうした情報は、一九八七年以前は入手できなかったので、この十年間に比べて前の時代についてはは少ししかわからない。それでもこの報告書は、過去についての情報も含んでいることがよくある。たとえば、たくさんあるスーパーファンドの周りにふらついている化学物質は何十年も昔にそこで行われた活動の中身を明らかにする。

私たちのエコロジー的ルーツを完全に明らかにできれば、現在の状況の調査に取りかかることができる。そのためには、人権の観点が必要である。人権の観点からすれば、発がん性物質（わかっているものと疑われているもの）を、それらが発生するスタート地点で防ぐというより、使用、排出、廃棄を規制している現行システムは受け入れられないことがわかる。現行システムは試験をしていない化学物質が私たちのからだに自由に入ることを許す決定であり、それらの物質が最終的に発がん性をテストされ評価が終了するまで続くのである。テストと評価の作業は、人の命を無視して意に介さない様相を示している。

人権的アプローチでは、発がん性物質が環境中に巡っているのを許しておく場合、私たちは公平なリスクを負うことにならないことがわかる。発がん性物質を製造している労働者は、より高レベルに被曝し、最終処分としての埋め立て地の近隣住民たちも同様である。さらに、人々は環境発がん性物質の影響に対して等しい感受性を持っているわけではない。あらかじめ遺伝子に変異を受けている人、解毒機構が十分発達していない幼児、事前にかなりの曝露を受けた人、これらの人々は皆きわめて大きく影響を受ける可能性がある。がんは〝富くじ〟かもしれないが、大当たりのがんに誰もが平等にぶつかるわけではない。発がん性物質が排出されるか、事故で環境中に出てしまうかすると、弱い何人かの人ががんになって死ぬ。正確な死者数を表にすることは不可能だということが、事実を変えることはない。しかし、がんに対して人権的アプローチをすればこうした見えない死を見えるようにすることができる。

環境を原因とするがん死の割合に関する最も保守的な推定は完全に正しいと、しばらく考えておくことにしよう。環境中の発がん性物質は無視できると片づけている人々によって推進されているこの推定は、二％という数字である。他の人々はこの数字はもっとずっと大きいと考えているが、仮の議論としてこの低い値が完全に正しいとしておこう。二％ということは、米国の人口を基にすると一〇、九四〇人が毎年環境を原因とするがんによって死亡していることを意味する。この数は遺伝性の乳がんによる死亡者よりも多い。遺伝性乳がんの研究は何百万ドルもの計画で行われてきた。また、この数字は銃で毎年殺される子供と十代の死者数よりも多い。子供の銃による死亡の問題は国の恥と考えられている。さらに、この数字はタバコの副流煙によって肺がんになって死亡する非喫煙者数の三倍以上の数である。タバコの副流煙問題は、非常に重大に受け止められ公共の場の空気を規制する法律で浄化される方向がでてきた。この数字は毎年小さな町が消えてなくなることを意味し、毎日、三〇の葬式が行われることに相当する。

一〇、九四〇人のアメリカ人の誰一人ぽっくりと、苦痛もなく死ぬことはない。彼らは切除手術を受け、放射線治療を受け、化学抗がん剤を投与されるだろう。彼らは個人病院やホスピスで息を引き取り、静かに埋葬されるであろう。私たちは彼らが誰なのかほとんど知ることはない。しかし、この匿名性はがんの暴力性を和らげることはない。彼らの死は殺人の一形態である。

がんに対する人権的アプローチは人の命の大量喪失から解放すると共に、がん死を個人的なものに閉じ込めている見方から解放するだろう。チャッタンヌーガ・クリークの放棄がその一例である。一九九二年に米国の毒物疫病登録庁（ＡＴＳＤＲ）はテネシー州チャッタンヌーガに代表を急派し、学校の児童に近所のクリークに近づかないように教えるよう求めた。そのクリークは四二以上の有毒廃棄物捨て場で囲まれていた。州の局の言葉によれば、「児童が参加した教育ワークショップでは、釣り、水泳、クリークの中で遊ぶこと、クリークで釣った魚を食べることの危険性に焦点を当てた。子供たちにはこの情報を家に持ち帰り両親に伝えるように勧めた。」

クリークを失うことがテネシー州の子供にとって何を意味するのかを測れる人は誰もいないし、クリークの土手に沿って蒸発してくる毒物によって息子や娘を亡くした両親の悲しみを測ることができる人もいない。しかし、人気の水泳地点ががんの危険地に変わることや、子供たちの遊びをがんのリスク要因に変えることは私たちの人間性の恐るべき劣悪化であると、確信を持って言える。さらに、ATSDRの教育責任に対する姿勢は全国に広がっている無責任さを示しているということができる。

オルタナティブ——三つの原則

最近の全国調査によれば、四〇の発がん性物質が飲料水中に見つかり、大気中には化学工業から六〇物質が排出され、六六物質が農薬として作物に日常的に撒布されている。私たちは過去にも被曝しているのであるが、これは現在の状況である。

私たちが容認していることによって続いてきたリスクと損失を注意深く鑑定した後で、このような物質のない環境を持つという私たちの権利が尊重される未来をイメージし始めることができる。すべての発がん性化学物質を環境から除去することはできそうにないと思えるだろう。しかし、レイチェル・カーソン自身が観察していたように、その大多数を除去することで、私たちすべてが体内に持っている発がん性物質を減らし、人のいのちの損失のかなりの部分を避けることができるであろう。この方向への努力として三つの重要な原則が助けになろう。

一つは、公共および私的な関係者は、被害が起こる前に被害を防止する行動をとらなければならないという原則である。これは「予防原則」として知られているが、被害の証明よりも被害を示すことが行動のきっかけになるべきであると指令するものである。特に対策が遅れると不可逆的なダメージを起こす可能性がある場合は厳しく適用すべきである。予防原則の中心は、私たちが人権を守る義務を持っていることを認識する点にある。それに対して現行の法規制は、批判的な議員たちの言う「死体アプローチ」によって支配されている。つまり、行動を起こす前に被害が立証されるのを待つのである。これは人を使って管理不能の実験を進めているのに等しいシステムである。

「予防原則」に密接に関係しているものに、「責任反転の原則」がある。この原則では、危険よりも安全が示されなければならない。この反転は本質的に証明の義務を大衆の肩からはずして、問題の物質の生産者、輸入者、あるいは使用者に負わせる。責任反転の原則は、化学物質を環境に導入しようとしている人々がまず自分たちがしようとしていることは誰にも危害を与えないことはほとんど確かであると示すことを求めている。これは医薬品を扱う際にはすでに標準となっている。しかし、ほとんどの工業化学物質に関してはどの会社もあらかじめ安全であることを示す必要がない。しかし化学物質は市民ではないから、罪が証明されない限り無実であると取り扱ってはならない。特に、有罪の評決に必要な証明として私たちの病気や死を求めている場合は、有罪でないからといって無実ではない。

最後に、公衆の健康に影響する可能性のある活動は「最小毒性に代替する原則」に従うべきである。この原則は、有毒物質はその目的を達成するために代替法がある場合には使ってはならないというものである。つまり、畑の雑草を除去する、学校の食堂のゴキブリを駆除する、犬のノミ、羊毛の汚れ、水道水のばい菌を除くなどの、何かの問題を解決する手段として危害が最小になるものを選択すべきことを意味する。生物学者のメアリー・オブライエンは有毒な化学物質を使ったり排出したりする代わりになり得るオルタナティブを定期的に評価するための「オルタナティブの評価システム」を主張している。ゼロから出発する時には、その活動が必要であるかどうか事前に調査すべきである。こうした努力は現行の有毒な方法に代わる無毒なやり方を開発し、入手可能にする活動と共に連携すべきである。農民であれ、街角のクリーニング屋であれ、病院や機器店であれ、こうした移行を補助するシステムと連携すべきである。ダイオキシンの発生を伴う工程やベンゼンや塩ビモノマーなど人に発がん性の物質を使ったり排出したりするすべての工程がこうした転換を最優先として受け入れなければならない。

「最小毒性に代替する原則」によって、環境に排出された個々の発がん性物質によるがんのリスクをどのように定量化しようか、大気、水、職場、私たちの食物中に存在を許される法的限界値をどこに定めようか、などを巡る延々とした、勝ち目のない議論から離れることができよう。オブライエンが観察したように、「私たちの社会は、毒物が使われることを前提にしていて、どれくらい使うかだけを問題にしている社会である。現行のシステムの下では、かくかくしかじかの活動は必要であるという確認が決して求められることなく、毒物が使われ排出され、焼却され、埋められている。」「最小毒性に代替する原則」は、より安全な選択が得られる日を目指し、発がん性物質を使い、それを環境に日常的に排出する行為が、奴隷制と同様、「考えられないこと」となる日を実現しようとしている。

がん宣告後の私のイリノイ観

私はボストンのアパートで机に向かいながら、若いメスのラットにおけるホルモン破壊についての論文を拾い読みしている。動物を一化学物質に曝露させるのではなく、ダイオキシンに汚染された埋め立て地からのほこりや土や空気を使った現実世界の低レベル混合物に曝露させているので、通常の論文とは異なっている。実験を始めてたったの二日後から、動物の肝臓、生殖器官、甲状腺に異常な変化が認められた。埋め立て地から取ってきた空気だけに触れさせたラットでさえ、発達に顕著な変化が現れた。これらの結果は「化学物質の混合物からくる健康リスクを計算する現行の方法はある種の生物学的影響を下方に推定している可能性を示している」と、著者たちは結論している。

この論文の最初に戻ってみると私の目に懐かしい「イリノイ」の文字が飛び込んできた。この研究で使われた、汚れたほこり、土、空気はイリノイ州の古い、今は使われていない埋め立て地から集められていた。

ほこり、土、空気。私はがんの宣告を受けた翌年、野外生態学の講義を受けることとし、イリノイ州の希少原生植物ブラック・ソイル・プレーリーの中でも最も希少な種を特定するために学習した。その名残りはわずかな古い、開拓時代の墓にほぼ完全に限られている。墓石と墓石の間にしゃがみ込んで、私は初めて見るその植物を両手で包み、これらの草や低木を何千町歩も広げ動物たちの走り回る音、野火、小鳥のさえずりのある状態にしようと決意した。しかし、後に、イリノイのプレーリーについてもっと深く知るようになると、私の心からその敵、すなわち外来性の侵入種を消し去ることは不可能だということがわかった。野生ニンジン、フランスギク、キクニガナ、エノコログサ、ヤマブキショウマ、オニナベナなどはすべてヨーロッパから移住してきたもので道端や空き地でよく見かけるものだ。母は私にそれらの名前を教えてくれた。私は特にオニナベナが好きだ。この草は葬列に来る人が花束の中に入れてプレーリー植物の残っている古い墓地に持ち込んできて、そこで種が広がる恐れがあるので、特に原生プレーリー植物にとっては危険である。冬になると、堅い茎が雪の中にアンテナの先端の松笠のように突っ立つ。私はそのいくつかの茎を机の近くにおいて故郷を想うよすがにしている。本棚にプレーリー植物についての科学の本を何冊か置いているのも同じ理由からだ。

微量の化学物質混合物の健康影響を扱った論文を読み終わった後で、私は褐色に枯れた紡錘形の花に目を落とし、それから窓越しに街を見る。ほこり、土、空気。今私が見ているものは、私の故郷の輪郭でもある。

文庫版へのあとがき

DDT、PCBと乳がんリスク

一九九七年のはじめの数週間目あたりに私はこの本の最終稿を書いていたが、それ以後も環境汚染物質と人のがんの発生増加の関連を示す証拠は引き続き現れていた。第十二章に述べた問題に関係した新しい研究もあり、またそれとは別に新しく起こった問題もあった。がんと環境との関係が以前に研究者たちが想像していたよりもはるかに複雑だということを示すものも出てきた。ほとんどの場合、これらの新しい科学論文は、ほんのわずかの環境発がん性物質に生涯曝されるとがんのリスクがきわめて高くなると言う主張をさらに支持するものである。ありがたいことに、こうした研究の意味が人々の耳目を集め始めており、がんのエコロジー的ルーツの話題をじつに長い間覆っていた沈黙が破られて人々が話しはじめた。私たちの環境の状況について否定したり絶望したり無益と切り捨てたりすることは、決してしてはいけない、あまりにもひどい贅沢ではないかと、以前にも増して思うようになった。科学が私たちに行動を始めなさいと促している。

私が第一章で詳しく注目した、頑なに分解を拒んでいる化学物質の長老格であるＰＣＢを考えてみよう。一九九七年の夏の『ランセット』誌に、国際がん研究所がＰＣＢ曝露と急に増えてきた死亡率の高いがん、非ホジキンリンパ腫との重要な結びつきを記述している。

一つのケース対コントロール研究がある。視野はそれほど卓越しているわけではないが、研究者たちは一九七四年に血液を提供したメリーランドの田舎の人々二五、〇〇〇人について検査をし、その後二〇年以上彼らの健康状態を追跡した。その中で七四人が非ホジキンリンパ腫にかかった。研究者たちは、この人たちに似合いのコントロール（がんには罹っていないが他の点では似たような人々）を集めて比較した。がんにかかった人の血液の検査結果と、このケース対コントロール研究の結果は、びっくりするものだった。古い保存血液の検査結果と、このケース対コントロール研究の結果は、びっくりするものだった。がんにかかった人の血液ではＰＣＢが極端に高かったのである。最も高濃度のＰＣＢを持つグループの非ホジキンリンパ腫のリスクは、低濃度グループに比べて四・五倍という高さだった。それ以上に目立っていたのは、エプスタイン・バー・ウィルス（長い間、リンパ腫で役を演じていると疑われていた）とこの有機塩素化合物とが協働的な相互作用をしているというほぼ確実な証拠が得られたことである。すなわち、ウィルスが存在するとＰＣＢの発がん能力が増大した。これは、感染性の原因（ウィルス）と化学的発がん物質が共に働いてがんリスクを生じさせていることが初めて報告された例である。

この間に、オランダでも新しい研究があり、母乳で育てられた学童前の子供の血液には、母乳を飲んだことのない子供の三倍のＰＣＢが含まれていることがわかった。このように子供たちの食事あるいは胎盤経由よりも母乳が子供のＰＣＢを高めることがわかった。母乳に代わる優れた食べ物は存在しないわけだから、この研究結果は上に引用した研究結果と共に、ずっと昔に禁止されたのに未だに存在している汚染物質を食べ物から除く必要を私たちに鋭く警告している。幸いこれは実行可能である。製造されたPCBの大部分はまだ食物連鎖に入り込んではいない。その代わりそのPCBは埋め立て地でぐずぐずしているか、古い電気器具の中に残っているかどちらかである。急いでしなければならないことは、捨てられたPCB、あるいはもうすぐ捨てられるPCBを掌握して、それらが再び環境中に掃き出されて、私たちの食物の中に入ってきたり、母乳に濃縮して子供の口に入らないように固めてしまうことである。鉛塗料とアスベスト削減のために行ってきたことをPCBについても行わなければならない。

一方、PCBが乳がんに寄与している可能性があるという証拠はこの数年間の新しい研究では支持されなかった。DDTについても同じである。ニューイングランド医学誌に載った大規模な組織的研究で、血中のPCBとDDT代謝物のレベルと乳がんリスクとの間の結びつきが得られなかったのである。リンパ腫についても数千人の血液検査を実施している。そして、乳がんになった人とならなかった人とを比較対照したところ、二種類の化学物質の血中レベルに有意な差は見られなかった。しかし、著者の一人は、だからといってPCBとDDTが乳がんと関係しているとの仮説を捨て去るのはまだ早いと警告している。この二つの化学物質に曝露されることが問題となる女性群があるかもしれない。同じ乳がんでもある種の乳がんには重要で別の乳がんには重要でないという可能性もある（この研究では、閉経前の乳がんか後のものかの区別もしていないし、エストロゲン・プラスの乳がんかマイナスの乳がんかの区別もしていない）。さらに、曝露量の絶対値よりも曝露のタイミングが重要である。その上、検出対象として選ばれたDDT代謝物は実際の害となった物質ではない可能性も残されている。PCBには二〇種類の異性体があることを忘れてはならず、それぞれの代謝ルートで変化し、からだの中で別々の作用をするのである。

こうしたことを考えれば、この一つの研究からＤＤＴとＰＣＢだけでなく、乳がんをおこすどんな農薬や工業化学品についても無罪を宣言するのはおかしいと、非難が出るのは当然である。こういう宣言の無責任さは、最近発表された別の論文の中で明らかにされている。たとえばカナダの研究者エリック・デュウェリーは新しい研究から、乳房腫瘍中のエストロゲン濃度が周りの乳房組織中のＤＤＴ代謝物濃度と密接に関係していることを見つけた。実験の規模は小さいけれども、ＤＤＴのような有機塩素化合物はＭＣＦ―７細胞中のエストロゲン・レセプターを増加させることが知られており、この二〇年間に女性の乳房腫瘍中にますますエストロゲン・レセプターが増えてきていることが総合的にわかってきているので、この研究結果は特に意味深長である。ＤＤＴが人の乳がんと他のがんにおいて演じている役割を理解することは、米連邦国土局が出した新しい冊子でもきわめて重要視されている。この冊子は冷戦中の毒物に伴う河川と湖の汚染が今も続いていることを記録している。ＤＤＴは長い間底泥の粒子にくっついていて、洪水の時に巻き上げられるだけでなくなりはしないことが、研究によってわかったのである。ケンタッキー州で行われた乳がんの生態学的調査では、トリアジン除草剤との関連が見出された。様々な統計学的補正と出産経歴の補正をした結果、ケンタッキー州での乳がん発生率の最も高い地区とトリアジン除草剤の最大使用地区とが一致した。

とりまとめて言えば、乳がんを環境面から研究しなければならない理由がますます増えてきたと言える。

がんを予防する方法

第三章でがんに罹ることとがんで死ぬことの時間差の傾向について述べた。この分野で卓越した研究をしているジョン・ベイラーは彼の有名な一九八六年の研究『がんについて進歩があったか？』を改訂して、先頃発表した（四四五ページ参照）。今度のタイトルは『征服されないがん』。彼は論文の中できっぱりと、「一九八六年に私は、がん治療の改善に費やした三五年間の努力は失敗であったとみなすべきだと結論しました。今回はさらに一二年間のデータと経験を加えてみて、この結論を変えるべき理由は何もありませんでした」と述べている。ベイラーの統計分析によって、最近わずかにがん死亡率が減少したのは、大部分がタバコの喫煙率が下がったことを反映したものだということが確実になった。治療法の成功を反映したものではないのである。彼は、がん研究のための資金を治療から予防に方向転換すべきだと主張する。予防の中には環境から発がん性物質を排除することが含まれる。同様の結論に達している別の研究がある。国立環境衛生科学研究所（ＮＩＥＨＳ）、国立がん研究所（ＮＣＩ）、国立労働衛生安全研究所（ＮＩＯＳＨ）とフランス、スウェーデンの共同研究者からなる優れた研究チームが今年行ったものだ。

がんリスクを減らすことにつながる効果的な第一義的予防措置とは、⑴人が曝露される発がん性物質の数を減らすこと、⑵その発がん性物質に曝露されるレベルを減らすことである。一つ一つの物質に着目すれば曝露レベルはきわめて低くても、他に多くの発がん性物質にも同時にさらされている現状では、実際に安全だとは言えない可能性がある。

がん予防に焦点を当てるに際して子供の問題ほど緊急なものはない。米国で子供のがん発生が増加し続けていることは、一九九七年夏の新聞一面の見出しとなった。英国で尊敬されているがん研究者Ｅ・Ｇ・

ノックスによる一九九七年の研究が、子供の白血病と地域の環境汚染との間の緊密な結びつきを、これまでにないほど詳細に描き出した。ノックスたちはイングランド、ウェールズ、スコットランドで一九五三年から一九八〇年までに白血病その他のがんで死んだすべての子供たち二二、四五八人の住所の地図を作った。(米国と違って、イングランドとウェールズは、一九五〇年まで遡れる総合的な国民がん登録制度を持っている。がん死亡率だけに関しては一世紀以上にわたってデータが収集され分析されてきた)この地図と産業一覧表を使って、ノックスのチームはすべての潜在的汚染地点の地図を作った。産業には、発電所から近隣の自動車修理工場まで含めた。彼らは二つの地図を重ね合わせて、子供たちが、ある種の産業から二~三キロメートル以内に住んでいるとがんのリスクが増大することを見つけた。特に石油の大量使用あるいは化学溶剤の高温使用にかかわる産業で顕著であった。数百メートル以内が最もリスクが高く、距離が遠くなるにつれてリスクは少なくなった。引っ越しを経験していた子供たちの中では、亡くなった時の住所よりも生まれた場所との関連が深かった。この結果は、子供たちが非常に早い時期、おそらく誕生前に環境発がん性物質に出会ったことががんの脅威を作っていたということを強く示唆している。

ノックスの研究から私たちは、マサチューセッツのウォバーン工業都市の追跡研究についていろいろ考えることができる。この都市では犠牲になった子供と親たち、弁護士らが有名な裁判を現在起こしていて、相手のディッケンズのブリーク・ハウスとの戦いが複雑になって紛糾している最中である(九章とその注参照)。この新しい研究は、ウォバーンの子供たちのがんクラスターが妊娠中の母が飲んでいた水が溶剤に汚染されていたというところまで遡るべきことを示している。妊娠中に家の水が汚れていればいるほど、子供たちのがんリスクが高くなる。同様にロサンゼルスでも、研究者たちは、小児脳腫瘍と、ノミ・ダニ駆除剤の胎児被曝との結びつきを確認した。妊娠中にペットにこの薬を使った頻度、自分自身のシャンプーなどに使った頻度が高いほど、リスクが大きくなっていた。また、新しい全国調査で、母が妊娠中（あるいはごく初期の幼児期）に農家に住んでいた場合に小児脳腫瘍のリスクが著しく高くなっていることがわかった。

これらのことをすべて考えると、英国の研究と米国の研究が共に、発がん性物質に曝露されることに関して胎児はきわめて弱いと指摘している。しかし、我が尊敬する政府は、環境発がん性物質の基準値を大人を念頭に定めていて、胎児のことは考慮してこなかった。今必要なことは、化学物質規制に対する新しい取り組みに際して、妊婦を危険から守る私たちの義務を明確にすることである。ここで一つ、可能な模範を提案しよう。すなわち、もし、六週間目の胎児（胚）に対して安全でないならば、その化学物質は安全でないものと指定して、環境に入れてはならない、とすることである。

がんクラスター研究のその後

がんクラスターの地図づくりの中からまた別の疑問が持ち上がっている。ケープ・コッドについて（一二三〜一二八ページ参照）、〈沈黙の春研究所〉は、なぜ州内の他地域よりも二〇〇％も乳がんが多いのかという疑問を解いていない。昨年、研究者たちは、この地では退職後の人口が多いためにそうなったという可能性を排除した。乳がん率が最も高い年齢層は六五歳より若い人たちであった。彼らはまた、生活スタイルと遺伝の因子のほとんども除外した。喫煙、飲酒量、早期検査、出産歴はケープ郡の他地域と違いはなかった。公共上水道中の検査では発がん性物質、あるいはホルモン攪乱化学物質はほとんど見つからなかったが、腐敗タンク付近の地域で行った地下水分析では、エストロゲンをまねるといわれている界面活性剤ＡＰＥＯｓで汚染されているしるしが見つかった。全家庭が使っている井戸の検査がまだ残っている。さらに研究チームは、ほこり、土、空気といった環境サンプルを女性たちの家から直接集めている。〈沈黙の春研究所〉の人たちは、ケープについての環境因子（一九四〇年まで遡った農薬使用データや土地利用の歴史的パターンなど）と結合する情報システムを作ったので、ケープの各家庭に対する曝露量推定をすることができる。これによって、次の研究段階ではそこに焦点が当てられることとなろう。ケープで膀胱がんが多いことの説明として現れてきた溶剤を浸出させていた水道管も、今一度乳がんへの影響の面から研究されることになる予定だ。

ニュージャージー州の公衆衛生局は今二つのがんクラスターを調査している。バーゲン郡で一九七九年から一九八八年の間に女性の脳腫瘍の発生が州の平均の二倍であった。乳がん、直腸がん、膀胱がんも上昇していた。最初に疑われ、現在調査されているのは、メイウッドのスーパーファンド・サイトである。そこは、ベンゼン、塩化ビニル、パークロロエチレン、カドミウム、ヒ素などの発がん性物質で汚染されており、トリウム、ラジウムという放射性物質も以前に化学工場から出されていたところだ。メイウッドはスーパーファンド・リストの中でも最も汚染の広がった毒物廃棄場である。何十年も前に底敷きもしていない浅い池に捨てられたどろどろの廃棄物はその後、自動車道の建設でどうかなってしまい、あるいは洪水で近くの小川に流れ込んだ。廃棄物は誰ともわからない住民が掘り返して盛り土や埋め立てにも使われた。その結果、メイウッド・サイトはほとんど郡内全域に広がってしまって、それによる地下水汚染は公共と個人の飲料用井戸、何千という井戸にまで到達している。疑問はまだ残されている。「これらの曝露からがん罹患率の上昇が説明されるかどうか？」

「知る権利」の活用が進む

バーゲン郡のすぐ南、ジャージー・ショアから二〜三マイルのところにもう一つのがんクラスターが説明を待っている。白血病と、脳、神経系のがんが、ニュージャージー州オーシャン郡のトムスリバーの子供たちの間に非常に多いことが見つかった。一九七九年から一九九五年のがん登録データを見ると、ここの子供たちは白血病が二倍、脳腫瘍が三倍多い。特に多いのは五歳以下の女児である。トムスリバー地区の水道水を調べたところ、いたるところで〃トリマー〃と呼ばれる規制対象外の化学物質が見つかった。一九九七年五月の初めに、汚染された井戸に除去装置をつけた。しかし、トリマーの健康影響はほとんど研究されていなかった。そこで研究の次の段階は、これとその他の環境因子と、子供のがんとの間に関連があるかどうかを決めることである。私はニュージャージーで子供ががんに罹っている母親たちと話をしているうちに、今の総合的「知る権利」法が、有毒物質を地域に持ち込んだ何十年か昔にあったならと、つくづく思った。幸いにも今では、「知る権利」法の表紙に大統領署名があるので、私たちはそれに励まされ、希望を持つことができる。一九九七年の夏、連邦控訴院はＴＲＩ〔毒物排出一覧表〕から一五〇物質をはずしたいという化学工業協会の企てを全員一致で却下した。もし化学工業協会が勝っていれば、これらの化学物質に関する地域の公開情報（発がん性が疑われている物質も含む）は企業秘密の暗い世界に再び戻ってしまう。一ヶ月後、「環境衛生研究のためのジョン・スノー研究センター」が一つの膨大だが読みやすい、市民のための資料マニュアルを出版した。「知る権利」法の下で入手可能な環境情報を完全に入手したいと考えている市民や、地域の住民健康調査を行う基本的方法を知りたい人に役立つものである（三八七ページ参照）。

住民の「知る権利」の力は伸びている。カリフォルニア州では、公衆の利益を研究する人たちが、農薬だけに関する「知る権利」法の一つを使って、一九九一年から九五年の間に州内の農薬使用量は三一％上昇し、発がん性の農薬に限ると二倍になっていると報告した。彼らはまた、この劇的な増加は単位面積当たりの農薬使用量が増えたためだということも明らかにした。耕作面積はこの時期に大きな変化がなかったからである。この報告書は評判になって、カリフォルニア州農業の化学物質依存度についての議論を巻き起こした。同じように、ペンシルバニア州アレゲニー郡では地区の活動家たちが、一九九五年に地域の工場が有毒物質の製造量を前年よりも一四％も低下させているのに環境排出量の方は一五％も増加させていることを明らかにした。こうした結果は地方の新聞で報道されて、人々の強い反応を引き起こした。

一九九七年九月に私はワシントンＤＣで開かれた「知る権利」会議に世界から来た公衆の利益主張グループの人々と共に参加した。グループのメンバーは成功例、コンピューター技術、政策戦略を互いに交換し合った。参加者は皆「知る権利」原則の拡大を支えていこうと合意した。「知る権利」は標準化され、総合的で、理解しやすく、かつ他のデータと結合された環境情報を地域に与えるものである（たとえば、排出データベースは病気登録データと結合することができる）。私たちの課題は環境防衛基金が発表したばかりの、会場に配布された新しい研究結果によっていっそう大きくなった。一九八四年の米国科学研究評議会の有毒化学物質規制に関する報告書（一四九ページとその注〔四三三ページ〕を参照）の追加研究から、米国内で大量に使われている化学物質の四分の三がまだ基本的な毒性テスト結果を公開情報に載せることができないままであることがわかった。最も広く使われている化学物質の三分の二がまだ発がん性テストを行っていない。それなのにその基礎的化学物質の生産は毎年三・三％の成長率で増え続けている。

オルタナティブの道

昨年は、本書の八章、九章のテーマとなっている空気と水の汚染の果たす役割が焦点になった。アラスカ州で行われた新しい研究は、セルフサービスの自動車給油で人々が数種類の発がん性物質に曝露されることを伝えている。タンクに給油し終わったばかりの人々の血液と吐く息の中で様々な揮発性ガソリン成分のレベルが上がっていた。専用の農薬噴霧器を使っている家の調査からは、スプレーした一週間後でも子供のおもちゃに農薬がついていることがわかった。スポンジ、衣類、プラスチックおもちゃなどは明らかに半揮発性の農薬がくっつきやすく、子供の手や舌に移行するまでずっと離れない。この研究論文の著者は、おしゃぶりを頻繁にする子供たちの行動を考えれば、子供たちが摂り込む量は安全レベルの二〇倍にもなる可能性があると推定している。家庭用害虫駆除を規制している現在の法律は、このルートによる曝露を考えていない。

フィンランドからは塩素消毒した飲み水の危険について新しい証拠を示す報告が出された。研究者たちは塩素消毒した水の中からトリハロメタンよりも強い発がん性物質を一つ見つけた。この副生成物は水の化学者にはＭＸとして知られているが、発がん性テストを行われたことがなかった。ＭＸの本当の名前は３-クロロ-４-（ジクロロメチル）-５-ヒドロキシ-２（５Ｈ）-フラノンという。動物アッセイを使ってテストした結果、ＭＸは雄ラット、雌ラットともに最低投与量でも発がん性を示した。そうしてできたがんは、膵臓がん、肝臓がん、肺がん、乳がん、白血病、リンパ腫であった。これらのがんは塩素消毒した水を飲む人々がなりやすいといわれるがんと完全には一致していなかったので、この動物試験結果の意味についてはまだ今一つ明確ではない。しかし、私たちは飲料水を有機物汚染から守らなければならない理由をもう一つ持ったことになる。トリハロメタンの他にＭＸを創り出すような物質を使うのは避けなければならない。これもまた、殺菌のために別の方法を使うべき時だということを示している。

数々の成功例から、よいオルタナティブがあるのに私たちは不必要なリスクに曝されていることがわかった。一つの例にゴルフ競技がある。新しい労働衛生研究から、ゴルフコースの管理者は一般人よりもがんに余計罹っていることがわかった。農民と同じようにゴルフコースのキーパーは、脳腫瘍、前立腺がん、リンパ腫の割合が高い。この研究では農薬が犯人かどうかは分からないが、典型的なゴルフコースは農業の畑の四倍も多く農薬を使っていることがわかっている。しかし、カリフォルニア州、コロラド州では五ヶ所ほどのゴルフコースが完全な無農薬のコースである。気候によくあった芝を植えること、原生種の植相にすること、草刈り法を変えることによって農薬を使っていないゴルフコースの管理者は自らの健康を守ったと同時に、フェアウェーやグリーンを作るための唯一の方法は農薬を多量に用いることという仮定に重要な挑戦を示した。私の父は、ある時期タイプの技能と同じくらい大したゴルフの腕だったが、有機ゴルフコースでティーオフしたいものだと言っている。

ゴミ焼却に対するオルタナティブもたくさんある。こうしたオルタナティブの必要性は最近の国際がん研究所（ＩＡＲＣ）の決定によって強調された。というのは、ＩＡＲＣはダイオキシンのヒト発がん性の位置を新しい、のろわしい科学的証拠に基づき「おそらくヒト発がん性」から「ヒト発がん性とわかっている」物質に分類を変更した。このニュースを聞いた二〜三ヶ月後、私はバーモント州、バーリントンにある医学センター病院の廃棄物処理を見学した。この病院は、焼却しているゴミが一年間にトラック一台分以下で（ゴミ全体の〇・五％に当たる）、中身はほとんど病理学的廃棄物と培養細胞であるという（私が訪れた日、焼却炉に向かうコンテナー中の一番大きな物体は産婦人科から出された胎盤の包みであった）。その他の医学ゴミは滅菌後に埋め立て地に捨てられている。残り、全ゴミの八〇％以上はリサイクルされている。プラスチック、水銀、電池、その他有毒物質が燃やされることは決してない。食堂と喫茶店から出る食物のゴミは堆肥にされて近所の有機農園の肥料になりその作物は病院に戻ってくる。

この美しい相互支援システムはホーリー・シャーナーの頭脳が生んだものだ。彼女は医療ゴミ監督になった看護婦で、私が今までに会った人の中で最も知識があり、ゴミについてすばらしく熱心な人である。数年前、シャーナーは蘇生室の看護婦として自分が捨てているゴミのほとんどがプラスチックの包装とパッケージトレーであることに気がついた。たとえば一回の心臓手術に必要な器具の包装は、四リットルの袋三つ以上にいっぱいになる。このゴミの大部分は患者が手術室に入ってくる前に出る。このあふれんばかりのゴミの袋のイメージと、清浄空気の重要性についてフローレンス・ナイチンゲールが説いていたことが合わさって、ホーリー・シャーナーに専門を変えさせた。彼女が最近看護学雑誌できっぱりと述べているように、「人々の健康は環境の健全性と結びついています。人々の健康と福祉を改善することは看護婦の仕事です。そして、私たちは環境にも同じようにやっていますよと言えることは大事なことです。」

病院を見学した二〜三ヶ月後、私はある国際会議に招待された。科学者、弁護士、農民、政府の役人、医者、哲学者、編集者、都市計画立案者、労働組合員、環境活動家が予防原則について開いた会議で、この本の最終章のテーマでもある。ウィスコンシン州のラシンにあるフランク・ロイド・ライトのウィングスプレッド会議場の美しい部屋で雪に閉じこめられながら、私たちはこの原則はどんな意味があるのか、いかにしてその考えを実現するかを話し合った。この議論の間、私はホーリー・シャーナーが思いついたリサイクル病院のビジョンを考えていた。三日間の議論が終って、私たちは合意宣言を作った。私は、毒のないオルタナティブが常識的な答えになるような未来をイメージするためのスタート地点として役立つことを希望して、私たちの宣言の全文をここに載せる。

予防原則についてのウィングスプレッド宣言

有毒物質の排出および使用、資源の収奪、および、環境の物理的改造は、大きな意図せぬ結果をもたらし、人々と環境に影響を与えてきた。こうした懸念をいくつか挙げれば、学習障害、喘息、がん、先天性障害、および種の消滅などの割合・速度が高まっていることと、地球規模の気候変動、成層圏でのオゾン減少、および、世界中で有毒物質と核物質の汚染が広がっていることである。

われわれは、現在の環境規制その他の決定、中でもリスクアセスメントに基づく政策決定は人の健康と環境（人間を含むより大きなシステム）を適切に守ることに失敗してきたと確信する。

われわれは、世界中の人と環境の被害は、人間が活動をするための新しい原則が必要であるほど大きくかつ深刻だと納得できる証拠があると確信する。

われわれは、人間の活動が災害を招くかもしれないと知っているのだから、人々は最近の歴史にあるようなやり方よりも、より注意深く行動しなければならない。企業、政府機関、組織、地域社会、科学者、および、個人は、あらゆる人間活動に予防原則を適用しなければならない。

したがって、予防原則は次の条件を満たす必要がある。「ある行動が人の健康あるいは環境に危険をもたらす場合には、その科学的因果関係が完全には確立しなくても予防的措置が取られなければならない。この場合には、公共団体よりもその行動を行おうとしている者が、証明の責任を負わねばならない。」

予防原則を適用する審議過程は、公開性を保ち、情報が十分与えられ、民主的でなければならず、影響を受ける可能性のあるグループが参加しなければならない。また、その行動を取りやめることを含めた、あらゆる代替案が検討されなければならない。

一九九八年一月

エピローグ――「知る権利」を使おう

危機管理計画と地域の「知る権利」法（ＥＰＣＲＡ）で得られる環境データの取得法には基本的に三つある。第一は連邦政府か州政府に要求して入手する、第二はコンピューター端末を使って探す、第三はこの方面に長けた専門家を抱えている公衆利益グループのどれかと連絡を取ることである。

もし環境データを扱うことに慣れていなければ、あるいはどんなデータを欲しいのか自分でも良く分かっていなければ、第三の方法が最も失敗が少ないだろう。この点において私が最も役に立つと考える組織を列挙しておこう（１～５）。

1. The Working Group on Community Right-to-Know（218 D Street SE, Washington, DC 20003；202-544-9586）
2. The Right-to-Know Network at the Unison Institute（1731 Connecticut Avenue NW, Washington, DC 20009；202-234-8494）
3. The John Snow Institute's Center for Environmental Health Studies（44 Farnsworth Street, Boston, MA 02210；617-482-9485）
4. CCHW：Center for Health, Environment and Justice（P. O. Box 6806, Falls Church, VA 22040；703-237-2249）

5. The Environmental Research Foundation（P. O. Box 5036, Annapolis, MD 21403；410-263-1584）

次にＵＳＥＰＡ〔環境保護庁〕は連邦政府の部署の一つで、内部にＥＰＣＲＡを執行する部があり、公開に責任をもっている。本部はワシントンにあるが、各地域にある管轄事務所でも連絡が取れる。毒物排出一覧表（ＴＲＩ）と関連するＥＰＣＲＡ報告書類のコピーが無料でもらえる。要求すればＴＲＩ―ＵＳは住民の郡に関するコンピューター検索を行ってくれる。また、もっと詳しい情報が得られる州の各部署や図書館を案内してくれる（6、7、8）。有毒廃棄物は資源保全と回復法（ＲＣＲＡ法）の下に別に管理されている。読者の近所にある有毒廃棄物処理施設を知りたければ、ＥＰＡのＲＣＲＡホットラインに電話すればよい（9）。飲料水の汚染についての情報が欲しいときはＥＰＡの安全飲料水ホットラインに電話する。環境汚染の健康影響に関する情報を求める場合はＥＰＡの汚染防止情報室に電話すればよい（10）。

6. The EPA（401 M Street SW, Washington, DC 20460）
7. EPA's EPCRA hotline（800-535-0202）
8. TRI User Support（TRI-US） Service 202-260-1531
9. EPA's RCRA hotline（800-4249346）
10. EPA's Pollution Prevention Clearinghouse（202-260-1023）

ほかにも重要な情報源として数々の連邦省庁がある。有毒廃棄物サイトにある有毒物質、また公衆の健康に大きな脅威を与えると思われる有毒物質に関する詳細な毒性情報は、毒物・疾病登録庁（ＵＳＡＴＳＤＲ）で得られる（11）。また、環境が関係している病気については、国立環境衛生研究所（ＮＩＥＨＳ）の「環境健康影響の情報室」（12）が質問への回答、オンライン検索、特別な問い合わせに関する調査、をしてくれる。職場の発がん性物質についての質問は、国立労働安全衛生研究所（ＮＩＯＳＨ）か労働安全衛生監督局（ＯＳＨＡ）にすることができる（13、14）。

11. The U.S. Agency for Toxic Substances and Disease Registry (1600 Clifton Road NE, Atlanta, GA 30333; 404-639-0501)
12. The Clearinghouse on Environmental Health Effects（NIEHS）（800-643-4794）
13. The National Institute of Occupational Safety and Health（800-35-NIOSH）
14. The Occupational Safety and Health Administration（800-321-OSHA）

非常に突っ込んで知りたい場合には、「知る権利」情報は様々な電子メディアとオンライン・サービスを通して入手するとよい。連邦政府の印刷局はＴＲＩを出版しているし、ＴＲＩ化学物質の健康影響に関する若干のデータはＣＤ－ＲＯＭとフロッピーディスクでも出しているので、印刷局の記録管理部に問い合わせるとよい（15）。国立医学図書館は特別情報提供事業としてＴＯＸＮＥＴのオンライン・サービスからＴＲＩ（発がん性物質の情報も）に接続できるようになっている（16）。「知る権利」ネット（ＲＴＫＮＥＴ）は「知る権利」ネットワークを通して無料で作られた、ＴＲＩとその他の環境情報をオンラインでつなぐ通信システムで、地図化プログラムを提供している。ＴＲＩとその他の「知る権利」情報はインターネットからどんどん取れるようになってきている。ＥＰＡは全庁をカバーするインターネットサイトを持ち、ＷＷＷほかのサービスを通して無料のアクセスを提供している。

15. The U. S. Government Printing Office Superintendent of Documents, P. O. Box 371954, Pittsburgh, PA 15250; 202-512-1800
16. National Library of Medicine, Specialized Information Services; 8600 Rockville Pike, Bethesda, MD 20894; 301-496-6531

これを書いている時点では、農薬散布情報はまだ公開になっていない。農薬登録法を通過させたカリフォルニア州とニューヨーク州の二州が公開しているだけである。たとえばニューヨーク州では、この法律の下で農薬の販売と使用を追跡し、ＺＩＰコードレベルに落として「知る権利」データベースに入れている。一九九八年七月に初めての全州農薬報告書を出すことになっている。連邦レベルの登録制度がない状況下で、国立食品・農業政策センターは、全国農薬利用データベースを作った（17）。農業に限定して、連邦政府と州政府から調査情報を引き出して作られたこの報告書は、農薬が使われている各州の面積、作物ごとと州ごとの活性成分の全重量を推定している。ＥＰＡはオレゴン州と協力して、農薬の生態・健康影響について農場からの問い合わせに答えるホットラインを作った（ＮＰＴＮ、18）。

17. The National Center for Food and Agricultural Policy (1616 P Street NW, Washington, DC 20036 ; 202-328-5048)

18. The National Pesticide Telecommunications Network (800-858-7378)

各種の非営利組織（ＮＰＯ）も非常に幅広い農薬情報を人々に提供している。そのトピックは、禁止されている農薬の輸出から頭ジラミの無害な駆除法にまでわたっている。私が役に立つと思っているものは、別表のものである（19～23）。

19. National Coalition Against the Misuse of Pesticides (701 E Street SE, Suite 200, Washington, DC 20003; 202-543-5450)

20. The Northwest Coalition for Alternatives to Pesticides (P. O. Box 1393, Eugene, OR 97440 ; 541-344-5044)

21. The Pesticide Action Network North American Regional Center (116 New Montgomery Street, Suite 810, San Francisco, CA 94105 ; 415-541-9140)

22. The Pesticide Education Center (P. O. Box 420870, San Francisco, CA 94142 ; 415-391-8511)

23. The Rachel Carson Council（8940 Jones Mill Road, Chevy Chase, MD 20815；301-652-1877）

カナダでは「知る権利」の法律は地域によってバラバラである。ほとんどのやり方は、ある委員会が法の下で集められた情報を一般に入手できるようにするものである。たいていの図書館からアクセスできる。カナダの情報アクセス法のガイドと特定の汚染排出一覧表を入手するには、個人が「情報コミッション・カナダ」に連絡すればよい（24）。その他の支援や意見を入手したければ、デモクラシー・ウォッチ（25）か、カナダ環境法協議会（26）に連絡すればよい。カナダのがん登録の情報は、健康カナダ（27）か、住居近くの統計カナダ照会センター（28）で得られる。

24. The Information Commissioner of Canada（112 Kent Street, Ottawa, Ontario KIA1H3; 800-267-0441；613-995-2410）

25. Democracy Watch（P. O. Box 821, Station B, Ottawa, Ontario K1P 5P9；613-241-5179）

26. The Canadian Environmental Law Association（517 College Street, Suite401, Toronto, Ontario M6G4A2；416-960-2284）

27. Health Canada（Tunney's Pasture, Ottawa, Ontario K1A0L2；613-957-0327）

28. The Statistics Canada Reference Centre

訳者あとがき

ＤＤＴやＰＣＢやダイオキシンやフロンや水銀、ヒ素といった有名な化学物質だけが困った問題なのではなく、万を越える、数え切れないほどのものが、広くしかも五〇年六〇年という長きにわたって私たちの周りを汚染してきたことが問題である。余りにも広く、多様に汚染したので、その悪影響を見つける作業は困難を極めている。この本は自らがんを背負い、その環境由来の原因について果敢に調査を展開した、アメリカの若い女性が書いたものである。自ら膀胱がんと乳がんを患っている人が、人間的に、心をこめてこの本を書いている。

日本では「がんの告知はしない。なぜなら死を宣告するのと同じだから」という医療の政策がつい最近まで続いてきたことを思い出していただきたい。そのがんに罹る年齢が低下しているのを、恐ろしがらない方が不思議である。いくら医学の知識と技術が向上しても、現在の日本ではがんで死ぬ人が増える一方である。ほんの少し前に四人に一人と言われていたのに、もう、三人に一人になってしまった。

サンドラ・スタイングラーバーは膨大な数の研究を引用しながら、がんとは何か、個人にとって、地域社会にとって、次世代にとって、どういう意味があるかを克明に述べている。アメリカでも環境の影響は等閑視されてきた、というより、タブー視されてきたという。それでも、それに光を当てようとする様々な動きがあり、それが膨大な引用になっている。日本でも、がんについて新聞が伝えるのは「がん遺伝子の発見」と「遺伝子治療に役立つだろう」ばかりである。がんの遺伝要因は一〇から一五％程度であって、大部分のがんは関係ない。しかも、いまの科学の知識では、そのがん遺伝子は「放射能や発がん性物質などの外的要因のためにいつか遺伝子が傷つけられ、不幸にも次の世代に受け継がれた」のであって、永劫の過去からきたものではない。それほど遠くない過去に私たちの遺伝子が傷つけられた事件があり、今もある確率で起きているのなら、その事件が起こらないように予防することが医学でなければならない。科学はそちらに貢献すべきである。

日本における「がんの環境要因に関する総合調査」が私の望みである。なぜなら、環境汚染による健康影響（生体影響も同様）を従来型の因果関係研究によって見つけることは不可能に近いが、現に生態系と人の健康が悪化していることもひしひしと感じているからである。アトピー、喘息、アレルギーの増加やがんの増加は明白な信号であり、母親たちが水の質の悪化、空気の悪さ、農薬散布や食品中への混入を心配している。それにもかかわらず明確な指針を誰も示さない。特に税金で食べている研究者、医者が無力である。同じく税金で食べている全体の奉仕者たる行政は、母親たちの心配を愚弄し続けている。こうした状況では、化学物質の安全管理の必要を本当に確信させることはできず、単に内外圧力をかわすための最小の施策に留まることで終わることが目に見える。これをはね返すためには、影響がはっきり出ていること、それが化学物質との関連で考えざるを得ないことを〝科学的に〟示さなければならない。そう考えて、人間の出生に関わる健康（不健康）情報と増加し続けているがんに関する情報の収集と分析が私の望みである。

そういうところにこの本 *Living Downstream* が来た。これは一人の仕事であって一人の仕事ではない。謝辞に連ねられている科学者、医者の数の多さを見れば明白である。こうした総合調査が海の向こうで行われたのであれば、それに敬意を払い翻訳することが最も正しい態度であろうと決心したのである。私は国立の研究所で、化学物質による環境影響を評価し、その影響を低減するための方法論を研究している。その研究者が自分の研究を世に問うのではなく、こうした翻訳本を出すのはいったいどういうわけかと、奇異に思われる方もあろう。批判があることも承知している。しかし、そういう方にも是非一読願いたい。というのは、ここには化学物質の環境影響に苦しんでいる人々がいるという現実と、それを前にしたときに研究者や行政や被害者自身はどうすればよいかを考えるための材料が満載されているからである。私も非常に多くのことを教えられた。

なお、「第九章 水」を山室真澄さんに、「第十一章 からだ」を水野玲子さんに訳していただき、最後に私が文章の統一を行った。二人の専門領域と関心の深さによって、適切な訳ができたことを感謝する。読者に二人のプロフィールをお知らせしておきたい。

山室真澄（やまむろ・ますみ）　工業技術院地質調査所主任研究官。専門は沿岸域の物質循環。市民の立場から交通事故減少に関わる運動などに携わっている。

水野玲子（みずの・れいこ）　つくば市在住。農薬空中撒布問題や食品安全問題で活動している。こどもの体と環境を考える会として調査やデータ分析をしている。

また、訳稿の最終段階で、慶應大学病院放射線治療科医の近藤誠先生が丁寧な校閲をして下さったことに深く感謝している。近藤先生のところで乳がんの治療を受けていた女性の仲介によるものであったが、彼女とその同病の仲間の皆さんの健康回復を祈りたい。

最後に、著者にならって日本国内外の便利なアクセス・ポイントを示しておこう。

二〇〇〇年九月

松崎　早苗

「がんと環境」を調べるためのウェッブサイト

国内

1 官公庁・研究所

環境庁ホームページ……http://www.eic.or.jp/eanet/
国立環境研究所環境健康部……http://www.nies.go.jp/kenko/health/newsj.html
毒物排出一覧表（PRTR）：PRTRパイロット事業結果が見られる……http://www.eic.or.jp/eanet/
労働省産業医学総合研究所ホームページ……http://www.niih.go.jp/toppagj.htm#TOPPAGE_TITLE
厚生省ホームページ……http://www.mhw.go.jp/
厚生省報道（一般廃棄物最終処分場における処理の適正化について）……http://www.mhw.go.jp/houdou/1003/h0306-1.html
厚生省報道（ごみ焼却施設排ガス中のダイオキシン類濃度について）……http://www.mhw.go.jp/houdou/0904/h0411-1.html
厚生省統計情報平成十一年人口動態統計月報年計（概数）の概況……http://www.mhw.go.jp/toukei/11nengai_8/5hyo.html
国立公衆衛生院……http://www.iph.go.jp/
国立がんセンター・一九九九年死亡者数死亡率・主要死因・年次別（明治四十三年～平成十年）……http://wwwinfo.ncc.go.jp/statistics/stats1999/japanese/tables/t01_j.html

国立がんセンター・がんに関する情報・各種がんの解説
……http://wwwinfo.ncc.go.jp/NCC-CIS/pub/index/0sj/type_50.html

国立がんセンター・がんの統計……http://wwwinfo.ncc.go.jp/NCC-CIS/0sj/statistc.html

大阪府立成人病センター調査部（大阪府がん登録）……http://www.iph.pref.osaka.jp/omc/ocr/

がん罹患数・率全国推計値（一九七五〜一九九五年）の公開
……http://www.iph.pref.osaka.jp/omc/ocr/research/zenkokuti/index.html

2　市民グループと個人

化学物質問題市民研究会……http://www.ne.jp/asahi/kagaku/pico/

廃棄物問題市民活動センター……http://www.jca.apc.org/~naba/

エコロジーと女性のネットワーク：ピル１１０番……http://home.att.ne.jp/sea/pill-110//

止めよう！ダイオキシン汚染・関東ネットワーク……http://www.jca.apc.org/~naba/dioxn/d-prof.htm

学びと環境の広場（別処珠樹）……http://www.kcn.ne.jp/~gauss/

住まいにおける化学物質（東賢一）……http://www.kcn.ne.jp/~azuma/index.html

化学安全（松崎早苗）……http://www.aist.go.jp/NIMC/chemsafe/

イデアフォー：乳がん患者サポート。環境汚染には重きを置いていない……http://www.ideafour.org/

海　外

1　国際機関

ＷＨＯがん死亡統計データバンク。日本のデータも見られる。

……http://www-dep.iarc.fr/dataava/globocan/who.htm

2　米国政府機関

NIH：国立衛生研究所……http://www.nih.gov/

SEER：ホームページ：がんの登録制度と疫学調査
……http://www-seer.ims.nci.nih.gov/

NIEHS：発がん性物質報告書：物質名検索……http://ehis.niehs.nih.gov/roc/toc9.html

EPA：発がん性物質データ・リスト……http://www.epa.gov/ngispgm3/iris/subst/index.html

ATSDR：有毒廃棄物解説……http://www.atsdr.cdc.gov/toxhazsf.html

労働安全衛生管理局。キーワードで検索できる……http://www.osha-slc.gov/html/subject-index.html

労働者の健康保護ページ……http://www.cdc.gov/niosh/elcosh.html

3　その他の国

オーストラリア　毒物排出一覧表
……http://www.environment.gov.au/epg/npi/database/index.html? Ok=OK

4　市民活動

米国　サンドラ・スタイングラーバーの個人ページ……http://www.steingraber.com/

米国　環境・健康・正義……http://www.chej.org/

米国およびカナダ　環境のための医師団……http://www.napenet.org/
……http://www.cape.ca/

米国　グリーンアクション……http://www.greenaction.org/

Health Network ; Phil Regal, University of Minnesota ; Pamela Resor, Massachusetts House of Representatives ; Florene Robinson, Louisiana Environmental Network ; Ted Schettler, Physicians for Social Responsibility ; Ted Smith, Silicon Valley Toxic Coalition ; Klaus-Richard Sperling, Alfred-Wegener Institut, Hamburg, Germany ; Sandra Steingraber ; Diane Takvorian, Environmental Health Coalition ; Joel Tickner, University of Massachusetts, Lowell ; Konrad von Moltke, Dartmouth College ; Bo Wahlstrom, KEMI (National Chemical Inspectorate), Sweden; Jackie Warledo, Indigenous Environmental Network.

ency, *Every Community's Right to Know : Resource Manual Community Outreach and Education on Enviroment and Health Information* (Sept. 1997).

＊381： カリフォルニア州の農薬使用——J. Liebman, *Rising Toxic Tide : Pesticide Use in California1991-1995* (San Francisco, CA : Pesticide Action Network North America1997).

＊381： ペンシルバニア州アレゲニー郡——C. Potocki, "Toxic Avengers Find Divine Inspiration," *Pittsburgh Newsweekly*, 3 July 1997 ; V. Tournley, "Group Calls for Action on Island," *Sewickley Herald*, 2 July 1997 ; P. O'Shea, "Group Challenges Neville Firms to Cut Down on Toxic Emissions," *Allegheny Times*, 26 June 1997.

＊381： 毒性試験の新しい報告書——D. Roe et al., *Toxic Ignorance : The Continuing Absence of Basic Health Testing for Top-Selling Chemicals in the United States* (New York : Environmental Defense Fund, 1997)

＊382： 車の給油中の曝露を研究——L. C. Backer et al., ***EHP*** 105 (1997) : 850-55.

＊382： おもちゃについた殺虫剤——S. Gurunathon, ***EHP*** 106 (1998) : 9-16.

＊382-383： 水中の MX〔3-Chloro-4- (dichloromethyl) 5-hydroxy-2 (5H) -furanone〕の発がん性——H. Komulainen et al. ***JNCI*** 89 (1997) : 848-56.

＊383： ゴルフ場の芝管理者のがん——B. C. Kross et al., **America Journal of Industrial Medicine** 29 (1996) : 501-6.

＊383： 有機ゴルフコース—— S. Marquardt, "Golf's Green Handicap," *Journal of Pesticide Reform* 17 (summer1997) : 15-16 ; より詳しい報告 : *The Green Guide*, vol. 37 (New York : Mothers and Others for a Liveable Planet, 21 March 1997).

＊383-384： ダイオキシンの発がん性分類が上方に修正——International Agency for Research on Cancer, *IARC Monographs on the Evaluation of Carcinogenic Risk to Humans, vol. 69. Polychlorinated Dibenzo-Para-Dioxins and Polychlorinated Dibenzofurans* (Lyons, France : International Agency for Research on Cancer, Feb. 1997).

＊384： バーモントのリサイクルを実行する病院——D. Riggle, ***Biocycle***, Feb. 1994,34-37.

＊384： ホーリー・シャーナーの引用—— "An RN Leads a Recycle Crusade to Heal Vermont's Environment," *American Journal of Nursing* 92 (June 1992) : 82-83.

＊385-386： ウィングスプレッド宣言——以下はウィングスプレッド会議の参加者である。Nicholas Ashford, Massachusetts Instittlte of Technology ; Katherine Barrett, University of British Columbia ; Anita Bernstein, Chicago-Kent College of Law ; Robert Consansa, University of Maryland ; Pat Costner, Greenpeace ; Carl Cranor, University of California, Riverside ; Peter deFur, Virginia Commonwealth University; Gordon Durnil, attoney; Kenneth Geiser, Toxics Use Reduction Institute; Bette Hileman, journalist; Andre Jordon, University of East Anglia, Britain; Andrew King, United Steelworkers of America ; Frederick Kirshenmann, farmer and philosopher ; Stephen Lester, CCHW Center for Health, Environment, and Justice ; Sue Maret, Union Institute; Michael M'Gonigle, University of Victoria, British Columbia; Peter Montague, Environmental Research Foundation ; John Peterson Myers, W. Alton Jones Foundation ; Nancy Myers, writer ; Mary O'Brien, biologist ; David Ozonoff, Boston University, Carolym Raffesperger, Science and Environmental

Pesticides in Surface Waters—Distribution, Trends and Governing Factors (Chelsea, Mich.: Ann Arbor Press, 1997).

＊375: トリアジン除草剤と乳がん——M.A.Kettles et al.,***EHP*** 105(1997): 1222-27.

＊376: がん撲滅の失敗——I. Bailar, ***NEJM***336 (1997). 1569-74.

＊376: 優れたがん研究チーム——L. Tomatis et al., ***Carcinogenesis*** 18 (1997): 97-105.

＊376-377: 小児がんの見出し——J. H. Cushman "U. S. Reshaping Cancer Strategy as Incidence in Children Rises," *New York Times*, 29 Sept. 1997, AL., 14. 小児がんの傾向についての新しい総説——C. W. Schmidt, ***EHP*** 106 (1998): AL. 8-A23.

＊377: イングランドの小児がん——E. G. Knox and E. A. Gilman, ***Journal of Epidemiology and Community Health*** (1997): 151-59.

＊377: ウォーバンのがんクラスター新情報——Bureau of Environmental Health Assessment, *Woburn Childhood Leukemia Follow-Up Study* (Boston: Massachusetts Department of Public Health, May 1996).

＊377-378: 誕生以前にノミ・ダニ殺虫剤に曝露——J. M. Pogoda and S. Preston Martin, ***EHP*** 105 (1997): 1214-20.

＊377-378: 農家の子供と脳腫瘍——J. L. Daniels et al.., ***EHP*** 105 (1997): 1068-77.

＊278 ケープ・コッドのがんクラスター新情報——R. A. Rudel et al.,***Environmental Science and Technology***, in press; Silent Spring Institute et al., *Cape Cod Breast Cancer and Environmental Study, Final Report* (Newton, Mass.: Silent Spring Institute, Dec. 1997); "A Decade of Cleanup Research," ***EHP*** 105 (1997): 476-77; R. Saltus, "Study Narrows Causes of Cape Breast Cancers," *Boston Globe*, 12 Dec. 1997.

＊379: ニュージャージー州バーゲン郡——Cancer Incidence in Three Communities Near the Maywood Area Superfund Site (Bergen County), *New Jewsey: a Site-Specific Follow-Up Health Study, public comment release* (Trenton, N. J.: New Jersey Department of Health and Human Services and the U. S. Agency for Toxic Substances and Disease Registry, Sept. 1997).

＊380: ニュージャージー州トムスリバー——Division of Environmental and Occupational Health Services, Consumer and Environmental Health Services, *Childhood Cancer Incidence Health Consultation: A Review and Analysis Of Cancer Registry Data1979-1995 for Dover Township (Ocean County), New Jersey*, technical report and summary (Trenton, NJ: New Jersey Department of Health and Senior Services, Sept. 1997); *Dover Township Childhood Cancer Investigation, Progress Report* (Trenton, NJ: New Jersey Department of Health and Senior Services and Department of Environmental Protection, Sept. 1997); S. Fallon, "Seeking Source of Toms river's Nightmare," *Philadelphia Inquirer*, 14 Dec. 1997, B-1 , 4-5,, M. Jaffe, "A Cluster Conundrum," *Philadelphia Inquirer*, 23 Feb. 1998, F-1,12. さらに情報が欲しい人は NPO の「Oceans of Love」(800-368-4385) に問い合わせるとよい.

＊380: 連邦控訴院の決定——Working Group on Comnunity Right-to-Know,"CMA Loses Lawsuit," *Working Notes On Community Right-to-Know*, July-Aug. 1997,1.

＊380: ジョン・スノー研究センター (JSI) ——JSI Research and Training Institute's Center for Environmental Health Studies and the U. S. Environmental Protection Ag-

で環境を汚したならば、あなたはインフォームド・コンセントを得ずに、不適当な人体実験をしていることになる」、「もし致死性のがんのような病気の原因物質には安全摂取量というものが無いと知っていて環境を汚染したならば、あなたは未必の故意による殺人に問われる」と言っている。(J. W. Gofman, memorandum to the U. S. Nuclear Regulatory Commission, 21 May 1994).

＊ 367： ATSDR からの引用——ATSDR, *FY 1993 Agency Profile and Annual Report* (Atlanta： ATSDR 1993), 15.

＊ 367： 環境中の発がん性物質の数——M. Eubanks, ***EHP*** 102 (1994)： 50-56.

＊ 367： レイチェル・カーソンの観察——Carson, *Silent Spring*, 248； M. J. Kane, ***Yale Journal of International Law*** 18 (1993)： 389-411.

＊ 368： 予防原則——この原則は、北海の悪化に関する欧州環境大臣会議で支持された。：K. Geiser, ***Technology Review***, Aug. -Sept. 1991, pp. 65-72.)； T. O'Riordan and J. Cameron (eds.), *Interpreting the Precautionary Principle* (London: Earthscan, 1994).

＊ 368： 死体が出てから規制する——Devra Lee Davis, ***Environmental Science and Technology*** 29 (1995)： 366-69.

＊ 368: 責任反転の原則——この原則は五大湖国際委員会報告で支持された。International Joint Commission in their Eighth Biennial Report on Great Lakes Water Quality (Washington, D. C.； Ottawa, Ontario： International Joint Commission, 1996), 15-17. また、コルボーンらの著書などでも議論されている：T. Colborn et al., *Our Stolen Future* (New York： Dutton, 1996)； G. K. Durnil, *The Making of a Conservative Environmentalist: With Reflection on Government, Industry, Scientists, the Media, Education, Economic Growth, and the Sunsetting of Toxic Chemicals* (Bloomington： Indiana Univ. Press, 1995).

＊ 368： 最小毒性代替の原則——このトピックについての私の考えのある部分は、生物学者 Mary O'Brien の考えに触発された。M. H. O'Brien, "Alternatives to Risk Assessment： The Example of Dioxin," ***New Solutions*** (winter 1993)： 39-42； K. Geiser, ***EHP*** 101, suppl. 2 (1993)： 221-25.

＊ 369： メアリー・オブライエンの引用——私信。

＊ 370: 若いラットの異常——M-H. Li and L. G. Hansen, ***EHP*** 104 (1996): 712-22.

文庫版へのあとがき

＊ 373： PCB とリンパ腫——N. Rothman et al., ***The Lancet*** 350 (1997)： 244-44； J. Raloff, ***Science News*** 152 (1997)： 85； L. Hardell et al., ***International Journal of Oncology*** 9 (1996)： 603-8.

＊ 373： 母乳中の PCB——J. Raloff, ***Science News*** 152 (1997)： 344； S. Patandin et al., ***AJPH*** 87 (1997)： 1711-14.

＊ 374： PCBs と DDT と乳がん：D. J. Hunter et al., ***NEJM*** 337 (1997)： 1253-68.

＊ 375： 無罪の宣言——たとえば、S. H. Safe, ***NEJM*** 337 (1997)： 13034

＊ 375: DDT がエストロゲン・レセプター刺激する——E. Dewailly et al., ***JNCI*** 89 (1997)： 888.

＊ 375： 表層水中の DDT——S. Larson et al., *Pesticides in the Hydrologic System, vol. 3 :*

＊ 360： 塩素有機物への曝露とラットの性早熟――この話題を広めたのは Dr. Mary Wolff である。彼女は、少女の月経の早期化に対する身体的、栄養的因子をすべて調べた。：M. S. Wolff, "Organochlorines and Breast Cancers," presentation at the American Public Health Association, New York, 20 Nov. 1966. ; L. M. Walters et al., ***Reproductive Toxicology*** 7 (1993) : 599-606 ; P. L. Whitten et al., ***Biology of Reproduction*** 49 (1993) : 1117-21; R. I. Gellert, ***Environmental Research*** 16 (1978) : 123-30.

＊ 360-361： がんの原因についての大きな論争――たとえば、R. Doll and R. Peto, *The Causes of Cancer : Quantitative Estimates of Avoidable Risks of Cancer in the United States Today* (Oxford, England : Oxford Univ. Press, 1981) ; S. S. Epstein and J. B. Swartz, ***Nature*** 289 (1981) : 127-30.

＊ 361： パーセンテージ・ゲーム：R. N. Proctor, *Cancer Wars : How Politics Shapes What we Know and Don't Know about Cancer* (New York : Basic Books, 1995), 54-74 ; J. M. Kaldor and K. A. L'Abbé, "Interaction between Human Carcinogens," in H. Vainio et al. (eds.), *Complex Mixture and Cancer Risk*, IARC Scientific Pub. 104 (Lyon, France : IARC, 1990), 35-43.

＊ 361： がん征圧プログラムは生活スタイルを大事にし、環境は軽視している。ACS は最近のがん予防報告書で環境因子を議論していない――ACS, *Cancer Risk Report: Prevention and Control, 1995* (Atlanta: ACS, 1995) ; K. R. McLeroy, ***Health Education Quarterly*** 15 (1988), 351-77.

＊ 361-362： イリノイ州がん報告書からの引用――IDPH, *Cancer Incidence Illinois by County, 1985-87*, Supplemental Report (Springfield, Ill. : IDPH, 1990), 7-8.

＊ 362-363： 環境の人権に対するカーソンの姿勢――Senate testimony hearings before the Subcommittee on Reorganization and International Organizations of the Committee On Government Operations, "Interagency Coordination in Environmental Hazards (Pesticides)," U. S. Senate, 88th Congress, 1st session, 4 June 1962.

＊ 362-363： カーソンの信条――Carson, *Silent Spring*, (Boston, Mass. : Houghton Mifflin, 1962), 277-78.

＊ 365： 私たちは公平にリスクを負っているわけではない――F.Perera, ***Scientific American***, May 1996, pp. 54-62; S. Venitt, ***Clinial Chemistry*** 40 (1994) : 1421-25; G. W. Lucier, "Not Your Average Joe" (editorial), ***EHP*** 103 (1995) : 10.

＊ 366： 2パーセントという推定――Harvard Center for Cancer Prevention, ***Cancer Causes and Control*** 7, suppl. 1 (1996) : 3-59 ; D. Trichopoulos et al., ***Scientific American***, Sept. 1996, pp. 80-87.

＊ 366： その他の推定――Proctor, *Cancer Wars*. 前出。

＊ 366： 乳がんの 10,940 人は、全がんの死亡者 547,000 人の２％に当たる (1995 年)：ACS, ***Cancer Facts and Figures—1995***, rev. (Atlanta : ACS, 1995).

＊ 366： 匿名性と殺人――環境アナリストの Paul Merrell と Carol Van Strum は、受容可能なリスクという概念は犠牲者の匿名性の上にのみ成り立つと言っている。P. Merrell and C. Van Strum, "Negligible Risk Premeditated Murder?" *Journal of Pesticide Reform* 10 (1990) : 20-22. また、分子生物学者で医学者の John Gofman は、「もしあなたが安全摂取量というものがあるかどうか知らない

使うかを研究した歴史家の Robert Proctor は、まず遺伝性のものには規則性があることと仮定し、環境要因によるがん発生はデタラメで、判断さえできないとされていることを見つけた。遺伝学は新治療法を提供できるが、予防の可能性を断念させるようでもある。A. N. Proctor, *Cancer Wars : How Politics Shapes What We Know and Don't Know About Cancer*（New York : Basic Books, 1995）, 245.

＊353 :　乳がんの遺伝について——5 %から 10 %が遺伝としている文献が多い。10 万人の女性を対象とした最近の研究では、もっと低く 2.5 %としている。G. A. Colditz , ***JAMA*** 270（1993）: 338-43.

＊353 :　DNA 修復と遺伝性直腸がん——D. Holzman, ***JNCI*** 88（1996）: 950-51.

＊354 :　ピンクとブルーの冊子—— "Cancer Prevention"（pamphlet）（Bethesda, Md. : USDHHS, n. d.）.

＊354-355 :　遺伝学教科書——G. Edlin, *Human Genetics : A Modern Synthesis*, 2nd ed.（Boston : Jones & Bartlett, 1990）, pp. 184-204.

＊357-358 :　マーサ・ボルシェムの引用——M. Balshem, *Cancer in the Community, : Class and Medical Authority*（Washington, D. C.: Smithsonian Institution Press, 1993）, 3.

＊358 :　生活スタイル因子とコレラ——C. E. Rosenberg, *The Cholera Years : The United States in 1832,1849, and 1866*（Chicago ; Univ. of Chicago Press, 1962）, 1-60.

＊358-359 :　北部・東部州での乳がん罹患率上昇は高齢初出産で説明できるという研究者がいる——S. R. Sturgeon, ***JNCI*** 87（1995）: 1846-53.

＊359 :　乳がんの大部分は生活スタイルでは説明できない——M. P. Madigan, ***JNCI*** 87（1995）: 1681-85.

＊359 :　ロバート・ミリカンの引用——私信。

＊359 :　脂肪性食物摂取と乳がん——D. J. Hunter et al., ***NEJM*** 334（1996）, 356-61 ; D. J. Hunter and W. C. Willett, **Epidemiological Reviews** 15（1993）: 110-32 ; E. Giovannucci et al., ***AJE*** 137（1993）, 502-11. 研究対象の女性たちの脂肪摂取の範囲が狭いので、脂肪性食物の役割と乳がんリスクはまだ良く分からない。

＊359 :　二人の指導的研究者は、乳がんが増えるにつれて脂肪からのエネルギー摂取が減ってきていると指摘している——Hunter and Willett, 前出。

＊359 :　Drs. Devra Lee Davis, Samuel Epstein, and Janette Sherman は食物摂取についてもっとエコロジー的な研究を求めている研究者たちである——S. S. Epstein, **International Journal of Health Services** 24（1994）, 145-50; J. Sherman, *Chemical Exposure and Disease : Diagnostic and Investigative Techniques*（Princeton, N. J., Princeton Scientific Publishing, 1994）, 83.

＊359 :　動物性脂肪（あるいは肉）の摂取との関係が最もはっきりしているのは直腸がんと前立腺がん——W. C. Willett, "Diet and Nutrition," in D. Schottenfeld and J. F. Fraumeni Jr.（eds.）, *Cancer Epidemiology and Prevention*, 2nd ed.（Oxford, England : Oxford Univ. Press, 1996）, 438-61.

＊359-360 :　生殖系と乳腺の発達と環境——N. Krieger, ***Breast Cancer Research and Treatment*** 13（1989）: 205-23 ; S. G. Korenman, ***Lancet*** 1980 : 700-701.

126-42.

＊ 347-348： 膀胱がんに関する遺伝子変異――I. Orlow et al., ***JNCI*** 87 (1995)：1524-29; S. H. Kroft and R. Oyasu, ***Laboratory Investigation*** 71 (1994)：158-74; P. Lipponen and M. Eskelinen, ***British Journal of Cancer*** 69 (1994)：1120-25.

＊ 349： 芳香族アミンとDNAアダクト――D. Lin et al., ***EHP*** 102, suppl. 6 (1994)：11-16; P. L. Skipper and S. R. Tannenbaum, ***EHP*** 102, suppl. 6 (1994)：17-21; S. M. Cohen and L. B. Ellwein, ***EHP*** 101, suppl. 5 (1994)：111-14.

＊ 349： アセチレーションの速い遅い――P. Vineis and G. Ronco, ***EHP*** 98 (1992)：95-99.

＊ 349： イギリスの膀胱がんについて次のように言っている研究者がいる――英国の工業で発がん性物質を長年使ってきたために、発がん性物質を特定することが難しくなって、膀胱がんのリスクを高めている化学物質を見つけられないのではないか。そのことによって、現在製造している、潜在的発がん性物質をわれわれが無視することにつながっている。これは懸念すべき重大問題である。(R. R. Hall, "Superficial Bladder Cancer," *British Medical Journal* 308 [1994]：910-13).

＊ 350： 膀胱がん罹患率の増加と喫煙――D. T. Silverman, "Urinary Bladder," in A. Harras (ed.), NIH Pub. 96-691 *Cancer Risks and Rates* (Bethesda, Md.：NCI, 1996), 197-99. 膀胱がんの定期検診は行われていない。だから、罹患率の上昇を早期発見と診断技術の向上に帰することはできない。P. A. Schulte et al. (eds.), ***Journal of Occupational Medicine*** 32 (1990)：787-945.

＊ 351： オルト・トルイジン――EPA, *1992 Toxics Release Inventory: Public Data Release*, EPA 745-R-001 (Washington, D. C.：EPA, 1994), 79.

＊ 351： 発がん性物質年報の引用――USDHHS. *Seventh Annual Report on Carcinogens* (Research Triangle Park, N. C.：USDHHS, 1994), 389.

＊ 351： 1996年の研究――E. M. Ward et al., ***JNCI*** 88 (1996)：1046-52.

＊ 351： もう一つの最近の研究――R. Ouellet-Hellstromt and J. D. Rench, ***Journal of Occupational and Environmental Medicine*** 38 (1996)：1239-47; J. D. Rench et al., *Cancer Incidence Study of Workers Handling Mono- and Di-arylamines Including Dichrobenzidine, Ortho-toluidine, and Ortho-dianisidine* (Falls Church, Va.：SRA Technologies, 1995); "Study Finds Bladder Cancer Threat among Conn. Plant Workers," *Boston Globe*, 21 Sept. 1995, p. 42.

＊ 352： がん研究の中心――Francis Collins, Richard Klausner, and Kenneth Olden, Statement on cancer, genetics, and the environment before the Senate Committee on Labor and Human Resources, 6 Mar. 1996 (USDHHS press release).

＊ 352： 遺伝性の突然変異が関与する悪性新生物は10％以下――NCI, *Understanding Gene Testing,* NTH Pub. 96-3905 (Bethesda, Md.：NCI, 1995).

＊ 353： 遺伝性の直腸がん――G. Marra and C. R. Boland, ***JNCI*** 87 (1995)：1114-25; N. Papadopoulos et al., ***Science*** 263 (1994)：1625-29.

＊ 353： "sporadic (孤立して発生する)" の定義――Bert Vogelstein, "Heredity and Environment in a Common Human Cancer" (Lecture at Harvard Univ. Medical School, 3 May 1995). がん研究者が "sporadic" という言葉をどういう場合に

Brandt-Rauf et al., "Mutant p21 Protein as BioMarker of Chemical Carcinogenesis in Humans," in M. Mendelssohn et al. (eds.), *Biomarkers and Occupational Health: Progress and Perspectives* (Washington, D. C:. Joseph Henry Press, 1995), 163-73.

＊336： 酵素の変容——Eubanks, "Biological Markers."

＊336: ミネソタ州の農薬使用——V. F. Garry et al., ***Cancer Epidemiology, Biomarkers, and Prevention*** 5 (1996), 11-16; V. F. Garry, ***AEH*** 49 (1994): 337-43; S. Lipkowitz et al., ***Proceedings of the National Academy of Science*** 89 (1992): 5301-05.

＊336-337： フリーラジカル——B. Halliwell and O. I. Aruoma, *DNA and Free Radicals* (New York: Ellis Horwood, 1993); D. C. Malins et al., ***Cancer*** 71 (1993): 3036-43; S. S. Thorgeirsson, ***Cancer*** 71 (1993): 2897-99.

＊337-338： 1896年の発見——H. Magdelenet and P. Pouillart, "Steroid Hormone Receptors in Breast Cancer," in P. J. Sheridan et al. (eds.), *Steroid Receptors and Desease: Cancer, Autoimmune, Bone, and Circulatory Disorders* (New York: Marcel Dekker, 1988), 436-65.

＊338： 乳がんリスクとエストロゲン曝露——A. C. Pike et al., ***Epidemiologic Reviews*** 15 (1993): 17-35.

＊338: 外因性エストロゲンに注目——D. L. Davis and H. L. Bradlow, ***Science American***, Oct. 1995: 166-72; D. L. Davis, ***EHP*** 101 (1993): 372-77.

＊338-339： エストロゲンの一生——Davis and Bradlow, ***Science American***, Oct. 1995, 166-72; P. Toniolo et al., ***Cancer Epidemiology, Biomarkers, and Inevention*** 3 (1994): 47-50.

＊339： 外因性エストロゲンの振る舞い——Davis and Bradlow, 前出; N. M. Brown and C. A. Lamartiniere, ***EHP*** 103 (1995): 708-13.

＊339: 外因性エストロゲンの役割は小さいとする研究者——D. L. Houghton and L. Ritter, ***Journal of the American College of Toxicology*** 14 (1995): 71-89.

＊340: 外因性エストロゲンは一般的である——P. Common, ***JAMA*** 271 (1994): 414-16.

＊340： 外因性エストロゲンは協調的に働く——S. F. Arnold et al., ***Science*** 272 (1996): 1489-92.

＊340-341: 外因性エストロゲンはもっと吸収されやすい——S. F. Arnold et al., ***EHP*** 104 (1996): 544-48.

＊341： 外因性エストロゲンの間接的効果——Davis and Bradlow, 前出。

＊341： 外因性エストロゲンが本来のエストロゲン代謝を改変する——Davis and Bladlow, 前出; H. L. Bradlow et al., ***EHP*** 103, suppl. 7 (1995): 147-50; N. T. Telang et al., ***JNCI*** 84 (1992): 634-38.

＊342： 養子関係のがん——T. I. A. Sørensen et al., ***NEJM*** 318 (1988): 727-32.

＊344： 1974年の乳がん——ACS, *Breast Cancer Facts and Figures 1996* (Atlanta: ACS, 1995), fig. 2.

第12章　エコロジー的ルーツ

＊347： 膀胱がん実験——R. A. Weinberg, ***Scientific American***, Nov. 1983, pp.

＊ 330： p53 損傷が発がん性を示す——Perera, "Uncovering New Clues." 前出。
＊ 330： 乳がんにおける p53 変異——R. Millikan, ***Breast Cancer Research and Treatment*** 35（1995）：79-89；B. Newman et al., ***Breast Cancer Research and Treatment*** 35（1995） 51-60；P. J. Biggs et al., ***Mutagenesis*** 8（1993）：275-83.
＊ 330-331： ベンゾピレンと DNA アダクト——Perera, "Uncovering New Clues." 前出。
＊ 331： 紡錘繊維の破壊——Barrett and Shelby, "Mechanisms of Human Carcinogens."
＊ 331: DNA 修復遺伝子の目覚しい働き——B. Proujan, ***EHP*** 104（1996）: 18-19.
＊ 331： 発がん機構の 3 段階——Pitot and Dragan, "Chemical Carcinogenesis"；S. H. Yupsa and C. C. Harris, "Molecular and Cellular Basis of Chemical Carcinogenesis," in D. Schottenfeld and J. F. Fraumeni Jr., *Cancer Epidemiology and Prevention*（Philadelphia: Saunders, 1918）, 23-43.
＊ 331-332: 免疫系の役割（ダイオキシン、白血病、リンパ腫、ソ連、T 細胞）——R. Repetto and S. S. Baliga, *Pesticides and the Immune System: The Public Health Risk*（Washington, D. C.: World Resources Institute, 1996）.
＊ 332: シグナル・トランスダクション——Weinberg, ***Scientific American***, Sept. 1996,62-70；Pitot and Dragan, "Chemical Carcinogenesis"；Barrett and Shelby, "Mechanisms of Human Carcinogens."
＊ 333: がんのプログレッサー——Barrett and Shelby, "Mechanisms of Human Carcinogens." 前出。
＊ 333: 発がん性因子はきっちりとカテゴリー分けできない——Pilot and Dragan, "Chemical Carcinogenesis"；Barrett and Shelby, "Mechanisms of Human Carcinogens."
＊ 333: ダイオキシンはアポトーシスを妨害する——J. M. Samet, ***Cancer Causes and Control*** 7（1996）：302-4.
＊ 333： 感受性とリスクの違い——Perera, 前出。
＊ 334: DDT はがんを加速する——J. D. Scribner and N. K. Moffet, ***Carcinogenesis*** 2（1981）：1235-39.
＊ 334： ロス・ヒューム・ホールの引用——私信。
＊ 334: 生物指標——Perera, 前出; S. Anderson et al., ***EHP*** 102, suppl. 12（1994）: 3-8；M. Eubanks, ***EHP*** 102（1994）：50-56；S. Blakeslee, "Genes Ten Story Why Some Get Cancer While Others Don't," *New York Times*, 17 May 1994, p. C-3；M. A. Saleh et al.（eds.）, *Biomarkers of Human Exposure to Pesticides*（Washington, D. C.: American Chemical Society, 1994）；F. P. Perera, ***EHP*** 98（1992）：133-37.
＊ 334: 実験動物の間の相関——F. A. Beland and M. C. Poirier, ***EHP*** 99（1993）: 5-10.
＊ 334-335： ポーランドの研究——S. Obrebo et al., ***EHP*** 103（1995）：838-43；F. P. Perera et al., ***Nature*** 360（1992）: 256-58; K. Hemminki et al., ***Carcinogenesis*** 11（1990）：1229-31.
＊ 335: フェデリカ・ペレーラの引用——Perera, "Uncovering New Clues," 前出。
＊ 336： 塩化ビニルとシグナル・トランスダクション・タンパク——P. W.

Houghton Mifflin, 1962), 23.

＊325： 母乳中 PCBs——W. J. Rogan et al., ***AJPH*** 76 (1986)：172-77.

＊325： 4分の1の母乳は違法——同上。

＊326： がんと母乳中の発がん性物質の関係——数件の規模の小さい研究が、乳房脂肪中の塩素系農薬と乳がん罹患率の高いことを関係づけている。この関係が無いとしている研究もある。第1章の議論を参照。

＊326: 長い授乳期間と母の乳がんリスクの低減が関係している。ただし、これが母乳中の発がん性物質を放出したためか、別の理由かはまだ明確ではない。——L. A. Brinton, ***Cancer Causes and Control*** 6 (1995)：199-208；and P. A. Newcomb, ***NEJM*** 330 (1994)：81-87； also E. Dewailly et al., ***JNCI*** 86 (1994)：803.

＊326： ノースカロライナ研究——Rogan, "Polychlorinated Biphenyls (PCBs)."

＊326-327： 母乳汚染物質の中には減り始めているものもある——K. Norén et al., ***EHP*** 104 (1996)：766-73；Fürst, EHP102 (1994)：187-93；A. Somogyi and H. Beck, ***EHP*** 101 (1993)：45-52.

＊327: アポトーシス——H. C. Pitot Ⅲ and Y. P. Dragan, "Chemical Carcinogenesis," in C. D. Klassen (ed.), *Casarett and Doull's Toxicology*：*The Basic Science of Poisons*, 5th ed. (New York：McGraw-Hill, 1996), 227.

＊327： 有糸分裂の近傍、遠隔制御——Dr. Thomas Webster, Boston University, 私信。

＊328-329： 発がんの過程——J. Felton, "Mechanisms of Cancer Induction and Progression：Endogenous and Environmental Factors," in *Evaluating the National Cancer Program*：*An Ongoing Process*, Proceedings of the President's National Cancer Panel Meeting, 22 Sept. 1993 (Bethesda, Md.：NCI), 14-16.

＊328： 意図的ともいえる——Robert Millikan, 私信；S. B. Nuland, *How We Die*：*Reflections on Life's Final Chapter* (New York：Random House, 1993), 202-21.

＊328-329： 侵入性と原始性——R. Ah. Weinberg, ***Scientific American***, Sept. 1996,62-70；E. J. Mange and A. P. Mange, *Basic Human Genetics* (Sunderland, Mass.：Sinauer, 1994)：350.

＊329： 遺伝子損傷の蓄積によるがんの割合は、米国では小さいと考えられている——F. P. Perera, "Uncovering New Clues to Cancer Risk." ***Scientific American***, May 1996,54-62.

＊329-330： 腫瘍遺伝子と腫瘍抑制遺伝子——W. K. Cavenee and R. L. White, ***Scientific American***, Mar. 1995,72-79；J. C. Barrett and M. D. Shelby, "Mechanisms of Human Carcinogens," in R. D'Amato et al. (eds.), *Relevance of Annual Studies for the Evaluation of Human Cancer Risk* (New York：Wiley-Liss, 1992), 415-34.

＊330： アクセルとブレーキ——J. P. Oliner, ***Scientific American***, Sept. -Oct. 1994, pp. 16-25.

＊330： 結腸腫瘍には腫瘍遺伝子と腫瘍抑制遺伝子の両方の変異が関与している——Cavanee and White, "Genetic Basis of Cancer"；B. Vogelstein et al., ***NEJM*** 319 (1988)：525-32.

＊330： p53はがんの半数に関与している——Oliner, 前出。

IEPA/WPC/94-160（Springfield, Ill.: IEPA, 1994）.

＊321：　ジョン・カービーの引用——J. Knauer, "Incinerator's Future Smoldering after 'No' Vote," *Fairbury Blade*, 16 Nov. 1994, pp. 1,3.

＊321：　控訴審の決定——E. Hopkins, *PJS*, 13Sept. 1995, p. B-5.

＊321：　電力小売料金法の廃止——R. B. Dold, "Clearing the Air," *Chicago Tribune*, 12 Jan. 1996, pp. 1-23.

＊321：　悪性のメソセリオーマは肺の周囲の膜のがんである。これはほとんどアスベスト繊維によって起こる。タバコはこのリスクを協調的に高める。

第11章　からだ

＊322-323：　年輪分析——R. Phipps and M. Bolin, "Tree Rings − Nature's Signposts to the Past," *Illinois Steward*（summer 1993）: 18-21.

＊323-324：　有機塩素の残留——Anne Colston Wentz, 証言：the Subcommittee on Health and the Environment of the Committee on Energy and Commerce, U. S. House of Representatives, Health Effects of Estrogenic Pesticides Hearings, 21 Oct. 1993（Washington, D. C.: GPO serial no. 103-87,1994）, 133.

＊324：　ヒト組織中に見つかる汚染物質——D. Holzman, ***EHP*** 104（1996）: 606-10; M. Moses et al., ***Toxicology and Industrial Health*** 9（1993）: 913-59. とくに pp. 922-26.

＊324：　へその緒中の有機塩素類——L. W. Kanja et al., ***Archives of Environmental Contamination and Toxicology*** 22（1994）: 21-24; H. Antrup, ***EHP*** 101, suppl. 2（1993）: 33-38.

＊324：　尿中のクロロピリホス——"Chlorpyrifos Metabolites in 82% of U. S. Population," ***Pesticide and Toxic Chemical News***, 8 Nov. 1995, pp. 15-16.

＊328：　体内負荷量のものさしとしての血中 PCB——Å. Gergman et al., ***EHP*** 102（1994）464-69; A. Schecter et al, ***EHP*** 102, suppl. 1（1994）: 149-58. PCB 類の混合率は発生源と地勢によって異なる。魚から摂取している人々の組織中の PCB 類は、職業曝露の人々とは大きく異なる。このことが、PCB の健康影響を判断する際の困難になる。さらに、209 種類の PCB 類がそれぞれ異なった生体作用をもっている。あるものはエストロゲン様であり、あるものはアンチ・エストロゲンである。: H. A. Tilson et al., "Polychlorinated Biphenyls and the Developing Nervous System: Cross-Species Comparisons," ***Neurotoxicology and Teratology*** 12（1990）: 239-48.

＊325：　体脂肪——L. Kohlmeier et al., ***EHP*** 103, suppl. 3（1995）: 99-106; B. G. Loganathan et al., *Environmental Pollution* 81（1993）31-39; L. López-Carillo et al., ***EHP*** 104（1996）: 584-88.

＊325-326：　母乳——M. N. Bates et al., ***EHP*** 102, suppl. 1（1994）: 211-17; P. Fürst et al., ***EHP*** 102（1994）: 187-93; M. R. Sim and J. J. McNeil, ***AJE*** 136（1992）: 1-11.

＊325：　1951 年の母乳汚染の発見——E. P. Laug et al., ***A. M. A. Archives of Industrial Hygiene and Occupational Medicine***3（1951）: 245-46.

＊325：　母乳についてのカーソンの姿勢——R. Carson, *Silent Spring*（Boston:

Stone, ***Science*** 261 (1993): 1383.

＊309： ハバナの実行可能性調査——T. L. Aldous, *PDT*, 20 May 1992, pp. A-1, A-12.

＊310： 最初の反駁——T. Webster, "Comments on 'A Feasibility Study of Operating a Waste-to-Energy Facility in Mason County Near Havana, Illinois'" (unpub. ms., 7 Oct. 1992,4 pp.).

＊310： 第二の反駁——T. L. Aldous, *PDT*, 24 July 1992, p. A-1; S. Iyengar, *PDT*, 8 Oct. 1992, pp. A-1, A-12.

＊310： ポップコーンの脅威——Dr. Dorothy Anderson, 私信。

＊310： 7月4日——K. McDermott, ***SSJR***, 1 July1992, p. 1.

＊310-311： ハバナの編集者への手紙——A. Robertson, *Mason City Banner Times*, 10 June 1992, p. 11.

＊311： フォレスト郡の広報紙への投稿——C. Kaisner, "Suddenly in Forrest, Greed Has Become No. 1 Attitude," *Bloomington Daily Pantagraph*, 6 Aug. 1994.

＊311： カービー社員の喫煙傾向——R. Hankins, letter to the editor, *Mason county Democrat*, 3 June 1992, p. 2.

＊312： リスクの支持—— "Editorial," *Fairbury Blade*, 20 July 1994, p. 2.

＊312： リスクへの非難—— "Dioxin Findings Raise New Fears" (editorial), *Jacksonville Journal-Courier*, 15 Sept. 1994, p. 10.

＊312-313： 酵素 P450 と Ah レセプター——Webster and Commoner, "Dioxin Debate"; G. Lucier et al., ***EHP*** 101 (1993): 36-44; T. R. Sutter et al., ***Science*** 254 (1991): 415-18.

＊313： ダイオキシンのアンチ・エストロゲン性質——L. Birnbaum, ***EHP*** 102 (1994) 1676-79.

＊314： Ah レセプターと結合する物質—— "The Problem with Tallying Dioxin," *Science News* 146 (1994): 206.

＊314： Ah レセプター・ノックアウト・マウス——R. Stone, ***Science*** 268 (1995): 638-39; P. Fernandez-Salguero et al., ***Science*** 268 (1995): 722-26.

＊314： ダイオキシンの隠れた性質——T. Colborn et al., *Our Stolen Future* (New York: Dutton, 1996), 110-21; A. P. van Birgelen et al., ***EHP*** 104 (1996): 550-57; N. I. Kerkvliet "Immunotoxicology of Dioxins and Related Compounds," in Schecter, *Dioxins and Health*, 199-225; S. P. Porterfield, ***EHP*** 102, suppl. 2 (1994): 125-30; S. Bier et al., ***Fundamental and Applied Toxicology*** 21 (1993): 433-41.

＊315-316： ジョン・カービーの経歴——T. L. Aldous, *PDT*, 22 Oct. 1993, pp. A-1, A-12; A. Lindstrom, ***SSJR***, 6 Jan. 1977; ***SSJR***, 9 Oct. 1973; J. O'Dell, ***SSJR*** 27 Aug. 1973; K. Watson, ***SSJR***, 8 Aug. 1968; K. Watson, ***SSJR***, 7 Jan. 1963.

＊316： カービーからの引用——Aldous, 前出。

＊316： サミットからの引用——B. M. Rubin, "Summit's Push for Incinerator Sparks Unusual Bunch of Foes," *Chicago Tribune*, 24 Oct. 1993, Southwest sec., p. 1.

＊319： 米国の焼却炉数：B. Paigen, "How to Be a Dioxin Detective," in Gibbs, *Dying From Dioxin*, 205-36.

＊320： バーミリオンの魚——IEPA, *Illinois Water Quality Report, 1992-93,* vol. 1,

＊304： ピーキンのジョン・カービー——K. Kaufman, *PDT*, 10 Jan. 1990, p. B-2；S. Brown, ***PJS***, 31 Mar. 1990, pp. A-1, A-2.；K. Kaufman, "PEC：Incinerator Is a Way to Expand. Environmentalists：Not This Way," *Pekin Times*, 11 Jan. 1990, p. B-2.

＊305： 食物中のダイオキシン——A. Schecter, ***EHP*** 102（1994）：962-66；T. Webster and P. Connett. ***Chemosphere*** 18（1989）：1123-29.

＊305： 焼却炉近くの牧場の牛乳——A. K. D. Liem et al., ***Chemosphere*** 23（1991）: 1675-84; P. Connett and T. Webster, ***Chemosphere*** 16（1987）: 2079-84.

＊305： 川、魚、土、作物のダイオキシン——B. Paigen, "What Is Dioxin?" in Gibbs, *Dying From Dioxin*, 35-46.

＊305： まぐさを食べている家畜は土から直接ダイオキシンを摂取——M. X. Petreas, ***Chemosphere*** 23（1991）：173-41.

＊306： カドミ——R. A. Goyer, "Toxic Effects of Metals," in Klaassen, *Cassarett and Doull's Toxicology* 691-736；ATSDR, *Case Studies in Environmental Medicine：Cadmium Toxicity*（Atlanta: ATSDR, 1990）；H. A. Hattemer-Frey and C. C. Davis, "Assessing the Extent of Human Exposure through the Food chain to Pollutants Emitted from Municipal Solid Waste Incinerators," in H. A. Hattemer-Frey and C. C. Davis（eds.）, *Health Effects of Municipal Waste Incineration*（Boca Raton, Fla.: CRC Press, 1991）, 84-101.

＊306: バッテリー中のカドミ——D.Wartenberg, ***Air and Waste*** 43（1993）: 880-81.

＊307： ダイオキシンに曝された米国軍——Institute of Medicine, *Veterans and Agent Orange*（Washington, D. C.：National Academy Press, 1994）.

＊307： 動物からの外挿——M. J. DeVito et al., ***EHP*** 103（1995）：820-31.

＊307： James Huff の引用——J. Huff, "Dioxins and Mammalian Carcinogenesis," in Schecter, *Dioxins and Health*, 389-407.

＊307： ダイオキシンと肝臓がん——A. M. Tritscher et al., ***Cancer Research*** 52（1992）：3436-42.

＊307： ダイオキシンと肺がん——G. W. Lucier et al., ***EHP*** 101（1993）：36-44.

＊307: 感受性の種間差——DeVito, "Estimated Human Body Burdens"; Physicians for Social Responsibility and Environmental Defense Fund, *Putting the Lid on Dioxins*（Washington, D. C.: Physicians for Social Responsibility and Environmental Defense Fund, 1994）, 3（ダイオキシン研究者のトム・ウェブスターは「ダイオキシンの一つの影響にたいする感受性の高低が他の効果の高低の推定につながらない」と言っている。低用量での発がん感受性と高用量の急性毒感受性とは分けて考えなければならない。私信）。

＊307-308： ヒトの研究——H. Becher et al., ***Cancer Caves and Control*** 7（1996）：312-21；L. Hardell et al., "Cancer Epidem iology," in Schecter, *Dioxins and Health*, 525-47；M. A. Fingerhut et al., ***NEJM*** 324（1991）：212-18；A. Manz et al., ***Lancet*** 338（1991）: 959-64; A. Zober et al., ***International Archives of Occupational and Environmental Health*** 62（1990）：139-57.

＊308: イタリアのセベソ——P. A. Bertazzi and A. di Domenico, "Chemical, Environmental, and Health Aspects of the Seveso, Italy, Accident," in Schecter, *Dioxins and Health*, 587-632；P. A. Bertazzi et al., ***Epidemiology*** 4（1993）：398-406；R.

14-20 ; K. Schneider, "In the Humble Ashes of a Lone Incinerator, the Makings of a Law," *New York Times*, 18 Mar. 1994, p. A-22.

＊ 298: 貨車 18 台分がトラック 10 台分に減る——ピーキン焼却炉計画の一部。

＊ 299 : 飛灰の生成——Connett and Connett, "Municipal Waste Incineration" ; T. G. Brna and J. D. Kilgroe, ***Journal of Air and Waste Management Association*** 40 (1990) : 1324-29.

＊ 299: ダイオキシンとフランの型——A. J. Devito and L. S. Birnbaum, "Toxicology of Dioxins and Related Compounds," in Schecter, *Dioxins and Health*, 139-62.

＊ 299-300: TCDD（四塩化ダイオキシン）——H. C. PilotⅢ: and Y. P. Dragan, "Chemical Carcinogenesis," in C. D. Klassen (ed.), *Cassarett and Doull's Toxicology: The Basic Science of Poisons*, 5th ed. (New York: McGraw-Hill, 1996), 201-67; Devito and Birnbaum, "Toxicology of Dioxins."

＊ 300 : ダイオキシンの発生源——B. Paigen and S. Lester, "Where Dioxin Comes From," in L. Gibbs et al. (eds.), *Dying from Dioxin : A Citizen's Guide to Reclaiming Our Health and Rebuilding Democracy* (Boston : South End Press, 1995).

＊ 300 : PVC プラスチック——ポリ塩化ビニルは重量の 59 %が塩素で医療ゴミが大部分である。病院では輸血バッグ、手袋、ベッド下敷き、チューブ類、包装材をゴミとして出す。医療ゴミの大部分が焼却される。EPA の 1994 年の推計では、米国のダイオキシン発生源の第一位である。「病気を防ぎ治療するための組織が公衆衛生を汚している」という皮肉は、医療界にとって痛くもかゆくもなかったのだ。1996 年に、全米公衆衛生学会は衛生に関与する組織において PVC 製品の使用を止めるよう求める決議をし、塩ビ製品を医療機関に供給している業界には、塩素系プラスチックの代替を求めた。J. Thorton et al., ***Public Health Reports*** 3 (1996) : 298-313 ; K. B. Wagner et al "Polymer Substitutes for Medical Grade Polyvinyl Chloride," in A. E. S. Green (ed.), *Medical Waste Incineration and Pollution Prevention* (New York : Van Nostrand Reinhold, 1993), 155-69.

＊ 304 : ダイオキシンと森林火災——Zook and Rappe, "Environmental Sources." 人類起源のダイオキシンが地球上にひろく分布しているので、現代の山火事は工業化以前の火事よりもダイオキシンを多く出す。ダイオキシンは植物の葉に吸収されやすい。(Dr. Thomas Webster, Boston University , 私信。

＊ 300 : 底質からの証拠——Webster and Commoner, "Dioxin Debate" ; R. M. Smith et al., ***Chemosphere*** 25 (1992) 195-98;J. M. Czucwa, ***Science*** 226 (1992): 568-69 ; J. M. Czucwa and R. A. Hites, ***Environmental Science and Toxicology*** 18 (1984) : 444-50.

＊ 300: 工業国で高いダイオキシン体内負荷量——A.Schecter et al.,***Chemosphere*** 29 (1991) : 2261-65 ; A. Schecter et al., ***EHP*** 102, suppl. 1 (1994) : 159-71.

＊ 300-301: ミイラとイヌイットの凍結死体——W. Ligon Jr. et al., ***Environmental Science and Technology*** 23 (1989) : 1286-90 ; A. Schecter et al., ***Chemospbere*** 17 (1988) : 627-31.

＊ 303: ハバナ市議会の投票——T. L. Aldous, *PDT*, 27 Oct. 1993, pp. A-1, A-12.

＊ 303-304: 証言からの引用——C. West-Williams, *PDT*, 7 Apr. 1994, pp. A-1, A-12.

1 and 2, *Biennial Technical Appendices Report*（Springfield, Ill.: IEPA, 1994）. 1994年にはテーズ郡で9、ピーキン郡で4、東ペオリアで3、そのほか4郡で1つずつの井戸が汚染されていた。

＊291: 遅かれ早かれ——地下水は1年に1インチから1フィート動くのが普通とされる。したがって、いま私たちが飲んでいる水の汚染は数十年前に地下水に入ったものだ。

＊291: 米国の飲料水源の地下水と表層水の割合——Ronnie Levin, EPA, 私信。

＊291: カーソンの指摘——R. Carson, *Silent Spring*（Boston: Houghton Mifflin, 1962), 42.

＊291-292: 私のイメージの源泉——テーズウェル郡の古い材木と地理の書から——M. A. Marino and R. J. Shichts, *Groundwater Levels and Pumpage in the Peoria-Pekin Area, Illinois, 1890-1966*（Urbana: ISWS, 1969）; Horberg, *Groundwater in the Peoria Region.*

第10章　火

＊293: John Knoepfle の碑辞——*Poems From the Sangamon*（Urbana: Univ. of Illinois Press, 1985).

＊295: 開発計画——T. L. Aldous, "Developer Proposes a Site for Burner," *PDT*, 22 July 1992, pp. A-1, A-12.

＊295: 焼却炉業者と競争するリサイクル業者——K. Schneider, "Burning Trash for Energy: Is It an Endangered Species?" *New York Times*, 11 Oct. 1994, p. C-18.

＊295: コロンバス焼却炉——Ibid; S. Powers, "From Trash Burner to Cash Burner," Columbus Dispatch, 4 Sept. 1994, p. B-6; 同誌, 2 Nov. 1994, p. A-1.

＊295: アルバニー焼却炉——K. Nelis and R. Pitlyk, "Snow, Then Soot: ANSWERS Fallout a Blizzard of Blackness," Albany Times Union, 11 Jan. 1994, p. B-1.

＊296: 焼却炉のダイオキシン排出——D. R. Zook and C. Rappe, "Environmental Sources, Distribution and Fate of Polychlorinated Dibenzodioxins, Dibenzofurans, and Related Organochlorines," in A. Schecter（ed.), *Dioxins and Health*（New York: Plenum, 1994), 79-113.

＊296: 微量でもダイオキシンは害がある——T. Webster and B. Commoner, "Overview: The Dioxin Debate," in Schecter, *Dioxins and Health*, 1-50.

＊296: 再アセスメント案—— EPA, *Estimating Exposure to Dioxin-Like Compounds*, vols. 1-3, ETA/600/6-88/005Ca, b, c（Washington, D, C.: EPA, 1994）; EPA, *Health Assessment Document for 2,3,7,8-Tetrachlorinated-p-dioxin*（*TCDD*）*and Related Compounds*, vols. 1-3, ETA/600/BP-92/001 a, b, c（Washington, D. C.: EPA, 1994).

＊297: 焼却炉人気の上がり下がり——Schneider, "Burning Trash for Energy."

＊298: 入っただけのトン数が出てくる——じっさいは、最終重量が投入量を上回る。それは、焼却が酸素との結合だからで、焼却灰と煙突からの排ガスの和は最初に炉に入れたゴミの量より多くなる。

＊298: ジョン・カービーのデモンストレーション——T. L. Aldous, "Hearing Has Havana Humming," *PDT*, 23 Oct. 1993, pp. A-1, A-10.

＊298: 焼却灰の毒性——P. Connett and E. Connect, ***The Ecologist*** 24（1994）:

ロメタンは1970年代に見つけられた。つい2-3年前にハロ酢酸が見つかった。他にも副生成物があると信じられているが、塩素消毒に伴う副生成物の全体像は分かっていない。実際にあると思われる半分程度しか同定されていないという（Ronnie Levin, EPA, 私信）。

＊ 282-283： トリハロメタンの規制——Olsen, *Think Before You Drink*（*New York : WC, 1993*）.

＊ 283： 米国環境保護庁の飲用水基準表——EPA, *National Primary Drinking Water Standards*, EPA 810-F-94-001A（Washington, D. C.: EPA, Office of Water, 1994）.

＊ 283： カンターによる研究——K. P. Cantor et al., ***JNCI*** 79（1987）: 1269-79.

＊ 284-285： 塩素消毒に代わる方法——Cantor, "Water Pollution"; B. A. Cohen and E. D. Olsen, *Victorian Water Treatment Enters the21st Century : Public Health Threats from Water Utilities' Ancient Treatment Distribution Systems*（New York : NRDC, 1994）; Terry, "Drinking Water." 一つだけで完璧ということではない。塩素消毒から別の方法に移行すると、殺菌時間が減って飲料水中の細菌数が増える。給水を守るための技術的な代替はない。

＊ 286： ニュージャージー州裁判所の審査官——Cantor, "Water Chlorination, Mutagenicity." 206-207

＊ 286-287： サンコティー帯水層——W. H. Walker et al., *Preliminary Report on the Groundwater Resources of the Havana Region in West-Central Illinois*, Cooperative Groundwater Report 3（Urbana : ISGWS, 1965）; L. Horberg et al., *Groundwater in the Peoria Region*, Cooperative Bulletin 39（Urbana : ISGWS, 1950）.

＊ 287： 帯水層の型——Horberg, *Groundwater in the Peoria Region*, 16; ***The Nature of Illinois***（winter 1992）: 9-12.

＊ 287： 1989年調査——IEPA, *Illinois American Water Company, Pekin, Facility Number 1795040 Well Site Report*（Springfield, Ill. : IEPA, 1989）.

＊ 288： クリーブ・スールの報告——S. L. Burch and D. J. Kelly, *Peoria-Pekin Regional Ground-Water Quality Assessment,* Research Report 124（Champaign : ISWS, 1993）.

＊ 288： ピーキン北部の井戸汚染——同上。

＊ 288： 1993年アセスメントの引用——Burch and Kelly, *Peoria-Pekin Regional*, 56.

＊ 289: 再流入個所——IEPA, *A Primer Regarding Certain Provisions the Illinois Groundwater Protection Act*（Springfield, Ill. : IEPA, 1988）; ISGS, *Ground-Water Contamination : Problems and Remedial Action*, Environmental Geology Notes 81（Champaign : ISGS, 1977）.

＊ 289: 修復の困難さ——W. T. Piver, ***EHP*** 100（1992）: 237-47; IDPH, *Chlorinated Solvents in Drinking Water* (Springfield, Ill.: IDPH, n. d.); ISGS, *Groundwater Contamination.*

＊ 289： ピーキン条例——City of Pekin Groundwater Protection Area Ordinance.

＊ 290: 市民の認識が高まる——D. Rheingold, "Pekin Readies Water Watch," *PDT*, 17 Jan. 1994, pp. A-1, A-12.

＊ 290： 水道会社地域管理者の観察: Kevin W. Caveny, 私信.

＊ 290-291： ピーキンの井戸は調査中——Kevin W. Caveny, 私信; Int eragency Coordinating Committee on Groundwater, *Illinois Groundwater Protection Program*, vols.

＊ 275：　揮発性有機化学物質の吸気および皮膚吸収——B. Lévesque et al., ***EHP*** 102（1994）：1082-87；C. P. Weisel and W. J. Chen, ***Risk Analysis*** 14（1994）：101-6.

＊ 276：　女性と幼児の危険性——C. W. Forrest and R. Olshansky, *Groundwater Protection by Local Government*（Springfield, Ill.：IDENR and IEPA, 1993），16.

＊ 276：　1996 年研究——C. P. Weisel and Wan-Kuen Jo, ***EHP***（104）：48-51.

＊ 276：　曝露経路——Ibid.；N. I. Maxwell et al., ***Regulatory Toxicology and Pharmacology*** 14（1991）：297-312.

＊ 276：　ワイセルとジョーの引用——Weisel and Jo, 前出 48.

＊ 277：　イリノイ州ロックフォード——J. E, Keller and S. W. Metcalf, *Exposure Study of Volatile Organic Compounds in Southeast Rockford,* Epidemiological Report Series 91:3（Springfield, Ill.: IDPH, 1991)；K. Mallin, ***AJE*** 132, suppl. 1（1990)：96-106.

＊ 277：　1918 年の調査票：IEPA, *Pilot Groundwater Protection Program Needs Assessment for Pekin Public Water Supply Facility Number1795040*（Springfield, Ill.：IEPA, Division of Public Water Supplies, 1992），appendix C.

＊ 278：　ピーキンの地下水報告書——IEPA, Pilot Groundwater Protection.

＊ 278-279：　市の反応など：T. L. Aldous, "Committee Examines Aquifer Protection," *PDT*, 11 Dec. 1993, pp. A-1, A-12.

＊ 279：　ケニス・カンターによる最近の総括——K. P. Cantor et al., "Water Pollution," in D. Schottenfeld and J. F. Fraumeni Jr.（eds.），*Cancer Epidemiology and Prevention*, 2nd ed.（Oxford, England：Oxford Univ. Press, 1996），418-37.

＊ 279：　飲料水とがんの生態学的研究——L. D. Budnick et al., ***AEH*** 39（1984）：409-13；A. Aschengrau et al., ***AEH*** 48（1993）：284-92；J. Griffith et al., ***AEH*** 44.（1989）：69-74.

＊ 280：　ニュージャージーの研究——J. Fagliano et al., ***AJPH*** 80（1990)：1209-12.

＊ 280：　アイオワの研究——Cantor, "Water Pollution."

＊ 280：　ウォーバンの研究——S. W. Lagakos et al., ***Journal of the American Statistical Association*** 395（1986）：583-96. 補償を求める住民の戦い——J. Harr, *A Civil Action*（New York：Random House, 1995）.

＊ 280：　ノースカロライナの研究——NRC, ***Environmental Epidemiology***, 188；J. S. Osborne et al., ***AJE*** 132, suppl. 1（1990）：87-95.

＊ 280：　中国の研究——Cantor, "Water Pollution."

＊ 281：　ドイツの研究——W. Hoffmann et al., ***EHP*** 101, suppl. 3（1993)：113-15.

＊ 281：　フィンランドの研究——P. Lampi et al., ***AEH*** 47（1992）：167-75.

＊ 281：　水の塩素消毒の歴史——R. D. Morris et al., ***AJPH*** 82（1992）：955-63；S. Zierler, ***AEH*** 43（1988)：195-200；A. L. Jolley et al.（eds.），*Water Chlorination: Chemistry, Environmental Impact, and Health Effects,* vol. 5（Chelsea, Mich.: Lewis, 1985）.

＊ 281-284：　塩素消毒と膀胱がん・直腸がんの結びつき——Cantor, "Water Pollution."

＊ 281：　ケニス・カンターによる引用：K Cantor, "Water Chlorination, Mutagenicity, and Cancer Epidemiology",（editorial），***AJPH*** 84（1994）：1211-13.

＊ 282-283：　殺菌副生成物とトリハロメタン——Morris, "Chlorination." トリハ

New York Times, 3 Oct. 1995, pp. C-1, C-7.

＊270： ロバート・フロストの詩—— "The Oven Bird," in E. C. Lathem (ed.), *The Poetry of Robert Frost* (New York : Henry Holt, 1969).

＊271： 最大汚染レベルについての記述——EPA, *Drinking Water Regulations and Health Advisories*, EPA 822-R-96-001 (Washington, D. C. : EPA, 1996).

＊271： 最大汚染レベルは健康に基づいた標準値ではない——EPA, *Drinking Water Standard Setting : Question and Answer Primer*, G-206 (Washington, D. C. : EPA, 1994), 12.

＊271-272： 最大汚染レベルの目標値——EPA, *Drinking Water Regulations*, i.

＊272： 飲料水汚染規制の欠陥——*Trouble on Tap : Arsenic, Radioactive Radon, and Trihalomethanes in Our Drinking Water* (New York : NRDC, 1995) ; E. D. Olsen, *Think Before You Drink, The Failure of the Nation's Drinking Water System to Protect Public Health* (New York : WC, 1993).

＊272-273： 飲料水中のシアナジン——EPA, "*Cyanazine : Notice of Preliminary Determination to Terminate Special Review ; Notice of Receipt of Requests for Voluntary Cancellation,*" *Federal Register 61* (1 Mar. 1996) : 8185-203. (とくに pp. 8191-95.)

＊273： NRC からの引用——NRC, *Environmental Epidemiology : Public Health and Hazardous Wastes* (Washington D. C. : National Academy Press, 1991), 10.

＊273: 汚染レベルを平均する意味——D. A. Goolsby et al., *Occurrence and Transport of Agricultural Chemicals in the Mississippi River Basin, July-August 1993, Circular 1120-C* (Boulder, Colo. : U. S. Geological Survey, 1993).

＊273: 春の植え付け期に除草剤レベルが上がる——A. -G. Taylor and S. Cook, "Water Quality Update : The Results of Pesticide Monitoring in Illinois' Streams and Public Water Supplies" (the 1995 Illinois Agricultural Pesticides Conference, Univ. of Illinois, Urbana, 4-5 Jan. 1995).

＊273： 水道水中の除草剤——B. Cohen et al., *Weed Killers by the Glass : A Citizens' Tap Water Monitoring Project in 29 Cities* (Washington, D. C. : Environmental Working Group, 1995).

＊274： 子供は細胞分裂速度が速く解毒機能は未発達であるので、発がん性物質への感受性の年齢依存性につながる——J. Wargo, *Our Children's Toxic Legacy: How Science and Law Fail to Protect Us From Pesticides* (New Haven, Conn. : Yale Univ. Press, 1996), 191-99.

＊274： 安全飲料水法——S. Terry, "Drinking Water Comes to a Boil" : , *New York Times Magazine*, 26 Sept. 1993, pp. 42-65.

＊274: イリノイの農業化学物質のモニタリング——IEPA, *Water Quality in Illinois, 1990-1991* (Springfield, Ill. : IEPA, IEPA/WPC/92-224,1993) ; A. G. Taylor, "Pesticides in Illinois Public Water Supplies : Complying with the New Federal Drinking Water Standards," 1993 Illinois Agricultural Pesticides Conference——発表要旨集 (Urbana : Univ. of Illinois Cooperative Extension Service, 1993).

＊275: 1996 年の法改正—— "Right-to-how Added to Drinking Water Law," *Working Notes on Community Right-to-Know*, July-Aug. 1996, p. 1; J. H. Cushman, "Environment Bill's Approval Now Likely after Panel's Vote," *New York Times*, 7 June 96, p. A-28.

＊261： 喘息と大気汚染——Friebele, “Attack of Asthma”; and CDC, 前出；the National Urban Air Toxics Research Center's 1994 conference, “Asthma as an Air Toxics End Point,” 要旨集, ***EHP*** 103, suppl. 6（1995）：209-71.

第9章 水

＊265-266： 貝採集業者の写真——L. M. Talkington, *The Illinois River: Working for Our State*, Misc. Pub. 128（Champaign : ISWS, 1991）, 11.

＊266： ボタン工場の消失——ibid., 10-11.

＊266： 潜水性鴨類の消失——H. B. Mills, *Man's Effect on the Fish and Wildlife of the Illinois River*, Biological Notes 57（Urbana : INHS, 1966）.

＊266： ハジロガモ類とドブシジミの消失——F. C. Bellrose et al., *Waterfowl Populaions and the Changing Environment of the Illinois River Valley*, Bulletin32（Urbana : INIS, 1979）; H. B. Mills, 前出。

＊266： 野鳥の識別——D. and L. Stokes, *Stokes Field Guide to Birds, Eastern Region*（Boston: Little, Brown, 1996）; National Geographic Society, *Field Guide to the Birds of North America*, 2nd ed.（Washington, D. C:. National Geographic Society, 1987）

＊266： アメリカヒドリガモと水生植物の消失——E. Hopkins, ***PJS***, 25 July 1993, p. A-2; Mills, 前出。

＊267： イリノイ川の漁業——P. Ross and A. Sparks, *Identification of Toxic Substances in the Upper Illinois River*, Report 283（Urbana : INHS, 1989）.

＊267: イリノイ川の地学と生態学——M. Runkle, ***Illinois Audubon*** 236（1991）: 2-7; Talkington, *Illinois River*; Bellrose, *Waterfowl Populations* など。

＊267： 衛生・船舶運河——Talkington, *Illinois River*; Bellrose, *Waterfowl Population.*

＊268： イリノイ川魚の写真——Mills, 前出。

＊268： 1972年の改善——IDENR, *the changing Illinois Environment: Critical Trends, Summary report, ILENR/RE-EA-94/05*（SR）20M（Springfield, Ill.: IDENR, 1994）, 16-17.

＊268: 漁業委員会——Illinois 1994 Fishing Information（Springfield, Ill.: IDC, 1994）.

＊269: 平底船航行の影響——T. A. Butts and D. B. Shack leford, *Impacts of Commercial Navigation on Water Quality in the Illinois River Channel*, Research Report 122（Champaign: ISWS, 1992）; R. M. Sparks, **The Nature of Illinois**（winter 1992）: 14; W. J. Tucker, *An Intensive Survey of the Illinois River and Its Tributaries: A Comparison Study of the 1967 and 1978 Stream Conditions*（Springfield, Ill. : IEPA, n. d.）; Runkle, “Plight of the Illinois.”

＊269： 毒物の漏出——M. Demissie and L. Keefer, *Preliminary Evaluation of the Risk of Accidental Spills of Hazardous Materials in Illinois Waterways*, HWRIC RR-055（Champaign: Hazardous Waste Research and Information Center, 1991）; Talkington, *Illinois River*, 14; “The Illinois River: Its History, Its Uses, Its Problems” *Currents* 5（Champaign : ISWS, Jan. -Feb. 1993）, 1-12; Blodgett, 私信。

＊269： 工業からの日常排出——E. Hopkins, ***PJS***, 19 Mar. 1995, p. A-23.

＊270： 魚、両生類、ザリガニ、貝の消失——IDENR, *The Changing Illinois Environment*, 19-22; J. H. Cushman, “Freshwater Mussels Facing Mass Education,”

＊254： 大気汚染は回避不能で追加的影響をつくる——K. Hemminki and G. Pershagen, ***EHP*** 102（1994）：187-92.

＊254： アデノカルシノーマ——***Harvard Health Letter*** 20（1995）；Brownson, ***Cancer*** 75（1995）：29-33.

＊254： 生態学的研究総説——Hemminki and Pershagen, "Cancer Risk of Air Pollution"; G. Pershagen and L. Simonato, "Epidemiological Evidence on Air Pollution and Cancer," in Tomatis, *Air Pollution.*

＊254： 化学プラント、製紙工場、および石油工業——W. J. Blot, and J. F. Fraumeni Jr., ***AJE*** 103（1976）：539-50.

＊254： 最近のコホート研究——D. W. Dockery, ***NEJM*** 329（1993）：1753-59.

＊254： スウェーデンの煙突掃除人——P. Gustavsson et al, ***British Journal of Industrial Medicine*** 44（1987）：738-43.

＊255： ケース 対 コントロール研究総説——D. Trichopoulos and E. Petridou, *Medicine, Exercise, Nutrition, and Health* 3（1993）：206-25.

＊255： イタリア男性の研究——F. Barbone et al., ***AJE*** 141（1995）：1161-69.

＊255： 追跡研究——A. Biggeri et al., ***EHP*** 104（1996）：750-54.

＊255： 中国の研究——A. Hricko, ***EHP*** 102（1994）：154-59；L. Tomatis, "Air Pollution and Cancer：A New and Old Problem," Tomatis, *Air Pollution,* 1-7.

＊256： 膀胱がんとジーゼル排ガス——D. Trichopoulos and E. Petridou, *Medicine, Excercise, Nutrition, and Health* 3（1994）：206-25.

＊256： 乳がんと大気汚染——J. M. Melius et al., *Residence near Industries and High Traffic Areas and the Risk of Breast Cancer on Long Island*（Albany：New York State Dept. of Health, 1994）.

＊256： ベンゾピレンと乳がん——J. J. Morris and E. Seifter, ***Medical Hypotheses*** 38（1992）：177-84.

＊256： 二酸化窒素と肺の腫瘍——K. A. Fackelmann, ***Science News*** 137（1990）：221；A. Richters, ***JTEH*** 25（1988）：383-90.

＊256： がんの肺への転移——E. Ruoslahti, ***Scientific American***, Sept. 1996, pp. 72-77.

＊256： リヒタースの引用——Fackelman, ***Science News*** 137（1990）：221.

＊257-262： 引用——Biggeri, EHP104（1996）750; Pershagen and Simonato, "Epidemiological Evidence on Air Pollution and Cancer," 67,69；C. W. Sweet and S. J. Vermette, *Toxic Volatile Organic Chemicals in Urban Air in Illinois,* HWRIC RR-057（Champaign：Hazardous Waste Research and Information Center, 1991）, 1；Hemminki and Pershagen, "Cancer Risk of Air Pollution," 1191；Lewtas, "Experimental Evidence," 58.

＊260： ミアスマ説——S. N. Tesh, *Hidden Arguments：Political Ideology and Disease Prevention Policy*（New Brunswick, N. J.：Rutgers Univ. Press, 1988）, 8,25-32.

＊261： 喘息発生率の上昇——Friebele, "Attack of Asthma"； "40% Rise Reported in Asthma and Asthma Deaths," *New York Times,* 7 Jan. 1995, p. A-10.

＊261： 喘息死亡率の上昇——CDC, ***Morbidity and Mortality Weekly Report***, 6 Jan. 1995,952-55.

(1989) : 82-88.
＊ 249 : 淡水魚の身——たとえば、五大湖は北半球全体から毒物を集めている。研究者の計算によれば、マスあるいはサケ一匹には、200 年間も毎日 5 リットルの水を飲んだと同じだけの PCB が溜まっている : J. A. Foran et al., ***AJPH*** 79 (1989) : 322-25 ; M. A. Hovinga et al., ***AEH*** 48 (1993) : 98-104 ; and J. J. Bla ck and P. C. Baumann, ***EHP*** 90 (1991) : 27-33.
＊ 250: 目標とする害虫に到達する殺虫剤の割合——D. Pimentel and L. Levitan, ***BioScience*** 36 (1986) : 86-91.
＊ 250 : 大気への放出——EPA, *1992 Toxics Release Inventory, EPA 745-R-94-001* (Washington, D. C. : EPA, 1994), 3,79 ; D. A. Sheiman et al., *A Who's Who of American Toxic Air Polluters: A Guide to More than 1500 Factories in 46 States Emitting Cancer-Causing Chemicals* (New York : NRDC, 1989).
＊ 250 : 空中浮遊発がん性物質——A. Pintér et al., "Mutagenicity of Emission and Immision Samples around Industrial Areas," in H. Vainio et al. (eds.), *Complex Mixture and Cancer Risk, IARC Scientific Pub. 104* (Lyon, France : URC, 1990), 269-76.
＊ 250 : 基準を守れなかったサイト——T. Wagner, *In Our Backyard : A Guide to Understanding Pollution and Its Effects* (New York : Van Nostrand Reinhold, 1994), 78.
＊ 250 : 法違反の空気を吸っているアメリカ人の数——E. Friebele, ***EHP*** 104 (1996) : 22-25.
＊ 250 : つかみ損ねた実際の寄与——G. Pershagen, "Air Pollution and Cancer," in Vainio, ***Complex Mixtures***, 240-51.
＊ 250 : 疫学のジレンマ——C. M. Shy, "Air Pollution," in D. Schottenfeld and J. F. Fraumeni Jr. (eds.), *Cancer Epidemiology and Prevention*, 2nd ed. (Oxford, England : Oxford Univ. Press, 1996), 406-17 など.
＊ 250 : 空気の流動性——F. E. Speizer and J. M. Samet, "Air Pollution and Lung Cancer," in I. M. Samet (ed.), *Epidemiology of Lung Cancer* (New York:Marcel Dekker, 1994), 131-50 ; Wagner, *In Our Backyard*, 80 ; K. Hemminki, "Measurement and Monitoring of Individual Exposures," in L. Tomatis (ed.), *Air Pollution and Human Canter* (New York : Springer-Verlag, 1990), 35-47.
＊ 251 : 大気の混合・反応——L. Fishbein, "Sources, Nature, and Levels of Air Pollutants," in Tomatis, *Air Pollution*, 9-34 ; L. Lewtas, "Experimental Evidence for Carcinogenicity, of Air Pollutants," in ibid., 49-61.
＊ 251 : オゾン——K. Breslin, ***EHP*** 103, suppl. 2 (1995) : 77-89.
＊ 253 : 肺がん患者の生存率——***JNCI*** 87 (1995) : 1662.
＊ 253 : 罪と罰——***Harvard Health Letter***20 (1995) : 4-6.
＊ 253 : タバコが第一位——J. M. Samet (ed.), *Epidemiology of Lung Cancer* (New York : Marcel Dekker, 1994).
＊ 253: 「タバコ科学」——***Rachel's Environment and Health Weekly***, no. 464,19 Oct. 1995.
＊ 253 : タバコ以外の原因——***Harvard Health Letter*** 20 (1995) : 4-6
＊ 254 : 非喫煙者の肺がん——R. C. Brownson et al., ***Cancer*** 75 (1995) : 29-33.
＊ 254 : 環境のタバコ煙による死——T. Reynolds, ***JNCI*** 85 (1993) : 179-80.

＊237：　1989 年報告——NRC, *Alternative Agriculture*（Washington, D. C.：National Academy Press, 1989）. 1996 年の NRC 報告；*Ecologically Based Pest Management.*

＊238：　その後の研究——Benbrook, *Pest Management*；D. Pimentel, *BioScience* 41（1991）：402-9.

＊238：　農家と消費者の世論——Rosenfeld, *Agrichemicals in America*, 1,9；C. E. Sachs, "Growing Public Concerns over Pesticides in Food and Water," in Pimentel and Lehman, *Pesticide Question.*

＊238：　買い物客の 3 分の 1——*Wall Street Journal*, 23 Sept. 1994, B-1.

＊238:　有機食品の販売——M. Burros, "Developing a Taste for Organic Milk," *New York Times*, 30 Oct. 1996, C-16.

＊238：　生態学的害虫管理法の研究を推進——農薬会社は政府よりも熱心にオルタナティブ農業の研究を宣伝する冊子を作っている(Benbrook, *Pest Management*).

＊238:　農薬使用の本当のコスト——H. Wade et al., *The Interagency Study of the Impact of Pesticide Use On Ground Water in North Carolina*（Raleigh：North Carolina Pesticide Board, 1997）；D. Pimentel, *BioScience* 42（1992）：750-60；Benbrook らは *Pest Management* の中で、農薬を規制するために何億ドルもの公共のお金が使われ、バラバラで、膨大な研究や規制措置の開発につぎ込まれていることを明らかにしている。

第８章　空　気

＊243：　パラケルスス——M. P. Hall, *The Secret Teachings of All Ages*（Los Angeles：Philosophical Research Society, 1988）, CVII-CVIII.

＊244:　ハッバード・ブルックの DDT と PCB——W. H. Smith et al., *Environmental Science and Technology* 27（1993）：2244-46；"DDT and PCBs, Long Banned in the U. S., Found in Remote Forest, Suggesting Global Distribution via the Atmosphere"（Yale Univ. Press release, 14 Dec. 1993）.

＊245:　雨が溜まる湿地——R. A. Rapaport et al., ***Chemosphere*** 14（1985）: 1167-73.

＊245：　メキシコの DDT——L. López-Carrillo, ***EHP*** 104（1996）：584-88.

＊245-246：　イングランドの湖——G. Sanders et al., ***Environmental Science and Technology*** 26（1992）：1815-21.

＊246:　世界の中の木——S. L. Simonich and R. A. Hites, ***Science*** 269 (1995): 1851-54.

＊246：　地球蒸留——J. Raloff, ***Science News*** 149：174-75；B. G. Loganathan and K. Kannon, ***Ambio*** 23（1994）：187-91；F. Wania and D. Mackay, ***Ambio*** 22（1993）：10-18.

＊247:　バイカル湖——J. R. Kucklick et al., ***Environmental Science and Technology*** 28（1994）：31-37.

＊247：　ラバージュ湖——K. A. Kidd et al., ***Science*** 269（1995）：240-42；J. Raloff, ***Science News*** 148（1995）：38-39.

＊248-250:　五大湖の PCB——EPA, *Deposition of Air Pollutants the Great Waters, EPA-453/R-93-055*（Washington, D. C.：EPA, 1994）, 1,2,71.

＊249：　ウィスコンシンのスポーツフィッシング——B. I. Fiore et al., ***AEH*** 44

＊ 232： 規制の強制力の欠如――GAO, *Food Safety: Changes Needed to Minimize Unsafe Chemicals in Food*, Report to the Chairman, Human Resources and Intergovernmental Relations Subcommittee, Committee On Government Operations, House of Representatives, GAO/RCED-94-192（Washington D. C.: GAO, 1994）.

＊ 232： 食品の 35 %に残留農薬が入っている――Edwards, "Impact of Pesticides."〔「1990 年に出た害虫の耐性」の項参照〕

＊ 232： FDA の検査データ――S. Elderkin et al., *Forbidden Fruit: Illegal Pesticides in the U. S. Food Supply*（Washington, D. C.: Environmental Working Group, 1995）.

＊ 232： FDA による引用―― "F. D. A. Is Accused of Ignoring Illegal Use of Pesticides on Produce," *New York Times*, 17 Feb. 1995, p. A-25.

＊ 232： FDA がテストした輸出食品の割合――Elderkin, *Forbidden Fruit*, 10-11.

＊ 233： 自主的テストの検出感度――Fenner-Crisp. 私信。

＊ 233： USDA による引用――USDA, *Pesticide Data Program, Annual Summary Calendar Year 1993*（Washington, D. C.: USDA Agricultural Marketing Service, 1993）, vii.

＊ 233： 禁止農薬の耐容基準値が取り消されない――GAO, *Pesticides: Reducing Exposure to Review of Canceled Pesticides*, Report to the Chairman, Environment, Energy, and Natural Resources Subcommittee, Committee on Government Operations, House of Representatives, GAO/RCED-95-23（Washington, D. C.: GAO, 1994）, 2,4-5.

＊ 233： EPA 当局による推定――Ibid., 6.

＊ 233-234： 食品品質保護法で「安全」は次のように定義されている――「信頼できる情報がある場合の全食品からの曝露を考慮して、残留農薬の総合的曝露の結果として危害がないと、合理的な確かさで言えること」(Benbrook, *Pest Management*, 108）; J. H. Cushman Jr., "Pesticide Bill Advances in House without Rancor or Opponents," *New York Times*, 8 July 1996, pp. A-1, A-20; B. Riley, *Journal of Pesticide Reform* 16, no. 3（1996）: 12-13; Science and Environmental Health Policy Project, *Beyond Delaney: Preventing Exposure to Hazardous Pesticides*（Washington, D. C.: Physicians for Social Responsibility and Environment Working Group, 1995）.

＊ 234-235： 魚の中の農薬――GAO, *Pesticides: Reducing Exposure*, 4-5,17-27,35-37.

＊ 236： 母乳の中の農薬――これについては第 11 章で詳しく述べられている。

＊ 236： 動物性食品中の塩素系殺虫剤――NRC, *Animals as Sentinels of Environmental Health Hazards*（Washington, D. C.: National Academy Press, 1991）; R. Spear, "Recognized and Possible Exposure to Pesticides," in W. J. Hayes Jr. and E. R. Laws Jr.（eds.）, *Handbook of Pesticide Toxicology*, vol. 1（New York: Academy Press, 1991）, 245-74; J. A. Pennington and E. L. Gunderson, *Journal of the Association of Official Analytical Chemists* 70（1987）: 772-32.

＊ 236-237： DDT の平均摂取量――D. V. Reed et al., *Journal of the Association of Official Analytical Chemists* 70（1987）: 591-95.

＊ 237： 子供の平均摂取量――Pennington and Gunderson, 前出。

＊ 237： カーソンの注意――Carson, *Silent Spring*, 173-84.

＊ 237： アイオワの大豆農家――J. Feldman, *EHP* 103, suppl. 6（1995）: 153-58.

＊ 237： ハウツー・マニュアル――Bender, *Future Harvest.*（Lincoln: Univ. of Nebraska Press, 1994）

News (19 Apr. 1993) : 11-20.

＊226： EPA からの記述——EPA, *The Triazine Herbicides, Atrazine, Simazine, and Cyanazine : Position Document 1, Initiation of Special Review*, OPP-30000-60, FRL-4919-5 (Washington, D. C.: EPA, 1994), 49,50.

＊227： トリアジンの発がん性——ibid., 1 ; "Triazine—Human Breast Cancer Possible Link Noted by EPA," *Pesticide and Toxic Chemical News* 23 (16 Nov. 1994): 3-4.

＊227： 外国でのトリアジン規制——Hileman. 前出。

＊227： トウモロコシのトリアジン使用——EPA, *Triazine Herbicides*, 52 ; IASS, Corn—1993.

＊227： シマジンの使用——EPA, "EPA Begins Special Review." 前出。

＊227： EPA の引用——EPA, *Triazine Herbicides*, 7.

＊227： シアナジンの終焉—— "Cyanazine Pesticide Voluntarily Cancelled and Uses Phased Out" (EPA press release, 2 Aug. 1995).

＊227： イリノイのトウモロコシへのシアナジン使用——IASS, *Corn—1993.*

＊227： アトラジンとラットの乳がん——EPA, *Triazine Herbicides*, 8-9 ; Hileman, 前出 ; J. C. Eldridge, *Journal of American College of Toxicology* 9 (1990) : 650.

＊227-228: アトラジンとラットの生理循環——J. C. Eldridge, *Biology of Reproduction* 44, suppl. 1 (1991) : 133.

＊228: アトラジンとハムスターの卵巣——C. Taets and A. L. Rayburn, *Proceedings of the Sixth Annual Conference on Agricultural Chemicals in Illiinois Groundwater* (Carbondale: Illinois Groundwater Consortium, 1996), 219-26; D. P. Biradar and A. L. Rayburn, *Archives of Environmental Contamination and Toxicology* 28 (1995) : 13-17.

＊228： 論文の著者からの引用—— "Further Study Needed to Weigh Risks Linked to Herbicide, Scientist Says" (Univ. of Illinois, Urbana-Champaign, press release, 2 Aug. 1995).

＊228: トリアジンの性ホルモンへの影響——S.H.Zahm and A.Blair, "Carcinogenic Risks from Pesticides," in General Motors Research Fund, 1992 *Accomplishments in Cancer Research* (Philadelphia : J. B. Lippincott, 1993), 266-78.

＊228: トリアジンとイタリアの卵巣がん——A. Donna et al., *Scandinavian Journal of Work Environmental Health* 15 (1989) : 47-53 ; A. Donna et al., *Carcinogenesis* 5 (1984) : 941-42.

＊228： 特別総括報告——EPA, *Triazine Herbicides.*

＊229-230: 耐容基準値についてのカーソンの姿勢——Carson, *Silent Spring*, 181-84.

＊230： 耐容基準値——C. M. Benbrook, *Pest Management at a Crossroads* (Yonkers, N. Y.: Consumers Union, 1996), 69. 食品中基準の愚かさについて：J. Wargo, *Our Children's Toxic Legacy : How Science and Law Fail to Protect Us from Pesticides* (New Haven, Conn. : Yale Univ. Press, 1996) ; C. Osteen, "Pesticide Use Trends and Issues in the United States," in Pimentel and Lehman, *Pesticide Question*, 309-36.

＊230-231： 子供についての影響——NRC, *Pesticides in the Diets of Infants and Children* (Washington, D. C.: National Academy Press, 1993), 8.

＊231： ベビーフードの中の農薬——R. Wiles and K. Davies, *Pesticides in Baby Food* (Washington, D. C.: Environmental Working Group, 1995).

＊ 218： トウモロコシ畑の昆虫消滅——D. Pimentel et al., *BioScience* 41 (1992)：402-9.
＊ 219： 地域別農薬使用量——Rosenfeld, *Agrichemicals in America.*
＊ 219： 殺虫剤使用減少の理由——ibid., ; D. Pimentel and L. Levitan, *BioScience* 36（1986）：86-91.
＊ 220： 大豆の自然史——American Soybean Association, Soy Stats：*A Reference Guide to Important Soybean Facts and Figures*（St. Lou is: American Soybean Association, 1994）
＊ 221： トウモロコシの自然史——*The Nature of Corn*（pamphlet）（Springfield：Illinois State Board of Education, 1996）.
＊ 223： トウモロコシと大豆の生産量——IFB, *Farm and Food Facts*, 4.
＊ 224： イリノイの雑草——IDENR, *The Changing Illinois Environment：Critical Trends*, vol. 3, IDENR/RE-a-94/05（Springfield, Ill.: IDENR, 1994）, 84; R. L. Zimdahl, *Fundamentals of Weed Science*（San Diego：Academic Press, 1993）.
＊ 224： 種の密度——F. Forcella et al., *Weed Science* 40（1992）：6364.
＊ 224： 耕作法の歴史——F. Knobloch, *The Culture of Wilderness：Agriculture as Colonization in the American West*（Chapel Hill：Univ. of North Carolina Press, 1996）.
＊ 224-225： 雑草駆除研究の方向性——D. D. Buhler et al., *Agronomy Journal* 84（1992）：973-78.
＊ 224-225： 作物の遺伝子工学——"Herbicide-Tolerant Crops," *The Gene Exchange*, June 1994, pp. 6-8.
＊ 225： 使用されている除草剤——IASS, *Agricultural Fertilizer and Chemical Usage：Corn—1993*（Springfield, Ill.：IDA, 1994）; IASS, *Agricultural Fertilizer, and Chemical Usage：Soybeans—1993*（Springfield, Ill.：IDA 1994）.
＊ 225： 除草剤の名前——商品名には二つ以上の活性成分が含まれるものもある。全部がイリノイで使われているわけではない：*Farm Chemicals Handbook '96*（Willoughby, Ohio: Meister, 1996）;L. P. Gianessi and J. E. Anderson, *Pesticide Use in Illinois Crop Production*（Washington, D. C.：National Center for Food and Agricultural Policy, 1995）; S. A. Briggs, *Basic Guide to Pesticides：Their Characteristics and Hazards*（Washington, D. C.：Taylor & Francis, 1992）.
＊ 225： 除草剤の毒作用——A. Cobb, *Herbicides and Plant Physiology*（New York：Chapman & Hall, 1992）.
＊ 225： イリノイの 2,4-D——IASS, *Agricultural Fertilizer and Chemical Usage：Corn—1993 and Agricultural Fertilizer and Chemical Usage：Soybean—1993.*
＊ 225： 上位二つはアトラジンとアラクロール——（Dr. Penelope Fenner-Crisp, EPA Office of Pesticide Programs, 私信）.
＊ 225： トリアジン使用——"EPA Begins Special Review of Triazine Pesticides"（EPA press release, 10 Nov. 1994）.
＊ 226： トリアジンの毒作用——J. W. Gronwald, "Resistance to Photosystem II Inhibiting Enzymes," in S. B. Powles and J. A. M. Holtum（eds.）, *Herbicide Resistance in Plants; Biology and Biochemistry*（Boca Raton, Fla.：Lewis, 1994）, 27-60; M. D. Devine et al., *Physiology of Herbicide Action*（Englewood Chiffs, N. J.：Prentice Hall, 1993）, 113-40.
＊ 226-227： 地下水と表層水中のトリアジン——B. Hileman, *Chemical and Engineering*

Farmers' Reliance on Pesticides and Fertilizers, A Study of Trends over the Last 25 Years (*Washington, D. C:. Public Voice for Food and Health Policy, 1993*).

＊214: 穀物作付けローテーション、アルファルファ——Bender, *Future Harvest.*

＊214: 生態系の麻薬としての殺虫剤——P. Debach and D. Rosen, *Biological Control by Natural Enemies*, 2nd ed. (Camb ridge, England : Cambridge Univ. Press, 1991), 27-28.

＊215: 1950年に出た害虫の耐性——ibid., 27.

＊215: 1960年に出た害虫の耐性——R. Carson, *Silent Spring* (Boston: Houghton Mifflin, 1962), 265. "The Rumblings of an Avalanche" is the title of Chapter16.

＊215: 1990年に出た害虫の耐性——C. A. Edwards, "The Impact of Pesticides on the Environment" in D. Pimentel and H. Lehman (eds.), *The Pesticide Question : Environment, Economy and Ethics* (New York: Routledge, 1993), 13-46 ; G. P. Georghiou, "Overview of Insecticide Resistance," in M. B. Green et al. (eds.), *Managing Resistance to Agrochemicals* (Washington, D. C.: American Chemial Society, 1990), 18-41.

＊215: 除草剤耐性の雑草——Edwards, "Impact of Pesticides." 前出。

＊215: 最近の研究——S. B. Powles and J. A. M. Holtum, *Herbicide Resistance in Plants : Biology and Biochemistry* (Boca Raton, Fla.: Lewis, 1994), 2.

＊216: 昆虫の他にコウモリも農作物害虫の天敵として働く。たとえば、北米中西部の大型褐色コウモリはキャベツ・カブトムシの成虫を常食している。インディアナ州立大学の哺乳類学者、John Whittakerは、北米で見られる平均的なコウモリ集団は一シーズンに約3万8千匹食べると推定している。これだけ食べられると翌シーズンには1800万匹の幼虫が生まれないと推定された。農家には根切り虫として嫌われているこの幼虫は、コーンベルト地帯で殺虫剤をつかう第一の理由になっている。かつての生息地から大型褐色コウモリが姿を消したことは、重大な懸念材料である。生息地がなくなったためか、農薬のためか、まだ不明の理由があるのか、いずれにしても数が減っている。I. O. Whittaker, "Bats, Beetles, and Bugs: More Brown Bats Mean Less Agricultural Pests," *Bats* 11 (1993). I. O. Whittaker and P. Clem, *American Midland Naturalist* 127 (1992): 211-14.

＊216: 寄生虫の交代——R. Wiedenmann, *INHS* 340 (1996), 5 ; Debach and Rosen, *Biological Control*, 52-58.

＊216-217: 復活とセカンダリー害虫——Carson, *Silent Spring*, 245-75.

＊217: 化学的害虫駆除の結果はまだ見えない——D. Pime ntel et al., "Assessment of Environmental and Economic Impacts of Pesticide Use," in Pimentel and Lehman, *Pesticide Question* 21,54-55.

＊218: セカンダリー害虫として現れる雑草——雑草の素質変化と呼ばれる現象: NRC, *Ecologically Based Pest Management,. New Solution for a New Century* (Washington, D. C.: National Academy Press, 1996).

＊218: 昆虫がやられたためと思われる収穫量の減少——D. Pimentel et al., "Assessment of Environmental and Economic Impacts of Pesticide Use," in Pimentel and Lehman, *Pesticide Question*, 47-84.

Islands（Boston：Marlborough House, 1976）
＊ 204-205： ディア・アイランドのカレイ——M. J. Moore and J. J. St egeman, *Diseases of Aquatic of Aquatic Organisms* 20（1994）：33-48；R. A. Murchelano and R. E. Wolke, *EHP* 90（1991）：17-26.
＊ 205： コネチカットの実験——G. A. Gardner et al., *EHP* 90（1991）：53-66.
＊ 206-209： 巡礼者の旅の部分は下院の「漁業と野生生物保護と環境委員会」で証言したときに話した内容であるので記録が残っている。U. S. House of Representatives, 98th Congress：*The Causes of Reported Epidemiology of Cancer in Fish and the Relationship between These Occurrence and Environmental Quality and Human Health*, serial no. 98-40（Washington, D. C.：GPO, 21 Sept. 1983）.
＊ 206： レオン・ピッパードの引用——Pippard, "Ailing Whales," 前出。
＊ 206： 北のマインのハマグリ——R. J. Van Beneden, *E HP* 102, suppl. 12（1994）：81-83；R. J. Van Beneden, *Cancer Research* 53（1993）：2976-79；G. R. Gardner, *EHP* 90（1991）：43-51. ベトナムでオレンジ剤を浴びた軍用犬も睾丸のがんに高率で罹っている。H. M. Hares et al., *JNCI* 82（1990）：1042-46.
＊ 206： 発がん率の上昇——W. B. Riggan et al., U. S. *Cancer Mortality Rates and Trends, 1950-1979*, vol. 4, *Maps*, EPA/600/1-83/015e（Research Triangle Park, N. C.：EPA, Health Effects Research Laboratory, 1987）.
＊ 207： レベッカ・ファン・ベネーデン——私信。
＊ 207： シアトルのイギリス舌平目——D. C. Malins and S. J. Gunselman, *Proceedings of the National Academy of Science* 91（1994）：13038-41；M. S. Myers et al., *EHP* 90（1991）：7-15.
＊ 207： バージニアのマミチョグ——W. K. Vogelbein, *Cancer Research* 50（1990）：5978-86.
＊ 207-208： オハイオのナマズ——P. C. Baumann and J. C. Harshbarger, *EHP* 103（1995）：168-70.
＊ 208： イリノイのフォックス川——J. A. Couch and J. C. Harshbarger, *Environmental Carcinogenesis Reviews* 3（1985）：63-105；E. R. Brown et al., *Canada Research* 33（1973）：189-98.
＊ 208： バッファローロックの土の彫刻——D. C. McGill, *Michael Heizer：Effigy Tumuli, The Reemergence of Ancient Mound Building*（New York：Abrams, 1990）. 土が崩れているのでハイカーはもう彫刻に登ることが許されないと、イリノイ州自然史情報官のスーザン・ポストが知らせてくれた。

第7章 土

＊ 212： イリノイの農家数——IFB, *Farm an Food Facts*（Bloomington, Ill.：IFB, 1994）, 4,19.
＊ 212： 土地所有制度の変化と農作業動物の消滅——J. Bender, *Future Harvest：Pesticide-Free Farming*（Lincoln：Univ. of Nebraska Press, 1994）, 2.
＊ 212： 穀類の多様性の喪失——IDENR, *The Changing Illinois Environment：Critical Trends Summary Report*, IDENR/RE-EA-94/05 (Springfield, Ill.: IDENR, 1994), 54-55.
＊ 213： 戦後の農業経済の変化——A. Rosenfeld et al., *Agrichemicals in America：*

＊200： 下等動物のがんが環境汚染と関連――Dr. John Harshbarger, Registry of Tumors in Lower Animals, 私信。
＊201： 汚染された底質に関係するがん――M. J. Moore and M. S. Myers, "Pathobiology of Chemical-Associated Neoplasia in Fish," in D. C. Malins and G. K. Ostrander (eds.), *Aquatic Toxicology: Molecular Biochemical and Cellular Perspectives* (Boca Raton, Fla.: Lewis, 1994), 327-86.
＊201： 汚染した底質を使った実験――J. C. Harshbarger and J. B. Clark, *Science of the Total Environment* 94 (1990): 1-32; Dr. William Hawkins, Gulf Coast Research Laboratory, 私信。
＊201： 人と魚の傾向が同じ――Harshbarger and Clark, *Science of the Total Environment* 94 (1990): 1-32.
＊202： 野生生物の肝臓がんと化学品生産量との一致――Harshbarger, 私信。
＊202： 魚の皮膚がん他――Harshbarger and Clark, *Science of the Total Environment* 94 (1990): 1-32.
＊202： がん登録についての国際調査――J. C. Harshbarger, "Neoplasms in Wild Fish from the Marine Ecosystem Emphasizing Environmental Interactions," in J. A. Couch and J. W. Fournie (eds.), *Pathobiology of Marine and Estuarine Organisms* (Boca Raton, Fla.: CRC Press, 1993).
＊202： ウィリアム・ホーキンスの引用――私信。
＊202： エコトキシコロジー――G. McMahon, *EHP* 102, suppl. 12 (1994): 75-80; J. J. Stegeman and J. J. Lech, *EHP* 90 (1991): 101-9.
＊202： DNA アダクトの定量――McMahon, *EHP* 102, suppl. 12 (1994): 75-80; J. E. Stein et al., *EHP* 102, suppl. 12 (1994): 19-23.
＊203： ジョージ・ベイリー―― "OSU Develops Living Environmental Warning System," press release, Oregon State University, 1 Sept. 1992.
＊203： 水槽での研究――Harshbarger, 私信。
＊203： ロブスター――このことで消費者のがんリスクが減るわけではない。C. B. Cooper et al., *EHP* 90 (1991): 133-40.
＊203： 動物による汚染検知――T. Colborn et al., *Our Stolen Future* (New York: Dutton, 1996); G. A. Le Blanc, *EHP* 103 (1995): 888-90; T. Colborn, *EHP* 102, suppl. 12 (1994): 55-59; L. J. Guillette Jr., "Endocrine-Disrupting Environmental Contaminant, and Reproduction: Lessons from the Study of Wildlifes" in D. R. Popkin and L. I. Peddle (eds.), *Women's Health Today: Perspectives on Current Research and Clinial Practice* (Pearl River, N. Y.: Parthenon, 1994), 201-7; NRC, *Animals as Sentinels of Environmental Health Hazards* (Washington, D. C.: National Academy Press, 1991); F. L. Rose and J. C. Harshbarger, *Science* 196 (1977): 315-17.
＊203： 動物ビールス――J. A. Couch and J. C. Harshbarger, *Environmental Carcinogenesis Reviews* 3 (1985): 63-105.
＊203： カメ――L. J. Guillette Jr. et al., *EHP* 103, suppl. 7 (1995): 1564.
＊204： レッド・イヤー・スライダー――J. M. Bergeron et al., *EHP* 102 (1994): 780-81.
＊204： ディア・アイランド――E. Kales and D. Kales, *All about the Boston Harbor*

＊193： エズラ・パウンド—— "Portrait d'une Femme," *Personae*（New York：New Directions, 1926）.

＊194： ベンゾピレンとベルーガ——P. Beland, *Scientific American*, May 1996,74-81.

＊194： ベンゾピレンの化学と発がん性——H. C. Pitot and Y. P. Dragan, "Chemical Carcinogenesis," in C. D. Klaassen, *Casarett and Doull's Toxicology : The Basic Science of Poisons*, 5th ed.（New York：McGraw-Hill, 1996）, 202-12；USDHHS, *Seventh Annual Report*, 328-35.

＊195： 作用機構——M. E. Hahn and J. J. Stegem an, "The Role of Bio-transformation in the Toxicity of Marine Pollutants," in Prescott and Gauquelin, *Future of the Beluga*, 185-98.

＊195： 鯨とDNAアダクト——D. Martineau et al., *The Science of the Total Environment* 154（1994）：201-15；L. R. Shugart and C. Theodorakis, *EHP* 102, suppl. 12（1994）：13-17；L. R. Shugart et al., "Detection and Quanti tation of Benzo [a] pyrene DNA Adducts in Brain and Liver Tissues of Beluga Whales（*Delphinapterus leucas*）from the St. Lawrence and Mackenzie Estuaries," in Prescott and Gauquelin, *Future of the Beluga*, 219-23.

＊197-198： 膀胱がんと職業——F. Barbone et al., *International Journal of Epidemiology* 23（1994）：58-65；M. McCredie, "Bladder and Kidney Cancers," in R. Doll et al.（eds.）, *Trends in Cancer Incidence and Mortality*（Plainview, N. Y.：Cold Spring Harbor Laboratory Pres s, 1994）, 343-68；H. Anton-Culver et al., *AJE* 136（1992）：89-94；T. Skov et al., *American Journal of Industrial Medicine* 17（1990）：217-23；D. T. Silverman et al., *JNCI* 81（1989）：1472-80；D. T. Silverman et al., *JNCI* 81（1989）：1480-83.

＊198： イングランドのある小さな工場——P. Vineis, *EHP* 102, suppl. 6（1994）：7-10.

＊198： クリントン郡——L. D. Budnick et al., *AEH* 39（1984）：409-13.

＊198： 化学製造プラントとの関係——W. J. Blot and J. F. Fraumeni Jr., "Geographic Epidemiology of Cancer in the United States," in D. Schottenfeld and J. F. Fraumeni Jr.（eds.）, *Cancer Epidemiology and Prevention*, 1st ed.（Philadelphia：Saunders, 1982）, 189-90.

＊198： マサチューセッツの水道管——A.Aschengrau et al.,*AEH* 48（1993）：284-92.

＊198： 台湾の研究——B. J. Pan et al., *JTEH* 43（1994）：117-29.

＊198： 若い女性の膀胱がん——J. M. Piper et al., *AJE* 123（1986）：103-42.

＊198： 膀胱がんになった犬——L. T. Glickman et al., *JTEH* 28（1989）：407-14；H. A. Hares, *AJE* 114（1981）：229-33.

＊199： レオン・ピッパード——L. Pippard, "Ailing Whales, Water and Marine Management Systems：An Urgency for Fresh, New Approaches," in Prescott and Gauquelin, *Future of the Beluga*, 14-15.

＊200： クライド・デイウェの発見——J. C. Harshbarger, *EHP* 90（1991）：5.

＊200： 下等動物のがん登録——J. C. Harshbarger, *Annals of the New York Academy of Sciences* 298（1977）：280-89；J. C. Harshbarger, "The Registry of Tumors in Lower Animals," in *Neoplasia and Related Disorders in Invertebrates and Lower Vertebrate Animals*, NCI Monograph 31（1969）, xi-xvi.

3-36 ; J. Russo and I. H. Russo, "Development of the Human Mammary Gland," in ibid., 67-93 ; S. Z. Haslam, "Role of Sex Steroid Hormones in Normal Mammary Gland Function," in ibid., 499-533.

＊186-187： ゲッ歯類と人の乳がん――S. Nandi et al., *Proceedings of the National Academy of Science* 92（1995）: 3650-57.

＊187： 種間の一致は大きい――Huff, *EHP* 93（1991）: 247-70.

＊187-188： 分子生物学の教えるところ――Dr. Donald Malins, Pacific Northwest Research Foundation, 私信。

＊188： 高用量動物アッセイ――J. Sherman, *Chemical Exposure and Disease: Diagnostic and Investigative Techniques*（Princeton, N. J.: Princeton Scientific Publishing, 1994）, 27-28 ; G. W. Lucier, *EHP* 104（1996）: 84-87 ; and J. Marx, *Science* 250（1990）: 743-45.

＊189： 売られている発がん性化学品の推定: V. A. Fung et al., *EHP* 103（1995）: 680-83.

＊189： 認定され、規制されている発がん性物質の推定――The USDHHS's *Seventh Annual Report on Carcinogens* Contains 166 individual listings.

＊189： セントローレンスの鯨――C. H. Farnsworth, *New York Times*, 22 Aug. 1995, p. C-12 ; D. E. Sargent and W. Hoek, "An Update of the Status of White Whales *Delphinapterus leucas* in the St. Lawrence Estuary, Canada," in J. Prescott and A. Gauquelin（eds.）, *Proceedings of the International Forum for the Future of the Beluga*（Sillery, Québec: Presses de l'Université du Québec, 1990）, 59-74.

＊190： 鯨と溶接労働者の膀胱がん――P. Beland, *Canadian Journal of Fisheries and Aquatic Sciences* 45（1988）: 1855-56 ; D. Martineau et al., *Journal of Wildlife Diseases* 22（1985）: 289-94.

＊191： 1988年の研究――D. Martineau et al., *Journal of Comparative Pathology* 98（1988）: 287-311.

＊191： 1994年の検死報告――S. de Guise et al., *Veterinary Pathology* 31（1994）: 444-49.

＊191： セントローレンス・ベルーガに見つかったがん――D. Martineau, *Canadian Veterinary Journal* 36（1995）: 563-65 ; C. Cirard et al., *Journal of Veterinary Diagnostic Investigation* 3（1991）: 264-65.

＊191： ベルーガの繁殖における問題――S. de Guise et al., *EHP* 103, suppl. 4（1995）: 73-77 ; A. Motluk *New Scientist*, 1 July 1995,12-13 ; D. Martineau et al., *Archives of Environmental Contamination and Toxicology* 16（1987）: 137-47 ; R. Masse et al., *Archives of Environmental Contamination and Toxicology* 15（1986）: 567-79.

＊191-192： クロルデンとトキサフェンの大気中降下――D. Muir, "Levels and Possible Effects of PCBs and Other Organochlorine Contaminants and St. Lawrence Beluga Whales," in Prescott and Ganquelin, *Future of the Beluga*, 219-23.

＊192： うなぎと鯨とマイレックス――P. Beland et al., *Journal of Great Lakes Research* 19（1993）: 766-75 ; T. Colborn, *Great Lakes, Great Legacy?*（Washington, D. C.: Conservation Foundation, 1990）, 140.

＊192-193： うなぎの生態――R. Carson, *Under the Sea Wind*（New York: Penguin Books, 1941）, 209-72, p. 265.

＊180： 1938年の犬の研究——W. C. Hueper et al., *Journal of Industrial Hygiene and Toxicology* 20（1938）146-84.

＊180： 繊維工場労働者の合成色素と膀胱がんの一致——E. K. Weisburger, "General Principles of Chemical Carcinogenesis," in Waalkes and Ward, *Carcinogenesis*, 1-23；NIOSH, *Special Occupational Hazard Review for Benzene-based Dyes*, DHEW（NIOSH） Pub. 80-109（Cincinnati：NIOSH 1980）.

＊180： 国際労働機関——L. Tomatis, *Cancer：Causes, Occurrence and Control*, IARC Scientific Pub. 100（Lyon, France：URC, 1990）, 129.

＊181： ゴム工業と金属工業労働者の膀胱がん——P. Vineis and S. Di Prima, *Scandinavian Journal of Work Environment and Health* 9（1983）：449-50；R. R. Monson and K. Nakano, *AJE* 103（1976）：284-96; P. Cole et al., *Cancer*29（1972）：1250-60.

＊181： 科学史家の Robert Proctor が、がん戦争における Wilhelm Hueper の戦いを総説している——*Cancer Wars：How Politics Shapes What We Know and Don't Know about Cancer*（New York：Basic Books, 1995）, 36-48.

＊181： 発がん性が認定された物質の数——Huff, "Chemicals Causally Associated."

＊181-182： IARC の引用——IARC, *IARC Monographs on the Evaluation of Carcinogenic Risks to Humans*, suppl. 7（Lyon, France：IARC, 1987）, 17-34. ここで「十分な証拠」とは2種類以上の動物にがんを起こさせたか、1種の動物で2つ以上の独立の研究でがんを起こさせたことを意味する。

＊182： 米国のがん分類法——NRC, *Science and Judgement*, 58-60.

＊182： K. G. Thigpen, *EHP* 103（1995）：806-7.

＊182-183： 発がん物質報告の引用——USDHHS, *Seventh Annual Report*, 1.

＊183： ベンゼン——同上, 34-37.

＊183： PCBs——同上, 324-28; ATSDR, ATSDR *Case Studies in Environmental Medicine: Polychlorinated Biphenyl（PCB）Toxicity*（Atlanta: ATSDR, 1990）; NIOSH, *Occupational Exposure to Polychlorinated Biphenyls（PCBs）*, DHEW（NIOSH） Pub. 77-225,（Cincinnati：NIOSH, 1977）.

＊184： 集中的調査と評価——*EHP* 103（1995）：657-58.

＊184： ケープコッドの学校——I. Rosen, "More Chemicals Found at Bourne School," *Boston Globe*, 9 Sept. 1995, p. 14.

＊184-185： 1980年の総括——NIOSH, *Special Occupational Hazard Review for Benzene-based Dyes*, DHEW（NIOSH） Pub. 80-109（Cincinnati：NIOSH, 1980） 1-2.

＊185： 1994年報告書——USDHHS, *Seventh Annual Report*, 37-39.

＊185： 1996年報告——ATSDR, "Benzene Fact Sheet," CAS 92-87-5（Atlanta：ATSDR, 1996）.

＊186： 動物アッセイ——R. A. Griesemer and S. L. Eustis, *Journal of Occupational Medicine* 36（1994）：855-59.

＊186： 動物種間外挿——Dr. Ross Hume Hall, 私信。

＊186： トップテンの5個所——J. Huff et al., *EHP* 93（1991）：247-70.

＊186-187： 乳房の発達: C. W. Daniel and G. B. Silverstein, "Postnatal Development of the Rodent Mammary Gland," in M. C. Neville and C. W. Daniel（eds.）, *The Mammary Gland：Development, Regulation, and Function*（New York：Plenum, 1987）,

(New York: Consumers Union, 1995); M. Green, *Clothed in Controversy: The Risk to New Yorkers from Dry Cleaning Emissions and What Can Be Done About It* (New York: Office of the Public Advocate for the City of New York, 1994).

第6章　動　物

＊174：　エストロゲン模倣以上の作用——A. M. Soto et al., *EHP* 103, suppl. 7 (1995): 113-22.

＊174-175：　各種農薬のエストロゲン様性質——A. M. Soto et al., *EHP* 102 (1994): 380-83.

＊175：　トキサフェンの歴史——R. L Metcalf, "An Increasing Public Concern," in D. Pimentel and H. Lehman (eds.), *The Pesticide Question: Environment, Economics, and Ethics* (New York: Routledge, 1993), 426-30; H. P. Hynes, *The Recurrng Silent Spring* (New York: Pergamon, 1989), 156.

＊175：　海の動物とトキサフェン——J. Paasivirta et al., *Chemosphere* 22 (1991): 47-55.

＊175：　サケに見つかる濃度の範囲内で——Soto, *EHP* 102 (1994): 380-83.

＊176：　がん細胞株の不死性——G. B. Dermer, *The Immortal Cell: Why Cancer Research Fails* (Garden City Park, N. Y.: Avery, 1994).

＊177：　乳がん細胞株の名前——A Leibovitz, "Cell Lines from Human Breast," in R. J. Hay et al. (eds.), *Atlas of Human Tumor Cell Lines* (New York: Academic Press, 1994), 161-84; Dr. Carlos Sonnenschein, 私信。

＊177：　王国のコイン——J. Ricci, "One Nun's Living Legacy," *Detroit Free Press*, 30 Sept. 1984, pp. F-1, F-4.

＊177-8：　MCF-7 の起源——H. D. Soule, *JNCI* 51 (1973): 1409-16.

＊177：　"メアリーの純潔な心"は、1992年12月4-6日にグリーンピースが開いた「塩素の無い五大湖」会議のために活躍した。

＊177：　古い新聞きり抜き——Ricci, "Living Legacy."

＊179：　動物アッセイと細胞アッセイの一致——Sato, *EHP* 103, suppl. 7 (1995): 113-22

＊179：　エンドスルファンの作用——Soto, *EHP* 102 (1994): 380-83.

＊179：　標準手法——NRC, *Science and Judgement in Risk Assessment* (Washington, D. C.: National Academy Press, 1994), 56-67.

＊179：　疫学の強さと限界——USDHHS, *Seventh Annual Report on Carcinogens*, Summary (Research Triangle Park, N. C.: USDHHS, 1994), 4-5.

＊179：　動物アッセイの有利さ——NRC, *Science and Judgement.*

＊180：　発がん性物質の3分の1は動物試験で見つかる——J. Huff, "Chemicals Causally Associated with Cancers in Humans and in Laboratory Animals: A Perfect Concordance," in M. P. Waalkes and J. M. Ward (eds.), *Carcinogenesis* (New York: Raven Press, 1994), 25-37.

＊180：　1918年研究——K. Yamagiwa and K. Ishikawa, *Journal of Cancer Research* 3 (1918): 1-29.

＊180：　1930年代までのがん——S. S. Epstein, The Politics of Cancer (San Francisco: Sierra Club Books, 1979), 56-57.

＊165： 下水中のエストロゲンの源——J. Kaiser, *Science* 274（1996）：1837-38；L. C. Folmar et al., *EHP* 104（1996）：1096-1101；C. E. Purdom et al., *Chemistry and Ecology* 8（1994）：275-85；S. Jobling and J. P. Sumpter, *Aquatic Toxicology* 27（1993）：361-72.

＊165： フタレート——S. Jobling et al., *EHP* 103（1995）: 582-87;J. Raloff, *Science News* 148（1995）：47.

＊165： DEHPの生産、利用、毒性——IEPA, IEPA/ENV/93-006（Springfield, Ill:. IEPA, 1993）.

＊165: 輸血バッグ中のDEHP——S. D. Pearson and L. A. Trissel, *American Journal of Hospital Pharmacology* 50（1993）：1405-9；R. I. Jaeger and R. J. Rubin, *NEJM* 287（1972）：1114-18.

＊166： 内分泌攪乱物質の半数は有機塩素——Hileman, *Chemical and Engineering News*, 19 Apr. 1993,11-20.

＊166： 有機塩素化合物の合成と使用——International Programme of Chemical Safety, WHO, "Chlorine and Hydrogen Chloride." 前出。

＊169： 1993年決議——American Pubic Health Association Resolution 9304, *AJPH* 84（1994）：514-15.

＊169： 五大湖国際合同委員会——International Joint Commission, *Sixth Biennial Report on Great Lakes Water Quality*（Washington, D. C., and Ottawa, Ontario：International Joint Commission, 1992）, 5

＊169： カナダのがん初期予防オンタリオ作業班は発がん性が疑われる化学物質と塩素を含む全ての工業製品の製造を止めるように勧告した——*Recommendations for the Primary Prevention of Cancer*（Ottawa, Ontario：Ministry of Health, Mar. 1995）.

＊169-170: David Ozonoffの発言—— "On the Need to Ban Organochlorines "（presentation to the Massachusetts Breast Cancer Coalition Conference, "Breast Cancer and Environment：Our Health at Risk," Boston, Mass., 28 Oct. 1996）.

＊169： 有機溶剤の代替策——the Silicon Valley Toxics Coalition, 760 N. First St., in San Jose, CA 96112,（408）287-6707, or the Toxics Use Reduction Institute, One University Ave., Univ. of Massachusetts, Lowell, MA 01854,（508） 434-3050.

＊170： 死体保存用ホルマリン——Toxics Use Reduction Institute, *Technical Report* 24（Lowell, Mass.：TURI, 1994）.

＊170-171： ドライクリーニングの代替——H. Black, *EHP* 104（1996）: 488-90；S. B. Williams et al., *Los Alamos National Laboratory Report*, LA-UR- 96-822（Los Alamos, N. M.：Los Alamos National Laboratory, 1996）.

＊171： パークロロエチレンの統計——U. S. Agency for Toxic Substances and Disease Registry, *Toxicological Profile for Tetrachloroethylene*, TP-92118（Atlanta: ATSDR, 1993）；USDHHS, *Seventh Annual Report on Carcinogens*（Rockville, Md.：USDHHS, 1994）, 375; EPA, *Chemical Summary for Perchloroethylene*, 749-F-94-020a（Washington, D. C.：EPA office of Pollution prevention and Toxics, 1994）.

＊171： ニューヨークのドライクリーニング——D. Wallace et al., *Upstairs, Downstairs：Perchloroethylene in the Air in Apartments Above New York City Dry Cleaners*

＊161： 塩化メチルの毒性と生産量——National Institute for Occupational Safety and Health, *NIOSH Current Intelligence Bulletin*, 43, NIOSH Pub. 84-117 (Cinninnati: NIOSH, 1984).

＊161： 戦後のエストロゲン様化学物質——D. M. Klotz et al., *EHP* 104 (1996): 1084-89; "Masculinity at Risk" (editorial), *Nature* 375 (1995): 522; R. M. Sharpe, *Nature* 375 (1995): 538-39; "Male Reproductive Health and Environmental Oestrogens" (editorial), *Lancet* 345 (1995): 933-35., Institute for Environment and Health, Environmental Oestrogens: Consequences to Human Health and Wildlife (Leicester, England: Univ. of Leicester, 1995); J. Raloff, *Science News* 148 (1995): 44-46.

＊162： DDE: W. R. Kelce et al., *Nature* 375 (1995): 581-85. 最近 DDT の代謝物 DDD が見つかった。DDE, DDD ともにエストロゲン様： Klotz, *EHP* 104 (1996)

＊162-163： DDE の残留性——Dr. Mary Wolff, Mt. Sinai School of Medicine, 私信。

＊163： 生殖と野生生物への懸念——T. Colborn et al., *Our Stolen Future*: *Are We Threatening Our Fertility, Intelligence, and Survival?—A Scientific Detective Story* (New York: Dutton, 1996).

＊163： がんについての長く続いてきた討論——D. L. Davis and H. L. Bradlow, *Scientific American*, Oct. 1995,166-72; D. L. Houghton and L. Ritter, *Journal of American College of Toxicology* 14 (1995): 71-89; T. Key and G. Reeves, *British Medical Journal* 308 (1994): 1520-21; D. L. Davis et. al., *EHP* 101 (1993): 372-77; U. S. House of Representatives, *Health Effects of Estrogenic Pesticides*: *Hearing before the Subcommittee on Health and the Environment*, Cong., sess., 21 Oct. 1993; R. Coosen and F. L. van Velsen, *Toxicology and Applied Pharmacology* 101 (1989): 310-18; J. A. Nelson, *Biochemical Pharmacology* 23 (1974): 447-51; R. M. Welch et al., *Toxicology and Applied Pharmacology* 14 (1969): 358-67; C. Huggins and N. C. Yang, *Science* 137 (1962): 257-62.

＊163： 内分泌攪乱についてのカーソンの言及——R. Carson, *Silent Spring* (Boston: Houghton Mifflin, 1962), 212,235-37.

＊163-164： ソトとソンネンシャインの発見——A. M. Soto et al., *EHP* 92 (1991): 167-73.

＊164： 他の物質のエストロゲン作用——A.M.Solo et al., *EHP* 102 (1994): 380-383.

＊164： エストロゲン様とされた物質——B. Hileman, *Chemical and Engineering News*, 19 Apr. 1993,11-20.

＊164： 多くの可塑剤と界面活性剤がエストロゲン様——J. A. Brotons et al., *EHP* 103 (1995): 608-12; J. Raloff, *Science News* 147 (1995): 341; R. White et al., *Endocrinology* 135 (1994): 175-82; A. V. Krishnan et al., *Endocrinology* 132 (1993): 2279-86.

＊164： ニュージャージー州の飲料水中 APEOs——L. B. Clark et al., *International Journal of Environmental Analytic Chemistry* 47 (1992): 167-80.

＊164： イギリスの研究者が APEOs の乳がん細胞増殖と雌化した魚を発見——White, *Endocrinology* 132 (1993): 2279-86.

としている分析家もいる。「だから、工業側が化学物質の管理を上手くすれば、有毒化学物質の使用を減らすことによって汚染を防止する代わりにまだまだ多くの別の手を使う余地があるということだ」と、EPA の官吏である Carol Browner は語っている（EPA, *1992 Toxics Release Inventory : Public Data Release*, 745-R-94-001 [Washington, D. C. : EPA, 1994]）。

＊ 151-152 : TRI 報告の影響力——J. H. Cushman, "Efficient Pollution Rule under Attack," *New York Times*, 28 June 1995, p. A-16 ; K. Schneider, "For Communities, Knowledge of Polluters Is Power," *New York Times*, 24 Mar. 1991, p. A-5.

＊ 152 : 化学工業界代表の言葉——Reprinted in *Working Notes on Community-Right-to-Know*（Washington, D. C. : Working Group on Community Right-to-Know, May-June 1995）, 3.

＊ 153 : 最新の TRI——EPA, *1994 TRI: Public Data Release*, 745-R-96-002 (Washington, D. C. : EPA, 1996).

＊ 155 : 陸水学者の言——L Hoberg et al., *Groundwater in the Peoria Region*, Cooperative Research Bulletin 39（Urbana : ISGWS, 1950）, 53.

＊ 155-156 : ピーキンの歴史——*Pekin, Illinois, Sesquicentennial*（*1824-1974*）*: A History*（Pekin, Ill. : Pekin Chamber of Commerce, 1974）; Midwest Grain Products, *1994 Annual Report.*

＊ 155 : 活躍するキャタピラー製品——P. A. Letourneau（ed.）, *Caterpillar Military Tractors*, vol. 1.（Minneapolis : Iconografix, 1994）.

＊ 156 : 砂糖大根畑と澱粉工場の爆発——*Pekin, Illinois, Sesquicentennial*, 68.

＊ 156-157 : 火力発電所からの汚染——"Pekin Edison Plant Named Worst Pollutor," *Bloomington Daily Pantagraph*, 10 Aug. 1974 ; J. Simpson, ibid., 30 July 1971.

＊ 157 : キーストーン社——E. Hopkins, *PJS*, 3 July 1993, p. A-1 ; . Hopkins, *PJS*, 25 July1993, p. A-2.

＊ 158-159 : 毒性学者と新聞の結論——E. Hopkins, *PJS*, 19 Mar. 1995, pp. A-1, A-22.

＊ 159 : ピーキンとペオリアの毒物排出——TRI から。また、Hopkins, "Region Awash."

＊ 159 : カプタン——EPA, *Suspended, Cancelled, and Restricted Pesticides*, 20T-1002（Washington, D. C. : EPA, 1990）.

＊ 159 : 記録——EPA の TRI, PCS, および FINDS データベースから公開させた。Kathy Grandfield が 1995 年 1 月 1 日にみつけた。テーズウェルの追加データは Joe Goodner（TRI coordinator at the IEPA in Springfield）から与えられた。

＊ 160 : テーズウェルの有害廃棄物は倍増——IEPA, *Summary of Annual Reports On Hazardous Waste in Illinois for 1991 and 1992 : Generation, Treatment, Storage, Disposal, and Recovery*, IEPA/BOL/94-155（Springfield, Ill. : IEPA, 1994）, 61.

＊ 160 : 産出量の 4 倍以上の廃棄物を受け入れている——IEPA, *Illinois Nonhazardous Special Waste Annual Report for 1991*（Springfield, Ill. : IEPA, 1993）, 表 K.

＊ 160 : 漏洩レポート——テーズウェル郡の部分は EPA の ERNS データベースから公開させた。

＊147:　ホルムアルデヒドへの曝露経路——USDHHS and U.S. Labor Department, *Joint NIOSH/OSHA Current Intelligence Bulletin* 24（1980).

＊147：　ホルムアルデヒドの前任者としての大豆——Morris and Ahmed, *Carbohydrate Economy.*

＊148：　機械工作での合成切削油——Y. T. Fan, *Science* 196（1977）: 70-71.

＊148：　切削油中の汚染——USDHHS, *Seventh Annual Report*, 282.

＊148：　切削油の研究：Fan, *Science* 196（1977）

＊148-149：　試験が終わった化学物質の割合——NRC, *Toxicity Testing : Strategies to Determine Need and Properties*（Washington, D. C. : National Academy Press, 1984). 更新データ——Dr. James Huff, Environmental Carcinogenesis Program, National Institute for Environmental Health Sciences, Jan. 1997.

＊148-149：　TSCA 法の新規化学物質——L. Ember, *Chemical and Engineering News*, 20 Mar. 1995, p. 6.

＊149：　FFDCA 法と FIFRA 法：両法の抜け穴と欠陥について——Wargo, *Our Children's Toxic Legacy*；GAO *Food Safety : Changes Needed to Minimize Unsafe Chemicals in Food*, Report to the Chairman, Human Resources and Intergovernmental Relations Subcommittee, Committee on Government Operations, House of Representatives, GAO/RCED-94-192, Sept. 1994.

＊ 149：　運転免許証の喩——D. Ozonoff, "Taking the Handle of f the Chlorine Pump"（presentation at the public health forum, "Environmental and Occupational Health Problems Posed by Chlorinated Organic chemicals," Boston Univ. School of Public Health, 5 Oct. 1993).

＊149：　NRC 報告書——NRC, *Toxicity Testing.*

＊149-150：　「知る権利」法の歴史——B. A. Goldman, "Is TRI Useful in the Environmental Justice Movement?"（presentation to the Toxics Release Inventory Data Use Conference, Boston, Mass., 6 Dec. 1994), reprinted in *EPA Proceedings : Toxics Release Inventory*（*TRI*）*Data Use Conference, Building TRI and Pollution Prevention Partnerships*, EPA/749-R-95-00l（Washington, D. C.: EPA, 1995), 133-37; Paul Orum, Working Group on Community-Right-to-Know, 私信。

＊150-151：　TRI の欠陥——Goldman, "Is TRI Useful"；Working Group on Community Right-to-Know, "Environmental Groups Blast EPA for Toxics Reporting Loophole," press release, Washington D. C., July 25,1994；Paul Orum, 私信。

＊151：　幻の削減——Working Group on Community Right-to-Know, "New Toxics Data Show Little Progress in Source Reduction," press release, Washington, D. C., 27 Mar. 1995.

＊151:　排出の削減が生産量の削減につながらない——Inform, Inc., *Toxic Watch 1995*（New York : Inform, Inc., 1995). TRI の開始以来、7 万 4 千事業所から出される有毒廃棄物の発生総量は減っていないと、1995 年の TRI 報告書は述べている。EPA 自身も認めているように、最初の TRI 報告書が出て以降工業界から出されている化学廃棄物の総量は実際に増えている。減ってはいない。しかしながら、報告されている排出量は 1988 年から 1992 年に向かって 35%も減っている。この明らかな違いは詰め方が良くなったせいだ

and Toxicology 22 (1992): 260-66.

＊143： 屋内の農薬残留——Moses, *Designer Poisons*, 25-30.

＊143-144： 絨毯繊維と室内塵にある農薬——R. G. Lewis et al., *Archives of Environmental Contamination and Toxicology* 26 (1994): 37-46; M. Moses et al., *Toxicology and Industrial Health* 9 (1993): 913-59.

＊144： ロサンジェルスの研究——R. A. Lowengart et al., *JNCI* 79 (1987): 39-46.

＊144： デンバーの研究——J. K. Leiss and D. A. Savitz, *AJPH* 85 (1995): 249-52.

＊144： 子供の脳腫瘍と家庭用農薬——J. R. Davis et al., *Archives of Environmental Contamination and Toxicology* 24 (1993): 87-92.

＊144： シラミ駆除シャンプーに含まれるリンデン——全国シラミ症学会によれば、毎年六百万人のアメリカ人がシラミにたかられている。リンデンは農業用としてはいくつかの国で禁止されていて、米国では使用が厳しく制限されている。しかし、リンデンが入っているシャンプーもある。リンデンは、USDHHS の分類では「発がん性であることが合理的に予見できる」となっている (USDHHS, *Seventh Annual Report on Carcinogens*, Summary [Research Triangle Park, N. C.: USDHHS, 1994], 241-44)。リンデン含有シャンプーががんに関係する血球奇形と結びついている： A. E. Rauch et al., *Archives of Internal Medicine* 150 (1990): 2393-95.

＊144： 子供の脳腫瘍の増加——L. A. G. Ries et al., *SEER Cancer Statistics Review, 1971-1991: Tables and Graphs*, NIH Pub. 94-2789 (Bethesda, Md.: NCI, 1994), 428.

＊144： 石油化学品の増加——R. F. Sawyer, *EHP* 101, suppl. 6 (1993): 5-12; Ihde, *Modern Chemistry.*

＊144： ドイツの合成肥料——Ihde, *Modern Chemistry*, 680-81.

＊145： 塩素ガスと塩素系溶媒——International Programme on Chemical Safety, WHO, "Chlorine and Hydrogen Chloride," *Environmental Health Criteria 21 (1982): 54-60; Dr. Edmund Russell* Ⅲ, 私信。

＊145： 終戦後——A. Thackary et al., *Chemistry in America*, 1876-1976 (Dordrecht, Netherlands: Reidel, 1985).

＊145： 1930 年代まで——Ihde, *Modern Chemistry.*

＊145： 国の指導者たちの恐れ——Dr. Edmund Russell Ⅲ, 私信。

＊146： 炭化水素経済から石油化学経済へ——D. Morris and I. Ahmed, *The Carbohydrate Economy: Making Chemicals and Industrial Materials from Plant Matter* (Washington, D. C.: Institute for Local Self-Reliance, 1992). 植物性プラスチックから石油化学プラスチックへの歴史——S. Fenichell, *Plastic: The Making of a Synthetic Century* (New York: Harper Business, 1996).

＊146-147： ホルムアルデヒドの製造、使用、および発がん性——USDHH S, *Seventh Annual Report*, 214-19.

＊147： フォーム断熱材中のホルムアルデヒド——IDPH, "Urea Formaldehyde Foam Insulation" (pamphlet) (Springfield, Ill.: IDPH, 1992).

＊147： 屋内汚染物質としてのホルムアルデヒド——M. C. Marbury and R. A. Krieger, "Fomaldehyde," in J. M. Samet and J. D. Spengler (eds.), *Indoor Air Pollution: A Health Perspective* (Baltimore: Johns Hopkins Univ. Press, 1991), 223-51.

Policy (Princeton, N. J.: Princeton Univ. Press, 1981), 61-62; J. Whorton, *Before* Silent Spring: *Pesticides and Public Health in Pre-DDT America* (Princeton, N. J.: Princeton Univ. Press, 1974), 248-55.

＊142： ヒットラーの頭——商品雑誌 *Soap and Sanitary Chemicals* の 1944 年 4 月号；Russell, "'Speaking of Annihilation.'"

＊142: フェノキシ除草剤——D. E. Lilienfeld and M. A. Gallo, *Epidemiologic Reviews* 11 (1989): 28-58.

＊142: パラチオン他の有機リン類——Sherman, *Chemical Exposure and Disease*, 24; H. W. Chambers, "Organophosphorous Compounds: An Overview," in J. E. Chambers and P. E. Levi (eds.), *Organophosphates: Chemistry, Fate, and Effects* (San Diego: Academic Press, 1992), 3-17.

＊ 142： 作用の仕方——L. J. Fuortes et al., *American Family Physician* 47 (1993), 1613-20; F. Matsumura, *Toxicology of Insecticides*, 2nd ed. (New York: Plenum, 1985), 111-202.

＊ 142： ドイツ神経ガスとしての有機リン——Sherman, *Chemical Exposure and Disease*, 161; J. Borkin, *The Crime and Punishment of I. G. Farben* (New York: Harper & Row, 1978), 722-23.

＊142-143: 戦争におけるフェノキシ除草剤——P. F. Cecil, *Herbicidal Warfare: The Ranch Hand Project in Vietnam* (New York: Praeger, 1986); A. Ihde, *The Development of Modern Chemistry* (New York: Harper & Row, 1964), 722-23.

＊143： 1960 年までに 2,4-D が半分を占めた——Lilienfeld and Gallo, "2,4-D, 2,4,5-T."

＊143： 米国における除草剤増産——NRC, *Pesticides in the Diets of Infants and Children* (Washington, D. C.: National Academy Press, 1993), 15.

＊143： 農薬使用のグラフ——W. J. Hayes Jr. and E. R. Laws (eds.), *Handbook of Pesticide Toxicology*, vol. 1, *General Principles* (New York: Academic Press, 1991), 22.

＊143： 市場の食品の 90%に農薬が見つかる——NRC, *Pesticides in the Diets*, 15.

＊143: 農薬使用統計——EPA, *Pesticide Industry Sales and Usage 1992-93 Market Estimates*, 733-K-94-001 (Washington, D. C.: EPA, 1994), 14, table 4; NRC, *Pesticides in the Diets*, 15.

＊143： 現在の使用量——木材防腐と防虫などの農業外使用も含む。1995 年の除草剤、殺菌剤、殺虫剤の使用量は 6 万トンにも上る。Jay Feldman (National Coalition against the Misuse of Pesticides) の手紙。

＊143-144： 家庭用農薬の曝露経路——M. Moses, *Designer Poisons: How to Protect Your Health and Home from Toxic Pesticides* (San Francisco: Pesticide Education Center, 1995).

＊143: 主婦の 82%が農薬を使用——R. W. Whitmore et al., *The National Home and Garden Pesticide Survey*, vol. 1, *Executive Summary: Results and Recommendations*, RT1/5100/17-01F (Washington, D. C.: EPA, 1992); S. H. Zahm and A. Blair, "Carcinogenic Risk from Pesticides," in General Motors Cancer Research Fund, *1992 Accomplishments in Cancer Research* (Philadelphia: J. B. Lippincott, 1993), 266-78.

＊143: ミズーリ州の家族——J. R. Davis et al., *Archives of Environmental Contamination*

＊ 139： からだの内と外の世界にとって最悪のもの――ある批判者は、日常植物性食品から天然エストロゲンを摂取しているのであるから、わずかなエストロゲン様の工業化学物質に曝されたとしても、乳がんに大きな影響を与えるとは思われないと言っている。たとえば、S. H. Safe, *EHP* 103 (1995) : 346-51。この議論は、植物エストロゲンは体の中で速やかに分解されて排泄されるのに対して、合成化学物質は体脂肪に何年も貯えられることを無視したものだ。さらに、植物性のエストロゲンは乳がんに対して防御的に働く。：J. Barrett, *EHP* 104 (1996) : 478-82.
さらに議論を広げて、合成化学物質と環境発がん性物質についての大衆の心配は誤りだと言う研究者もいる。その理由は、われわれが曝されている発ガン性物質の大部分は天然のもので、害虫を撃退する物質を植物自身が作ってもいるのだから、というのである。たとえば、B. N. Ames et al., *Proceedings of the National Academy of Science* 92 (1995) : 5258-65 ; NRC, *Carcinogens and Anticarcinogens in the Human Diet* (Washington, D. C.: National Academy Press, 1996)。

ここでもやはり、不十分さが見られる。天然の物質とは違って、毎日摂取した微量の合成化学物質は体に蓄積する。Devra Davis が指摘しているように、果物や野菜に含まれる天然の発がん性物質は体に悪作用をする前に酵素で解毒されることが多く、発がん抑制物質を伴っていることも多い。John Wargo も言っているように、われわれが天然の発がん性物質を摂取しているという理由で合成発がん性物質を規制しないというのは賢明な選択とは到底言えない。もし、われわれの体が天然の発がん性物質への曝露を避け難いならば、合成発ガン性物質の規制はもっと緊急を要する。それに、食品中の天然発がん性物質は曝露経路としては一つである。合成化学物質とは違って、水中に排出されたり、地下水に達したり、魚に蓄積したり、廃棄物処分場その他から揮発してきて地球の別の大陸まで運ばれるというようなことはない。天然の発がん性物質がこの半世紀間に天を突く勢いで増えたということも考えにくく、がんの発病率が増えたことも説明できない。J. Wargo, "Our Children's Toxic Legacy : How Science and Law Fail to Protect Us from Pesticides" (New Haven, Conn. : Yale Univ. Press, 1996), 127 ; Bruce Ames と批判者との往復書簡（1990 年 12 月から 1991 年 2 月）, *Science*, vols. 250 and 251 ; W. Linjinsky, "Environmental Cancer Risks—Real and Unreal" (editorial), *Environmental Research* 50 (1989) : 207-9.

＊ 140： 脂肪の多い組織に集まる――J. D. Sherman, *Chemical Exposure and Disease : Diagnostic and Investigative Techniques* (Princeton, N. J. : Princeton Scientific Publishing, 1994) ; L. S. Welch, "Organic Solvents," in M. Paul (ed.), *Occupational and Environmental Reproductive Hazards: A Guide for Clinicians* (Baltimore: Williams& Wilkins, 1993), 267-79.

＊ 140： クロロホルム――ATSDR, Toxicological Profile for Chloroform (Atlanta : ATSDR, 1993) ; IEPA, "Chloroform : Chemical Information Sheet" (Springfield, Ill. : IEPA, Office of Chemical Safety, 1990).

＊ 141： 第二次世界大戦における DDT――E. P. Russell Ⅲ, *Journal of American History* 82 (1996) : 1505-29 ; T. R. Dunlap, *DDT : Scientists, Citizens, and Public*

J. Melius et al., "Residence Near Industries and High Traffic Areas and the Risk of Breast Cancer on Long Island" (Albany : New York State Dept. of Health, 1994) ; D. J. Schemo, "Long Island Breast Cancer Is Possibly Linked to Chemical Sites," *New York Times*, 13 Apr. 1994, pp. A-1, B-6.

＊122: 5年後の研究――New York State Department of Health, Deparment of Community and Preventative Medicine at the State University of New York in Stony Brook, Nassau County Department of Health, and Suffolk County Department of Health Services, The Long Island Breast Cancer Study, Reports 1-3 (1988-1990).

＊122 : CDC : G. Kolata, "Long Island Breast Cancer Called Explainable by U. S.," *New York Times*, 19 Dec. 1992, p. A-9.

＊122 : Joan Swirsky の引用――J. Swirsky, *Merrick Life*, 15 Sept. 1994.

＊123-124 : アッパー・ケープの歴史――S. Rolbein, *The Enemy Within: The Struggle to Clean Up Cape Cod's Military Superfund Site* (Orleans, Mass. : Association for the Preservation of Cape Cod, 1995).

＊124 : アッパー・ケープの発がん率――MDPH, *Cancer Incidence in Massachusetts, 1982-90* (Boston : MDPH, 1993).

＊124: 1991年調査――A. Aschengrau and D. M. Ozonoff, *Upper Cape Cancer Incidence Study. Final Report* (Boston : Mass. Depts. of Public Health and Environmental Protection, 1991).

＊125 : 〈沈黙の春研究所〉――J. G. Brody et al., : *Public Health Report* 111 (1996) : 495-507 ; "Cape Cod Breast Cancer and Environment Study Overview" (Newton, Mass. : Silent Spring Institute, July 12,1995).

＊126 : 1991年調査からの引用――Aschengrau and Ozonoff, *Upper Cape*, ix.

＊126-127 : ケープコッドの水道管――A. Aschengrau et al ; . *AEH* 48 (1993) : 284-92 ; T. Webster and H. S. Brown, *AEH* 48 (1993) : 293-97.

＊127 : ドライクリーニング――N. S. Weiss, *Cancer Causes and Control* 6 (1995) : 257-66.

＊127 : 1983年の研究――C. D. Larsen et al., *Journal of the Amecican water Works Association* 75 (1983) : 184-88.

＊127-128 : 1993年調査からの引用――Aschengrau, "Tetrachloroethylene-Contaminated," 291.

＊128-129 : ノーマンデイル――T. L. Aldous, *PDT*, 4 Oct. 1991, p. A-2. ; T. L. Aldous, *PDT*, 6 Mar. 1992, pp. A-1, A-12.

＊130 : ノーマンデイル住民の言葉――Aldous, "Area Cancer Rates Normal."

第5章 戦 争

＊135 : 第二次世界大戦の記述はカーソンの『沈黙の春』から引用。

＊136 : 化学品の生産グラフ――International Trade Commission, Washington, D. C.

＊138 : フロンと成層圏の塩素――S. Solomon, *Nature* 347 (1990) : 347-54.

＊139: 不活性物質が放出されると――J. Gilbert et al., *Journal of Chromatography* 237 (1982) : 249-61.

Fraumeni Jr., *Environmental Research* 9 (1975): 196-207.

＊112: エコロジカル・ファラシーはそれを使った個人の誤りとすることもできる。たとえばヨーロッパの19世紀における自殺と宗教を関連させた研究があるが、この研究者は地域のプロテスタントの増加と自殺率の上昇が比例していることを見つけた。しかし、この結果は必ずしも、カトリックよりもプロテスタントの信者の方が自殺する傾向が強いという結論を示すものではない。プロテスタント支配地域で起こっている自殺はすべてカトリックの信者だと仮定して、おそらく、少数派となって孤立すればするほど自殺に対して抵抗しにくくなると考えることもできる。後者の説明はこのケースには当たらなかったが、生態学的疫学ではこの二つの結論を区別することはできない。この研究についての活発な議論が次の文献にある: J. Esteve et al., *Descriptive Epidemiology: Statistical Methods in Cancer Research*, vol. Ⅳ (Lyon, France: IARC Scientific Pub. No. 128,1994), 150-54.

＊113: ピーター・インファントからの引用——P. F. Infante and G. K. Pohl, *Teratogenesis, Carcinogenesis and Mutagenesis* 8 (1988): 225-49.

＊114-115: 疫学の手法とその模倣について——K. J. Rothman and C. Poole, "Causation and Causal Inference," in D. Schottenfeld and J. F. Fraumeni Jr. (eds.), *Cancer Epidemiology and Prevention*, 2nd ed. (Oxford, England: Oxford Univ. Press, 1996), 3-10; N. Krieger, *Social Science and Medicine* 39 (1994): 887-903; D. Trichopoulos and E. Petridou, *Medicine, Exercise, Nutrition, and Health* 3 (1994): 206-25; S. Wing, *Medicine and Global Survival* 1 (1994): 74-86; M. S. Legator and S. F. Strawn (eds.), *Chemical Alert! Community Action Handbook* (Austin: Texas Univ. Press, 1993).

＊115: マリー・ウォルフの研究——M. S. Wolff et al., *JNCI* 85 (1993): 648-52.

＊115-120: 種々のクラスター研究——別冊 *AJE* 132 (1990) に Atlanta, Ga. で 16-17 Feb. 1989 に開かれた全国会議の要旨集が収録されている: G. Taubes, *Science* 269 (1995): 164-69; Legator and Strawn, *Chemical Alert*, CDC, "Guidelines for Investigating Clusters of Health Events," *Morbidity and Mortality Weekly Report* 39/RR-11 (1990): 1-23; and K. J. Rothman, *AJPH* 77 (1987): 13-15.

＊116-117: 疫学での強さと有意性の表現には様々ある。最も普通に行われているのは信頼区間（95%の確率を計算したもの）の中に実際の値を書く方法。素人向けの疫学統計の説明: M. J. Scott and B. L. Harper, "Lots of Information: What to Do with It. Statistics for Nonstatisticians," in Legator and Strawn, *Chemical Alert.*

＊117: 8倍から20倍——R. R. Neutra, *AJE* 132 (1990): 1-8.

＊117: トリクロロエチレン（TCE）——ATSDR, Case Studies in Environmental Medicine: Trichloroethylene Toxicity (Atlanta, Ga.: ATSDR, 1992).

＊119-120: ブルーマン事件——B. Roueche, *Eleven Blue Men and Other Narratives of Medical Detection* (Boston: Little, Brown, 1954); Neutra, *AJE* 132 (1990): 1-8."

＊120: 二つのケースが統計的に有意であった——Richard Clapp（ボストン大学の疫学者で前マサチューセッツ州がん登録部長）が再チェックした結果。

＊121: ロングアイランド——E. L. Lewis-Michl et al., *AEH* 51 (1996): 255-65;

Generating Exercise," in Davis and Hoel, *Trends in Cancer Mortality*, 290-99.

＊105-106: 女性の美容師、自動車工、その他の女性職のがん——Pottern, *Journal of Occupational Medicine* 36 (1994) : 809-13.; M. Stellman, *Journal of Occupational Medicine* 36 (1994) : 814-25.

＊106: 塩化ビニルの発がん性——ATSDR, *Case Studies in Environmental Medicine : Vinyl Chloride Toxicity* (Atlanta : ATSDR, 1990).

＊106: 塩ビ繊維工場の1977年の研究——L. Chiazze et al., *Journal of Occupational Medicine* 19 (1977) : 623-28 ; P. F. Infante and J. Pesak, *Journal of Occupational Medicine* 36 (1994) : 826-31.

＊107: 一般人の塩化ビニル被曝——ATSDR, *Vinyl Chloride Toxicity*; IEPA, "Vinyl Chemical Information Sheet," IEPA/ENV/87-001-11 (Springfield, Ill. : IEPA, 1987); 食品包装から: J. Gilbert et al., *Journal of Chromatography 237* (1982) : 249-61.

＊107: ATSDRからの引用——ATSDR, *Vinyl Chloride Toxicity*, 4.

＊107: 塩化ビニルと女性に関する研究が欠落——Infante and Pesak, *Journal of Occupational Medicine* 36.

＊108: 塩化ビニルとエタノールの複合効果——ATSDR, *Vinyl Chloride Toxicity.*

＊108: ノーマンデイルの2つの研究——IDPH, "Incidence of Cancer in Pekin (Tazewell County), Illinois" (Springfield, Ill. : IDPH, 1991) ; G. Poquette, "Normandale Cancer Study" (memorandum) (Tremont, Ill. : Tazewell County Health Department, 5 Mar. 1992.

＊108: 新聞見出し——T. L. Aldous, *PDT*, 19 Dec. 1991, pp. A-2, A-12.

＊109: 米国科学研究評議会の研究——NRC, *Environmental Epidemiology : Public Health and Hazardous Wastes* (Washington, D. C. : National Academy Press, 1991).

＊109: ATSDR報告書——ATSDR, *ATSDR Biennial Report to Congress 1991 and 1992* (executive statement) (Atlanta : ATSDR, 1992), pp. 2,3, and 7.

＊109-110: 「総合的環境責任、補償、および処罰に関する法律(CERCLA)」が1980年に議会を通過し、有害廃棄物処分場の法的措置が決まった。いわゆるスーパーファンド法。法律の目的は有害廃棄物処分場の一覧表を作成し、その危険性に応じて浄化の優先順位を決め、危険な廃棄物を閉じ込めて、最終的には危険な場所を除去して元どおりに修復することである。有害廃棄物をめぐる言葉使いには混乱がある。国の優先順位リストに載っている場所はスーパーファンド・サイトと呼ばれ、問題があるがこのリストに載っていない場所はCERCLAサイトと呼ばれている。

＊110: スーパーファンド・サイト近くに住んでいる人の数——NRC, *Environmental Epidemiology*, 2.

＊110: 7億5千万トン——J. Griffith and W. B. Riggan, *AEH* 44 (1989) : 69-74.

＊110: NRCからの引用——*Environmental Epidemiology*, 19.

＊111: ニュージャージーのがん——G. R. Najem et al., *Preventive Medicine* 14 (1985) : 620-35 ; G. R. Najem et al., *International Journal of Epidemiology* 14 (1985) : 528-37 ; G. R. Najem et al., *International Journal of Epidemiology* 12 (1983) : 276-89.

＊111-112: 有害廃棄物埋め立て地があって地下水汚染のある郡のがん——Griffith and Riggan, "Cancer Mortality in U. S. Counties." ; R. Hoover and J. F.

Journal of Cancer 63 (1991): 963-66; Tomatis, 前出, D. B. Thomas and M. R. Karagas, ***Cancer Research*** 47 (1987): 5771-76.
＊101: ノーマンデイルのがん――Aldous, 前出。
＊102: がん死マップ――L. W. Pickle et al., "Atlas of U. S. Cancer Mortality among Whites: 1950-1980," (NIH) 87-2900 (Washington, D. C.: GPO, 1987); L. W Pickle et al., "Atlas of U. S. Cancer Mortality among Nonwhites: 1950-1980", (NIH) 90-1582 (Washington, D. C.: GPO, 1990).
＊102: がん死亡分布の規則性――L. W. Pickle et al., ***Recent Results in Cancer Research*** 14 (1989): 196-207.
＊102: がんクラスターの色地図――S. Lewandowsky et al., ***Applied Cognitive Psychology*** 7 (1993): 533-51.
＊102: 1988年の研究――C. S. Stokes and K. D. Brace, ***Journal of Rural Studies*** 4 (1988): 239-47.
＊102: 公共データ入手地図――B. A. Goldman, *The Truth about Where You Live: An Atlas for Action on Toxins and Mortality* (New York: Random House, 1991).
＊103: がん別地域パターン――S. S. Devesa, *Journal of Occupational Medicine* 36 (1994): 832-41; and S. H. Zahm et al., "Pesticides and Multiple Myeloma in Men and Women in Nebraska," in H. H. McDuffie et al. (eds.), *Supplement to Agricultural Health and Safety: Workplace, Environment, Sustainability* (Saskatoon, Saskatchewan, Canada: Univ. of Saskatchewan Press, 1995), 75-81; J. L. Kelsey and P. L. Horn Ross, *Epidemiologic Reviews* 15 (1993): 7-16; Pickle, ***Recent Results in Cancer Research*** 14 (1989).
＊103-104: 職場の発がん性物質――P. F. Infante, "Cancer and Blue-collor Workers: Who Cares?" *New Solutions* (winter 1995): 52-57; J. Randal, *JNCI* 86 (1994): 1748-50; J. Landrigan, "Cancer Research in the Workplace" (presentation at the President's Cancer Panel meeting, NIH, Bethesda, Md., 22 Sept 1993).
＊104: 農民の高い発がん率――S. H. Zahm and A. Blair, *American Journal of Industrial Medicine* 24 (1993): 753-66; A. Blair et al., *Scandinavian Journal of Work Environment and Health* 18 (1992): 209-15; D. L. Davis et al., *EHP* 100 (1992): 39-44. 非ホジキンリンパ腫と脳腫瘍が多いが統計的に有意ではない。
＊104: 発がん率の多いその他の職業――G. Tornling et al., *American Journal of Industrial Medicine* 25 (1994): 219-28; E. L. Hall and K. D. Rosenman, *American Journal of Industrial Medicine* 19 (1991): 145-59., Davis and Hoel, *Trends in Cancer Mortality*, x
＊104: がん発生率の高い専門職――E. A. Holly, *Epidemiology* 7 (1996): 55-51; B. B. Arnetz et al., *AEH* 46 (1991): 237-48.
＊104: 歯医者、歯科助手、化学療法看護人のがん――L. A. Pottern et al., *Journal of Occupational Medicine* 36 (1994): 809-13.
＊104-105: 両親の被曝と関係する子供のがん――L. M. O'Leary et al., *American Journal of Industrial Medicine* 20 (1991): 17-35.
＊105: がん死亡率が男女で一致しない――W. J. Nicholson and D. L. Davis, "Analysis of Changes in the Ratios of Male-to-Female Cancer Mortality: A Hypothesis

a Cause of Human Multiple Myeloma?" in Davis and Hoel, *Trends in Cancer Mortality*, 215-24.

＊93: 白血病など、ベンゼンの健康影響の総説——*U. S. Agency for Toxic Substances and Disease Registry, Toxicological Profile for Benzene*（Atlanta : USDHHS, 1993）.

＊93 : ATSDR からの引用 : ATSDR, *Case Studies in Environmental Medicine : Benzene Toxicology*（Atlanta : USDHHS, 1992）, 7.

＊93: マサチューセッツ南東部の白血病——M. S. Morris and R. S. Knorr, *AEH* 51（1996）: 266-74 ; M. S. Morris and R. S. Knorr, *Southeastern Massachusetts Health Study Final Report : Investigation of Leukemia Incidence in 22 Massachusetts Communities, 1978-86*（Boston : MDPH, 1990）; L. Tye, "Screening Sought in Cancer Link to Pilgrim," *Boston Globe*, 19 Sept. 1989, pp. 21,25; R. W. Clapp et al., *Lancet* 1987: 1324-25.

＊94 : 白血病のリスク——MDPH, *Southeastern Massachusetts*, 2.

第4章 空 間

＊96 : ノーマンデイルの環境問題の歴史——T. L. Aldous, "Community Dreads Threat of Disease," *PDT*, 14 Sept. 1991, pp. A-2, A-12.

＊97 : 世界のがんの半分は工業先進国でおこっている——D. L. Davis et al., ***Lancet*** 336（1990）: 474-81.

＊97-98 : 乳がんの地域分布——I. L. Kelsey and P. L. Horn-Ross, *Epidemiologic Reviews*, 15（1993）: 7-16 ; P. Pisani, *Journal of Environmental Pathology, Toxicology and Oncology* 11（1992）: 313-16.

＊98 : 日本のがん死亡率上昇はヨーロッパとそっくり——D. G. Hoel et al., *JNCI* 84（1992）: 313-20; D. L. Davis and D. Hoel（eds.）, *Trends in Cancer Mortality in Industrialized Countries*, Annals, vol. 609（New York : New York Academy of Sciences, 1990）, 5-48.

＊98: 老人の脳腫瘍——A. Ahlbom, "Some Notes on Brain Tumor Epidemiology," in Davis and Hoel, *Trends in Cancer Mortality*, 179-85; D. L. Davis et al., ibid., 191-204.

＊98: IARC は 5 年毎に 5 大陸のがん発生率についての冊子を発行している。

＊98 : WHO の役割——Davis and Hoel, *Trends in Cancer Mortality*, 1-2 ; がんの原因と発生と管理——L. Tomatis, IARC Scientific Pub. 100（Lyon, France:IARC, 1990）, 21.

＊98 : がんの 80%は環境のせい——基になった統計についての議論 : R. N. Proctor, "Cancer Wars : How Politics Shapes What We Know and Don't Know about Cancer"（New York : Basic Books, 1995）, 54-74 ; T. Patterson, *The Dread Disease : Cancer and Modern American Culture*（Cambridge, Mass. : Harvard Univ. Press, 1987）, 284-85.

＊99 : ここでの「環境」の意味——J. F. Fraumeni Jr., ***Annual Review of Public Health*** 3（1982）; 85-100.

＊100 : IARC からの引用——Tomatis, 前出, 48.

＊100-101 : 移住に伴うがんリスクの変化——E. V. Kliewar and K. R. Smith, ***JNCI*** 87（1995）: 1154-61 ; N. Angier, "Woman's Move Can Change Her Risk of Breast Cancer," *New York Times*, 2 Aug. 1995, p. A-17 ; H. Shimizu et al., ***British***

塩素系農薬への曝露とも関係している。S. H. Zahm, *AEH* 48 (1993): 253-58.

＊ 88: フェノキシ系農薬の軍事利用の歴史——D. E. Lilienfeld and M. A. Gallo, "2,4-D, 2,4,5-T, and 2,3,7,8-TCDD: An Overview," Epidemiologic Reviews 11 (1989): 28-58.

＊ 88-89: 商品名——Shirley Briggs of the Rachel Carson Council in Chevy Chase, Md. が約 700 種の農薬の商品名と詳細な性質を集めている: S. A. Briggs, *Basic Guide to Pesticides: Their Characteristics and Hazards* (Bristol, Penn.: Taylor & Francis, 1992).

＊ 89: 関連している証拠——P. Hartge et al., "Hodgkin's and Non-Hodgkin's Lymphomas," in Doll, *Trends in Cancer Incidence*, 423-53; Instiute of Medicine, *Veterans and Agent Orange: Health Effect of Herbicides Used in Vietnam* (Washington, D. C.: National Academy Press, 1994); D. D. Weisenburger, *Annals of Oncology* 1, suppl. 5 (1994): s19-s24; Zahm and Blair, *Cancer Research* 52 (1992 suppl.); S. Zahm et al., *Epidemiology* 1 (1990): 349-56; L. Hardell et al., *British Journal of Cancer* 43 (1981): 169-76.

＊ 89: ザームとブレア, *Cancer Research* 52 (1992 suppl.)" 5487s.

＊ 89: ベトナム戦争退役兵——Institute of Medicine, *Veterans and Agent Orange*, 6.

＊ 90: 犬のリンパ腫——H. M. Hayes et al., *JNCI* 83 (1991): 1226-31.

＊ 90: 芝生管理に除草剤を使う割合——Zahm and Blair, *Cancer Research* 52 (1992 suppl.)" 5487s.

＊ 91: 老人と黒人の多発性骨髄腫——J. Higginson et al., "Multiple Myeloma and Macroglobulimenia," in J. Higginson et al. (eds.), *Human Cancer: Epidemiology and Environmental Causes* (Cambridge, England: Cambridge Univ. Press, 1992), 465-75; NCI, "What You Need to Know about Multiple Myeloma," NIH Pub. 93-1575 (Bethesda, Md.: NCI, 1992).

＊ 91: 死亡診断書を基にした多発性骨髄腫の死亡率の確定は、きわめて正確である——L. J. Herrington et al., "Multiple Myeloma," in Schottenfeld and Fraumeni, *Cancer Epidemiology*; B. D. Goldstein, "Is Exposure to Benzene a Cause of Multiple Myeloma?" in D. L. Davis and D. Hoel (eds.), *Trends in Cancer Mortality in Industrialized Countries,* Annals, vol. 609 (New York: New York Academy of Sciences, 1990), 225-30.

＊ 91-92: 放射線被曝との関連——Higginson, "Macroglobulimenia," 467; NCI, "What You Need"; L. Tomatis, *Cancer: Causes, Occurrence and Control*, IARC Scientific Pub. 100 (Lyon, France: IARC, 1990), 159.

＊ 29: 化学物質との関連——Herrinton, "Multiple Myeloma"; S. H. Zahm et al., "Pesticides and Multiple Myeloma in Men and Women in Nebraska," in H. H. McDuffie et al. (eds.), *Supplement to Agricultural Health and Safety: Workplace, Environment, Sustanability* (Saskatoon, Saskatchewan, Canada: Univ. of Saskatchewan Press, 1995), 75-81; S. H. Zahm and A. Blair, *American Journal of Industrial Medicine* 24 (1993): 753-66; Institute of Medicine, *Veterans and Agent Orange*, 528; M. Eriksson and M. Karlsson, *British Journal of Industrial Medicine* 49 (1992): 95-103.

＊ 92: 様々な国の死亡率の傾向——J. Schwartz, "Multinational Trends in Multiple Myeloma," in Davis and Hoel, *Trends in Cancer Mortality*, 215-24.

＊ 92-93: 多発性骨髄腫とベンゼン——B. D. Goldstein, "Is Exposure to Benzene

＊80：　Davisの言葉は私信から。
＊83：　死亡率75%の黒色腫——NCI, *Cancer Rates and Risks*, 163.
＊84：白人の罹患率は黒人の10倍：B. K. Armstrong and D. R. Dallas, "Cutaneous Malignant Melmoma," in D. Schottenfeld and J. F. Fraumeni Jr.（eds.），*Cancer Epidemiology and Prevention*, 2nd ed.（Oxford, England： Oxford University Press, 1996），1282-1312.
＊84：男と女の黒色腫発生部位——ACS, *Facts On Skin Cancer*, 88-400M-Rev. 5/93-No. 2049（Atlanta： ACS, 1988）.
＊84：　紫外線を浴びることに関連——R. Marks, "Prevention and Control of Melanoma： The Public Health Approach," *CA* 46（1996）： 199-216； H. K. Koh et al., *Cancer Treatment and Research* 65（1993）： 1-28.
＊84：　ゴム、プラスチック、電子部品、および、金属工業——P. J. Nelemans, *British Journal of Industrial Medicine* 50（1993）： 642-46； N. E. L. Hall and K. D. Rosenman, *American Journal of Industrial Medicine* 19（1991）： 145-59.
＊85：　オゾン層喪失、紫外線曝露、そして黒色腫の割合——D. S. Rigel et al., *Journal of the American Academy of Dermatology* 34（1996）： 839-47； J. R. Herman et al., *Geophysical Research Letter* 23（1996）： 2117-20., J. D. Longstreth et al., Ambio 24（1995）： 153-65； A. Leaf, "Loss of Stratospheric Ozone and Health Effects of Increased Ultraviolet Light," in E. Chivian et al.（eds.），*Critical Condition： Human Health and the Environment*（Cambridge, Mass.： MIT Press, 1993），139-50； B. Coldiron, *Journal of American Academy of Dermatology* 27（1992）： 653-62.
＊85：　オゾン喪失による致命的な皮膚がん——N. Wright, *Environmental Sciences*, 4th ed.（Englewood Cliffs, N. J.： Prentice Hall, 1993），379； A. A. Skolnick, *JAMA* 265（1991）： 3218； EPA, *Ultraviolet Radiation and Melanoma： With a Special Focus on Assessing the Risk of Stratospheric Ozone Depletion*, EPA 400/1-87/001D（Washington, D. C.： EPA, Office of Air and Radiation, 1987）.
＊85：　ココ・シャネル——R. M. Mackie, "Malignant Melanoma—The Story Unfolds," in T. Heller et al.,（eds.），*Preventing Cancers*（Buckingham, England： Open University Press, 1992），68-77.
＊85：『米国皮膚学会誌』からの引用——Rigel, "The Incidence of Malignant Melanoma," 842.
＊86：　ＣＦＣなどの塩素系化合物がオゾン層を破壊する物質に関するモントリオール議定書で禁止された。ＣＦＣだけがオゾン層を破壊しているのではなく、たとえば農薬の臭化メチルも大きな働きをしていると考えられている。
＊88：　エイズと非ホジキンリンパ腫——L. K. Altman, "Lymphomas Are on the Rise in the U. S., and No One Knows Why," *New York Times*, 24 May 1994, p. C-3； P. Hartge et al., "Hodgkin's and Non-Hodgkin's Lymphomas," in R. Doll et al.（eds.），*Trends in Cancer Incidence and Mortality, Cancer Surveys 19/20*（Plainview, N. Y.： Cold Spring Harbor Laboratory Press, 1994），423-53.
＊88：　リンパ腫とフェノキシ系除草剤——S. H. Zahm and A. Blair, *Cancer Research* 52（1992 suppl.）： 5485s-88s. 非ホジキンリンパ腫は、有機リン系農薬および

＊72： 小児がん——L. L Robison et al., *EHP* 103, suppl. 6（1995）：111-16., S. H. Zahm and S. S. Devesa, *EHP* 103, suppl. 6（1995）：177-84.

＊72-73： 子供は大人より被曝量が多い——J. Wargo, *Our Children's Toxic Legacy : How Science and Low Fail to Protect Us from Pesticide*（New Haven, Conn.: Yale University Press, 1996）; L. Mott et al., *Handle with Care : Children and Environmental Carcinogens*（New York : NRDC, 1994）.

＊74： アメリカ人の40%はがんに罹る——NCI, *Nation's Investment*, 2, and E. J. Feuer, *JNCI* 89（1997）：279.

＊74： がんは主な死因——J. L. Cresanta, *Primary Care* 19（1992）：419-41.

＊74： あらゆる年齢でがんが増加——S. S. Devesa et al.

＊75： 1991年から1995年にかけてのがん死亡率の低下——P. Cole and B. Rodu, *Cancer* 78（1996）：2045-48.

＊75： がん死亡の4分の1は肺がん——T. Beardsley, *Scientific American*, Jan. 1994,130-38.

＊75： アメリカの女性の肺がんは増えている——同上。

＊75： 喫煙に帰せられる肺がんの割合——Cresanta,*Primary Care* 19 (1992) : 419-41.

＊75： 非喫煙者の間の肺がん——S. S. Epstein, *The Ecologist* 22（1992）：233-39.

＊75： 精巣がんが増加——R. Bergstrom et al., *JNCI*88（1996）：727-33., NCI, *Cancer Rates and Risks*, 4th ed., NIH Pub. 96-691（Bethesda, Md. : NCI, 1996）, 194-96; G. R. Bunin et al., "Carcinogenesis," in M. Paul（ed.）, *Occupational and Environmental Reproductive Hazards : A Guide for Clinicians*（Baltimore : Wlliams & Willkins, 1993）, 76-88.

＊75： 高齢者の脳腫瘍発生のごく一部だけが診断技術の変化のせい——A. P. Polednak, *JNCI* 83（1991）：1679-81.

＊76： 胃がんの減少——D. G. Hoel et al., *JNCI* 84（1992）：313-20.

＊76： 子宮頚がんの減少——"Lack of Test Tied to Cervical Cancer," *New York Times*, 7 June 1995, p. C-12.

＊76： 白人の間の乳がん死亡率低下——K. C. Chu, *JNCI* 88（1996）：1571-79; K. Smigel, *JNCI* 87（1995）：173.

＊76： フィリップ・ランドリガン——P. J. Landrigan, *ATPH* 82（1992）：941-43.

＊77： 1995年の状況報告——Devesa, *JNCI* 87（1995）：175-82.

＊77： ランドリガンの引用——Landrigan, *ATPH* 82（1992）：941-43.

＊77： ヒューパーとコンウェイによる引用——W. C. Hueper and W. D. Conway, *Chemical Carcinogenesis and Cancers*（Springfield, Ill. : Charles Thomas, 1964）, 17,158.

＊78： イリノイ州がん登録制度——*IDPH. Cancer Incidence in Illinois County, 1985-87*（Springfield, Ill. : IDPH, 1989）.

＊80： 国民がん助言委員会の報告書——P. Calabresi et al., *Cancer at a Crossroads : A Report to the Congress for the Nation*（Bethesda, Md. : NCI, 1994）, 6,17,21, B-6.

＊80： 出生年別コホート研究——D. L. Davis, *JAMA* 271（1994）：431-37. この研究結果はスウェーデンでも再確認された。世界で最も古くて最も信頼性のあるがん登録制度を用いて、がんの増加は1950年代に生まれた人々まで溯ることがわかった：H-O. Adami et al., *Lancet* 341（1993）：773-77.

キシンのレベルが、高い人、中ぐらいの人、低い人の中でのがんの発生率を比べればよい。この時、他の条件は同じの人を選んで比較して、体内レベルと発生頻度とが比例すれば、非常に強い証拠となる。事故などによる集団被曝の場合は、その集団とより曝露レベルの低い集団との間で、病気の発生頻度を比較する。

第3章　時　間

とくに断らない限り、がんの罹患率と死亡率のデータは国立がん研究所のSEER計画から引用した。L.A.G.Reis et al. (eds.) ,*SEER Cancer Statistics Review1973-1991: Tables and Graphs*, NIH Pub. 94-2989 (Bethesda, Md. : NCI, 1994).

イリノイ州のデータは H. L. Howe and M. Lelnherr, *Incidence in Illinois County, 1986-1990*, Epidemiological Report, ser. 92, no. 4 (Springfield, Ill. : IDPH, 1992) からとった。マサチューセッツのものは、S. Gershman, *Cancer Incidence in Massachussetts, 1982-1990* (Boston : MDPH, Massachusetts Cancer Registry, 1993).

＊64：　1995年のがん診断数――ACS, *Cancer Facts and Figures――1995* (Atlanta : ACS, 1995).

＊68：　データの不確実性――H. Menck and C. Smart (eds.), *Central Cancer Registries: Design, Management, and Use* (Chur, Switzerland : Harwood Academic Press, 1994) ; O. M. Jensen et al. (eds.), *Cancer Registration : Principles and Methods*, IARC Scientific Publication95 (Lyon, France : IARC, 1991).

＊68：　*Cancer Registry News* はマサチューセッツ州がん登録の出版物。

＊69：　最近の乳がん増加は早期発見による：R. N. Proctor, *Cancer Wars : How Politics Shapes What We Know and Don't Know about Cancer* (New York : Basic Books, 1995), 251 ; J. M. Liff, *AJPH* 81 (1991) : 462-65.

＊69：　マンモグラフィー導入以前の乳がん上昇――E. J. Feuer and L. -M. Wun, *AJE* 136 (1992) : 1423-36 ; J. R Harris, *NEJM* 327 (1992) : 319-28.

＊69-71：　米国のがん登録制度の歴史――E. R. Greenberg et al., *JNCI* 68 (1982) : 743-49. 各州の登録制度について――USDHHS, *A National Program of Cancer Registries At-a-Glance, 1994-1995* (Atlanta : CDC, 1995). 1992年のがん登録法改正以前の各州の問題点――J. H. Healey, *Reader's Digest*, June 1992,69-72.

＊70-71：　イリノイ州のデータ交換――L. Howe et al., *Effect of Interstate Data Exchange on cancer Rates in Illinois, 1986-1990*, Epidemiological Report Series, 94:1 (Springfield, Ill. : IDPH, 1994).

＊71：　SEER登録に抽出された人数――NCI, *The Nation's Investment in Cancer Research: A Budget Proposal for Fiscal Year 1997-98* (Washington, D. C. : NCR, 1996).

＊71：　SEERは必ずしも米国人の年齢と民族を代表していない：C. Fry et al., *JNCI* 84 (1992) : 872-77.

＊72：　死亡率の方が信頼性が高い――人口動態統計分析の第一人者 Dr. John Bailar の考え――J. C. Bailar Ⅲ and E. M. Smith, *NEJM* 314 (1986) : 1226-32, J. C. BailarⅢ, President's Cancer Panel Meeting で発表, NIH, Bethesda, Md., 22 Sept. 1993).

＊38： ケベックの研究——É. Dewailly et al, *JNCI* 86（1994）：232-34.1970 年代半ばから 80 年代半ばにかけて増えた乳がん罹患率の大部分がエストロゲン・レセプター・ポジティブの乳がんが占めていた。A. G. Glassand and R. N. Hoover, *JNCI* 82（1990）：693-96.

＊39： カリフォルニアの研究——N. Krieger et al., *JNCI* 86（1994）: 589-99 ; B. MacMahon, *JNCI* 86（1994）: 572-73; S. S. Sternberg, *JNCI* 86（1994）: 1094-96; J. E. Brody, *New York Times*, 20 Apr. 1994, p. C-11; D. A. Savitz, *JNCI* 86（1994）: 1255. 赤い蓋の試験管に疑問を投げかけたのは Dr. Devra Lee Davis である。

＊40： 1947 年から 1958 年に生まれた女性の乳がん——D. L. Davis et al., *JAMA* 271（1994）：431-37.

＊40：『沈黙の春』以降の農薬使用——農薬の活性成分の量は 1964 年から 1982 年の間に 2 倍に増えた。Wargo, *Toxic Legacy*, 132.

＊40： がんと環境の関連をつかむ研究の失敗——M. S. Wolff, *EHP* 103, suppl. 6（1995）：87-91.

第2章 沈 黙

〔この章の大部分は、『沈黙の春』、カーソンとドロシー・フリーマンの往復書簡、リンダ・レアの手紙から引用した。カーソンからフリーマンへの手紙は M. Freeman（ed.）, *Always, Rachel : The Letters of Rachel Carson and Dolthy Freeman*（Boston : Beacon, 1995）に収録されている。それ以外の資料のみ記す。〕

＊43： 農薬を巡る議論についてのカーソンの懸念——L. J. Lear, *Environmental History Review* 17（1993）: 23-48. Lear 著、カーソン伝記の決定版, *Rachel Carson : Witness for Nature*（New York : Holt, 1997）.

＊43： Duxbury からの手紙——T. T. Williams, *Audubon* 94（1992）：104-7 ; P. Brooks, *The House of Life : Rachel Carson at Work*（Boston : Houghton Mifflin, 1989）, 229-35.

＊45： プレスクラブでのカーソンの演説——Brooks, *House of Life*, 302-4.

＊50： 20 年の人生が失われる——Dr. Devra Lee Davis からの情報。

＊56： カーソンが自分の健康について議論するのを禁じた——M. Spock, *Rachel Carson Council News* 82（1994）: 1-4; Dr. Linda Lear（George Washington University）の手紙。

＊56-57： 古い写真——Beinecke Library archives, Yale University; Peace River Films, PBS で放映, *The American Experience*, 8 Feb. 1993.

＊61： 生物種間の感受性の違い——H. C. Pitot Ⅲ and Y. P. Dragan, "Chemical Carcinogens," in D. Klaassen（ed.）, *Casarett and Doull's Toxicology : The Basic Science of Poisons*, 5th ed.（New York : McGraw-Hill, 1996）, 248-49 ; NRC, *Animals as Sentinels of Environmental Health Hazards*（Washington, D. C.:National Academy Press, 1991）.

＊61： 無計画な人体実験について——非曝露集団が見つからないために難しいが不可能ではない。この研究に必要なことは、理論的に言えば、人々の生体組織の中の曝露レベルの違いを測定することである。たとえばダイオ

5,143-44, 206-7,225,267-73；T. R. Dunlap, *DDT: Scientists, Citizens and Public Policy* (Princeton, N. J.: Princeton Univ. Press, 1981), 63-97.

＊34： 母乳中のDDT——E. P. Laug et al., *AMA Archives of Industrial Hygiene and Occupational Medicine* 3 (1951): 245-46.

＊35： 現在も存在するDDT——USDA, *Pesticide Data Program, Annual Summary Calendar Year 1994* (Washington, D. C.: USDA, Agricultural Marketing Service, 1994), 13；R. G. Harper et al., *Archives of Environmental Contamination and Toxicology* 31 (1996): 386-90；ATSDR, "DDT, DDE, and DDD" (fact sheet) (Atlanta: ATSDR, 1995)；R. G. Lewis et al., *Archives of Environmental Contamination and Toxicology* 26 (1996): 37-46；W. H. Smith et al., *Environmental Science and Technology* 27 (1993): 2244-46；EPA, *Deposition of Air Pollutants to the Great Lakes: First Report to Congress*, EPA-453/R-93-055 (Washington, D. C.: EPA, 1994).

＊35： DDTその他の禁止農薬の輸出——1992年に300トンのDDTが輸出された。これは船を輸入して輸出するという手段を使ったと疑われている。輸出時のラベル規制が弱いので追跡が非常に難しい。J. Raloff, *Science News* 149 (1996): 174-75；Foundation for the Advancement of Science and Education, *Exporting Risk: Pesticide Exports from U. S. Ports* (Los Angeles: Foundation for the Advancement of Science and Education, 1996)；J. Wargo, *Our Children's Toxic Legacy: How Science and Low Fail to Protect Us from Pesticides* (New Haven, Conn.: Yale Univ. Press, 1996), 163-64；D. J. Hanson, *Chemical and Engineering News*, 14 Feb. 1994,16-18；Monica Moore, Pesticide Action Network, personal communication.

＊36： リンデンの使用——M. Moses, *Designer Poisons: How to Protect Your Health and Home from Toxic Pesticides* (San Francisco: Pesticide Education Center, 1995)；EPA, *Suspended, Cancelled and Restricted Pesticides*, 20T-1002 Washington, D. C.: EPA, 1990)；Curtis, *After* Silent Spring.

＊36： アルドリンとディルドリン——J. B. Barnett and K. E. Rodgers, "Pesticides," in J. H. Dean et al. (eds.), *Immunotoxicology and Immunopharmacology*, 2nd ed. (New York: Raven Press, 1994), 191-211；R. Spear, "Recognized and Possible Exposures to Pesticides", in W. J. Hayes and E. R. Laws Jr. (eds.), *Handbook of Pesticide Toxicology*, vol. 1. (New York: Academic Press, 1991), 245-46；EPA, 1990, *Suspended*; Carson, *Silent Spring*, 26.

＊36： クロルデンとヘプタクロール——Spear, "Possible Exposures," 245；P. F. Infante et al., *Scandinavian Journal of Work Environment and Health* 4 (1978): 137-50.

＊37： ベビーフードの中の農薬——Dunlap, *DDT*, 68.

＊37： 乳がん組織にはDDEとPCBが多い——M.Wasserman, *Bulletin of Environmental Contamination and Toxicology* 15 (1976): 478-84.

＊37： フィンランドの研究——H. Mussalo-Rauhamaa et al., *Cancer* 66 (1990): 2124-28. リンデンはガンマーヘキサクロロシクロヘキサンのこと。

＊38： コネチカットの研究——F. Falck Jr. et al., *AEH* 47 (1992): 143-46.

＊38： ニューヨーク市の研究——M. S. Wolff et al., *JNCI* 85 (1993): 648-52；D. J. Hunter and K. T. Kelsey, *JNCI* 85 (1993): 598-99；M. P. Longnecker and S. J. London, *JNCI* 85 (1993): 1696-97.

29,68 ; R. D. Brower and A. P. Visocky *Evaluation of Underground Injection of Industrial Waste in Illinois*, Joint Report 2 (Champaign : Illinois Scientific Surveys, 1989).

＊31： 有毒廃棄物の州間輸出入：IEPA, *Summary of Annual Reports on Hazardous Waste in Illinois, 1991 and 1992: Generation, Treatment, Storage, Disposal, and Recovery* (Springfield, Ill. : IEPA, 1994), v ; IEPA, *Illinois Non-hazardous Special Waste Annual Report for 1991* (Springfield, Ill. : IEPA, 1993).

＊31： 有毒化学物質の合法的放出――*IEPA Sixth Annual Toxic Chemical Report, IEPA/ENV/94-151* (Springfield, Ill. : IEPA, 1994), v.

＊31： 金属グリース除去剤およびドライクリーニング液――IDPH, *Chlorinated Solvents in Drinking Water* (Springfield, Ill.: IDPH, Division of Environmental Health, n. d.).

＊31： 最近の州のアセスメント――IDENR, *Changing Illinois*, summary report, 6.

＊32： ヒト組織からDDTとPCBが一般的に検出される――R. R. M. Sharpe, *Nature* 375 (1995) : 538-39 ; W. J. Rogan et al., *AJPH* 77 (1987) : 1294-97.

＊32： DDTが土壌中に数十年間も残留――J. B. Diamond and R. B. Owen, *Environmental Pollution* 92 (1996) : 227-30.

＊32： レイチェル・カーソンの『沈黙の春』にでてくる古いフィルム――Peace river Films, PBSで放映, The American Experience, 8 Feb. 1993.

＊32： DDTについて書いてある古い雑誌――復刻版E. P. Russell Ⅲ, *Journal of American History* 82 (1996) : 1505-29 ; J. Curtis et al., *After* Silent Spring *: The Unsolved Problem of Pesticide Use in the United States* (New York : NRDC, 1993), 2.

＊33： ポリオをDDTが退治する話――T. R. Dunlap, DDT : *Scientists, Citizens and Public Policy* (Princeton, N. J. : Princeton Univ. Press, 1981), 65.

＊33： 塗料の中のDDT――1946年のSherwin-Williamsの宣伝. E. C. Helfrick as told to M. Riddle, *Sales Management*, 15 Oct. 1946, pp. 60-64 ; E. P. Russell Ⅲ *The Nature of War : Pest Control, Chemical Warfare, and American Culture, 1914-1962* (近刊).

＊33： 毛布の中のDDT――DDTは糊仕上げ剤にも入れられた。T. F. West and G. W. Campbell, *DDT and Newer Persistent Pesticides* (New York : Chemical Publishing Co., 1952), 163-74. 繊維にDDTを使うことのヒト影響について著者らは「広い範囲の調査をした結果、DDTは他の化学物質同様、毎日使っても安全だとわかった。おそらく、現在毎日使われている他の物質よりも安全だろう」と結論した。

＊33： 取材に応じてくれたベビーブーマーたち――Jean Powers of Dover, Mass., and John Gephart of Ithaca, N. Y.

＊34： 「人畜無害」――R. Carson, *Silent Spring* (Boston: Houghton Mifflin, 1962), 20.

＊34： 次世代についてのカーソンの考え――同上, 13.

＊34： 殺人者の殺人者、昆虫界の原爆――J. Warton. *Before* Silent Spring*: Pesticides and Public Health in Pre-DDT America* (Princeton, N. J.: Princeton Univ. Press, 1974), 248-55.

＊34： DDTの失敗――Carson, *Silent Spring*, 20-23,58,103,107-9,112,113,120-22,12

＊27： 古ミシシッピー川——M. A. Marino and R. J. Schicht, *Groundwater Levels and Pumpage in the Peoria-Pekin Area, Illinois, 1890-1966*（Champaign : ISWS, 1969）, 3 ; S. L. Burch and D. J. Kelly, *Peoria-Pekin Regional Groundwater Quality Assessment*, Research Report124（Champaign : ISWS, 1993）, 6.

＊28： イリノイ州農業統計——IFB, *Farm and Food Facts*（Bloomington, Ill.: IFB, 1994）.

＊28： イリノイ州プレーリーの消滅——IDENR, *The changing Illinois Environment : Critical Trends*, summary report and vol. 3, ILENR/RE-EA-94/05（Springfield, Ill.: IDENR, 1994）; など。

＊30： 現在のイリノイ農業における農薬使用——L. P. Gianessi and J. E. Anderson, *Pesticide Use in Illinois Crop Production*（Washington, D. C. : National Center for Food and Agricultural Policy, 1995）, 表 B-2 に主要な農薬 5400 万ポンドが出ている。カリフォルニア州とニューヨーク州以外は、特別制限農薬を除いて農薬登録制度をもっていない。イリノイ州は農薬を使用している農地面積のデータしか持っていず、農薬の量はない。農薬は次第に強力になってきており、面積当たりの農薬量が減ったといっても、必ずしも毒が減ったことを意味しない。IDENR, *Changing Illinois*, summary report, 81 を参照。

＊30： 1950 年にトウモロコシに使われた割合——IDENR, *Changing Illinois*, vol. 3., 78.

＊30： 1993 年にトウモロコシに使われた割合——IASS, *Agricultural Fertilizer and Chemical Use : Corn—1993*（Springfield, Ill. : IDA, 1994）.

＊30： 農薬の流失——C. M. Benbrook et al., *Pest Management at the Crossroads*（Yonkers, N. Y. : Consumers Union, 1996）; C. A. Edwards, "The Impact of Pesticides on the Environment," in D. Pimentel et al.（eds.）, *The Pesticide Question : Environment, Economics, and Ethics*（New York : Routledge, 1993）, 13-46 ; D. E. Glotfelty et al., *Nature* 325（1987）: 602-5.

＊30： イリノイ州の表層水中の農薬——A. G. Taylor and S. Cook,（1995 Illinois Agricultural Pesticides Conference で発表, Univ. of Illinois, Urbana, 4-5Jan. 1995）.

＊30： イリノイ州の地下水中の農薬——A. G. Taylor,（the 1993 American Chemical Society Agrochemicals Division Symposium, "Pesticide Management for the Protection of Ground and Surface Water Resources" で発表, Chicago, Ill., 25-26 Aug. 1993）; など。

＊30-31： アトラジンとがんの関係——EPA, *The Triazine Herbicides : Atrazine, Simazine, and Cyanazine*, Position Document 1, Initiation of Special Review, OPP-30000-60-4919-5（Washington, D. C. : Office of Pesticide Programs, 1994）; A. Pinter et al., *Neoplasma* 37（1990）: 533-44 ; A. Donna et al., *Scandinavian Journal of Work Environment and Health* 15（1989）: 47-53 ; A. Donna et al., *Carcinogenesis* 5（1984）: 941-42.

＊31： イリノイ州の有毒廃棄物——C. W. Forrest and R. Olshansky, *Groundwater Protection by Local Government*（Champaign : IDENR and IEPA, 1993）; W. H. Allen, *The Nature of Illinois*（winter 1992）: 13-16. 新しいデータは 1997 年 1 月に EPA の化学物質安全課から得られる。以下の項目も同様。

＊31： イリノイ州の廃棄物処分地点——IDENR, *Changing Illinois*, summary report,

MDPH ······································ Massachusetts Department of Public Health
／マサチューセッツ州公衆衛生部
NCI ······································ National Cancer Institute ／国立がん研究所
NEJM ·············· *New England Journal of Medicine* ／『ニューイングランド医学誌』
NIH ································· National Institutes of Health ／国立衛生研究所
NIOSH National Institute for Occupational Safety and Health ／国立労働安全研究所
NRC ································ National Research Council ／米国科学研究評議会
NRDC ···················· National Resources Defense Council ／米国資源防衛評議会
OSHA ········ Occupational Safety and Health Administration ／労働安全衛生管理局
PDT ······················· *Pekin Daily Times* ／『ピーキン・デイリー・タイムス』紙
PJS ······················· *Peoria Journal Star* ／『ペオリア・ジャーナル・スター』紙
SSJR ··········· *Springfield State Journal Register* ／『スプリングフィールド州雑誌登録』
USDA ································· U. S. Department of Agriculture ／米国農業省
USDHHS ·············· U. S. Department of Health and Human Services ／米国厚生省
WHO ···································· World Health Organization ／世界保健機関

本文のページを見出しとして文献を掲げたが、これは私が主として参照したものであって、科学文献のすべてを網羅しているものではない。科学文献以外の資料も、一般の読者が公共図書館で見られるものはできるだけ載せてある〔紙数の都合で論文のタイトルを省略した。また日本の読者に必要ないと思われるものは、訳者の判断で割愛した〕。

文庫版へのまえがき

＊8： “個人の生命と自由と安全”——人権宣言、第3条。
＊9： 毎年1万人の死者——この推定値の詳細は366ページを参照。

プロローグ

＊17： イリノイ州のプレーリー——S. L. Post, *The Nature of Illinois* (winter 1993): 1-8.
＊20： タバコの煙と肺がんとの直接的なつながり——M. F. Denissenko, *Science* 274 (1996) : 430-32 ; D. Stout, *New York Times*, 18 Oct. 1996, pp. A-1, A-11 ; , *Science News* 150 (1996) : 284.
＊21： 調査の義務—— たとえば、J. D. Sherman, *Chemical Exposure and Disease : Scientific and Investigative Techniques* (Princeton, N. J. : Princeton Scientific Publishing, 1994), 4-13.
＊21： 「人々の健康の上流を探る」(巻頭言), *Lancet* 343 (1994) : 429-30.

第1章　微　量

＊27： マホメット川——J. P. Kempton and A. P. Visocky, *Regional Groundwater Resources in Western McLean and EasternTazewell Counties with an Emphasis on the Mahomet Bedrock Valley*, Cooperative Groundwater Report 13 (Champaign : ISGWS, 1992) ; など。

注

各々の注の先頭にある＊付き数字は本書のページ数である。

学術雑誌は太字のイタリック体で、その他の単行本、報告書、新聞などはイタリック体で示した。紙数の都合で論文タイトルは省略した。複数の文献を並べる場合は；で区切った。［訳者］

注における略号

ACS ……… American Cancer Society ／全米がん協会
AEH ……… *Archives of Environmental Health* ／『環境衛生記録』
AJE ……… *American Journal of Epidemiology* ／『アメリカ疫学誌』
AJPH ……… *American Journal of Public Health* ／『アメリカ公衆衛生誌』
ATSDR ……… Agency for Toxic Substances and Disease Registry ／毒物疾病登録庁
CDC ……… Centers for Disease Control ／疾病管理センター
EDF ……… Environmental Defense Fund ／環境防衛基金
EHP ……… *Environmental Health Perspectives* ／『環境衛生展望』
EPA ……… U. S. Environmental Protection Agency ／米国環境保護庁
FDA ……… Food and Drug Administration ／食品医薬品管理局
GAO ……… General Accounting Office ／一般会計検査院
GPO ……… U. S. Government Printing Office ／米国政府印刷局
IARC ……… International Agency for Research on Cancer ／国際がん研究センター
IASS ……… Illinois Agricultural Statistics Service ／イリノイ州農業統計局
IDA ……… Illinois Department of Agriculture ／イリノイ州農業部
IDC ……… Illinois Department of Conservation ／イリノイ州保護部
IDENR ……… Illinois Department of Energy and Natural Resources ／イリノイ州エネルギー資源部
IDPH ……… Illinois Department of Public Health ／イリノイ州公衆衛生部
IEPA ……… Illinois Environmental Protection Agency ／イリノイ州環境保護庁
IFB ……… Illinois Farm Bureau ／イリノイ州農業局
INHS ……… Illinois Natural History Survey ／イリノイ州自然歴史調査院
ISGS ……… Illinois State Geological Survey ／イリノイ州地理調査院
ISGWS … Illinois State Geological and Water Surveys ／イリノイ州地理水文調査院
ISWS ……… Illinois State Water Survey ／イリノイ州水文調査院
JAMA ……… *Journal of the American Medical Association* ／『アメリカ医学会誌』
JNCI ……… *Journal of the National Cancer Institute* ／『国立がん研究所報』
JTEH ……… *Journal of Toxicology and Environmental Health* ／『毒性と環境衛生誌』

ら　行

わ　行

ま　行

や　行

な　行

は　行

た　行

さ　行

か　行

索　引

数　字

A～Z

あ　行

訳者紹介

松崎 早苗（まつざき・さなえ）
1941年生まれ。1964年、静岡大学文理学部を卒業。専攻は化学。現在、物質工学工業技術研究所研究員。編著書に『始末できるか原発の廃棄物』（ＳＴＥＰ）、共著に『環境ホルモンとは何かⅠ・Ⅱ』（藤原書店）、訳書にロングレン『化学物質管理の国際的取り組み』（ＳＴＥＰ）、ヒネー他『有毒物質のＬＣＡインパクト・アセスメント』（産業環境管理協会）、シャロン・ビーダー『グローバルスピン——企業の環境戦略』（監訳、創芸出版）がある。

がんと環境
——患者として、科学者として、女性として——

2000年10月30日　初版第１刷発行©

訳 者　松 崎 早 苗
発行者　藤 原 良 雄
発行所　株式会社 藤 原 書 店
〒162-0041　東京都新宿区早稲田鶴巻町523
TEL　03（5272）0301
FAX　03（5272）0450
振替　00160-4-17013
印刷・製本　美研プリンティング

落丁本・乱丁本はお取り替えします
定価はカバーに表示してあります
Printed in Japan
ISBN4-89434-202-2